给全家人的健康金典

国家卫生健康委"健康中国"微信公众号科普文章精选

国家卫生健康委员会宣传司　组织编写

人民卫生出版社
·北 京·

图书在版编目（CIP）数据

给全家人的健康金典：国家卫生健康委"健康中国
"微信公众号科普文章精选 / 国家卫生健康委员会宣传
司组织编写 . —北京：人民卫生出版社，2023.1（2024.10 重印）
ISBN 978-7-117-33435-8

I.①给… Ⅱ.①国… Ⅲ.①健康教育 – 中国 – 普及
读物 Ⅳ.①R193-49

中国版本图书馆 CIP 数据核字（2022）第 142059 号

给全家人的健康金典——国家卫生健康委"健康中国"微信公众号科普文章精选
Gei Quanjiaren de Jiankang Jindian——Guojia Weisheng Jiankangwei "Jiankang
Zhongguo" Weixin Gongzhonghao Kepu Wenzhang Jingxuan

组织编写　国家卫生健康委员会宣传司
出版发行　人民卫生出版社（中继线 010-59780011）
地　　址　北京市朝阳区潘家园南里 19 号
邮　　编　100021
印　　刷　廊坊一二〇六印刷厂
经　　销　新华书店
开　　本　710 × 1000　1/16　　印张：25
字　　数　333 千字
版　　次　2023 年 1 月第 1 版
印　　次　2024 年 10 月第 3 次印刷
标准书号　ISBN 978-7-117-33435-8
定　　价　69.00 元

E – mail　pmph @ pmph.com
购书热线　010-59787592　010-59787584　010-65264830

打击盗版举报电话　010-59787491　　E-mail　WQ @ pmph.com
质量问题联系电话　010-59787234　　E-mail　zhiliang @ pmph.com
数字融合服务电话　4001118166　　　E-mail　zengzhi @ pmph.com

编写委员会

前　言

　　人民身体健康是全面建成小康社会的重要内涵，是每一个人成长和实现幸福生活的重要基础。为维护人民健康，党的十九大作出了实施健康中国战略的重大决策部署，明确必须关口前移，从"以治病为中心"转向"以健康为中心"，采取有效干预措施，努力使群众不生病、少生病，提高生活质量，延长健康寿命。

　　从"以治病为中心"转向"以健康为中心"，关键是加强对疾病预防的重视，这是以较低成本取得较高健康绩效的有效策略，是解决当前健康问题的现实途径，是落实健康中国战略的重要举措。2019年，国务院成立健康中国行动推进委员会，制定印发《健康中国行动（2019—2030年）》，坚持预防为主、防治结合的原则，以基层为重点，以改革创新为动力，中西医并重，把健康融入所有政策，针对重大疾病和一些突出问题，聚焦重点人群，实施一批重大行动，明确提出健康中国行动的重大行动之一，就是实施健康知识普及行动。

　　世界卫生组织研究发现，个人行为与生活方式因素对健康的影响占到60%。普及健康知识，提高全民健康素养，是提高全民健康水平最根本、最经济、最有效的措施之一。每个人是自己健康的第一责任人，对家庭和社会都负有健康责任。政府积极主导、社会广泛参与、个人自主自律，单位、社区、家庭、居民个人都行动起来，对主要健康问题及影响因素采取有效干预，才能持续提高人均健康预期寿命，实现人人健康。

"健康中国"政务新媒体平台是由国家卫生健康委主管、健康报社主办的国家级官方政务新媒体平台，粉丝总量超 2 000 万，累计发稿上万篇，策划的话题词阅读量超百亿，总浏览量上千亿，多次跃居政务榜排名首位，斩获诸多国家级奖项，在中央网信办主办的2021 中国正能量"五个一百"网络精品评选活动中入选"百个优秀网络正能量建设者"，获评国家新闻出版署"2021 年中国报业深度融合发展创新案例"。为回应时代需求，满足人民需要，响应健康中国战略，推进健康中国行动，普及健康科普知识，在国家卫生健康委宣传司指导下，健康报社精选"健康中国"微信公众号阅读量名列前茅的优质科普文章，由人民卫生出版社编辑出版了《给全家人的健康金典》。

本书内容科学、观点权威，集纳百位卫生健康领域专业人士的建议，邀请国家健康科普专家库成员审核；形式新颖、可读性强，以新媒体的语言和版式传播健康知识；题材丰富、实用性强，内容涵盖公共卫生与传染病预防、急救与意外伤害预防、心理健康促进、合理膳食、全民健身、肿瘤防治、口腔健康、睡眠健康、皮肤健康、眼健康、两性健康 11 个领域，基层社区、学校、家庭、个人等多场景、多主体适用，便于指导全家人的健康生活。

本书编委会
2022 年 7 月

目 录

第6章　肿瘤防治

第7章　口腔健康

第8章　睡眠健康

第 11 章　**两性健康**

第 1 章

公共卫生与传染病预防

蟑螂药用对了，

不怕"打不死的小强"

作者｜中国疾病预防控制中心传染病预防控制所副研究员　任东升

审核｜中国疾病预防控制中心传染病预防控制所研究员　刘起勇

杀灭蟑螂这件事可不简单，

您缺少的可能未必是灭蟑办法，

而是正确的灭蟑螂知识。

蟑螂是一种古老的医学节肢动物 *，也是多种病原体的携带者和过敏、哮喘的重要诱发因素，是城市家庭中主要的有碍卫生的害虫。如何进行家庭灭蟑，是一个老生常谈的问题。很多人困惑于蟑螂难以除尽，要有效地进行家庭灭蟑，必须要找到科学的办法。

土办法无法媲美蟑螂药

如今网上有很多灭蟑秘籍，例如洗衣粉灭蟑、苏打除蟑法、硼酸拖地防蟑螂法、黄瓜片驱蟑、鲜夹竹桃叶驱蟑、洋葱驱蟑、糖水瓶子捕蟑螂法、桐油捕蟑螂法等，聚集了民间智慧。可惜的是，这些土办法可能对蟑螂有一点儿作用，但很难彻底根除蟑螂。

---

* 医学节肢动物是指危害人健康的节肢动物。

要想根除蟑螂，最好的办法还是使用蟑螂药。专门为杀灭蟑螂而研制出来的药物，其杀灭蟑螂的效果是民间土办法所不能比拟的。目前我国的蟑螂防制药物生产技术成熟，市面上不乏好的灭蟑药品，但很多时候，人们缺乏正确使用药物的知识。

蟑螂药那么多，怎么选

采用大量喷洒触杀剂来防制蟑螂，其缺点是可能引起室内化学农药污染，因此不推荐家庭使用。家庭杀灭蟑螂一般推荐使用杀蟑饵剂。

据中国农药信息网统计，截至 2020 年 8 月，在中国有效登记可以杀灭蟑螂的卫生杀虫剂产品有 915 个，其中杀蟑毒饵类产品有 198 个，占灭蟑品种的 21.6%。杀蟑毒饵类产品包括饵剂、胶饵、饵粒、饵膏、饵粉等剂型。这些胃毒饵剂利用蟑螂主动取食行为定点施药，这里统称为杀蟑饵剂。杀蟑饵剂灭蟑效率高，对环境影响小，已经逐渐成为蟑螂防制的主要手段。

那么，如何选择合适的产品呢？研究人员曾经做过试验，从市场上选择 7 种国产和进口的杀蟑饵剂进行实验室评价研究，从适口性、保湿性、点施难易度、黏附性、成形性、暴露后形态、色泽和防腐性 8 项质量评价指标进行观察和评判。最后发现，7 种杀蟑胶饵的 48 小时蟑螂杀死率均为 100%，达到国标 A 级评判标准。

因此，对于家庭杀灭蟑螂，单从效果方面来说，并不是进口药一定比国产药好。国内主流的产品，杀灭蟑螂效果大多是有保证的。无论国产药还是进口药，家庭杀灭蟑螂都要按照说明书正确使用，把杀蟑饵剂施到蟑螂栖息地，这样蟑螂问题基本都能解决。

还有一些其他的家庭杀灭蟑螂产品，包括杀虫气雾剂、灭蟑烟雾弹等。杀虫气雾剂一般不推荐用于家庭蟑螂的根除，因为气雾剂只有喷到蟑螂身上才有效。如果不能喷到全部蟑螂，就会导致杀灭蟑螂不彻底。

灭蟑烟雾弹是一种很震撼的灭蟑方法，是专为对蟑螂恨之入骨的人准备的。烟雾弹使用时浓烟滚滚，味大、呛嗓子、辣眼睛，烟散了，房间内也会留下淡淡的烟味，仅适用于空间小、密封性好的场所。此方法只有速效作用，针对美洲大蠊（蟑螂的一种）效果较好，但对隐藏较深的蟑螂可能无法消灭。

投药杀灭蟑螂要有的放矢

在使用杀蟑胶饵诱杀蟑螂时，首先要找到蟑螂藏匿的地方。这是灭蟑螂最关键的一步，否则用药就是无效的，很难彻底消灭蟑螂。在家里，蟑螂一般出现在厨房、浴室，晚上猛一开灯，可以看到蟑螂在灶台、地板或墙上活动，而白天几乎看不到，那么蟑螂到底藏在哪里呢？

蟑螂一般躲在橱柜里、橱柜台面背面的缝隙，一些小家电内也会藏匿蟑螂，插座、电线槽周围也是蟑螂喜欢聚集的地方。蟑螂多的时候，门框缝隙、墙壁缝隙、挂在墙上的吊柜等的各种缝隙也都可能有蟑螂。找到蟑螂藏匿的地方再用药，杀灭蟑螂效果会更好。

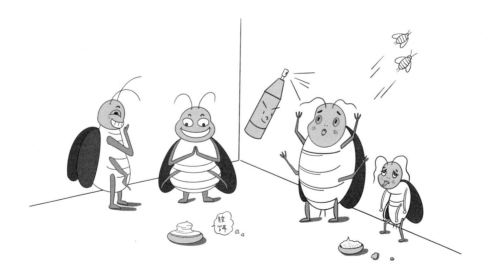

杀蟑饵剂对蟑螂具有一定的吸引力，但绝对没有广告上说的那么夸张——在室内任意地方投放毒饵，都可以把蟑螂全部吸引过来。这是不可能的，必须把毒饵放到蟑螂栖息地，才能达到较好的灭杀效果。通常情况下，蟑螂的栖息地附近会有充足的食物和水源，它们过着丰衣足食的生活。如果不把杀灭蟑螂药送到蟑螂的嘴边，它们吃到毒饵的机会是很小的。

有效杀灭蟑螂一定要同时做好室内卫生，减少蟑螂的食源，这样可以迫使蟑螂吃到杀蟑饵剂。如果能找到蟑螂的栖息地，并能够把毒饵送到它的嘴边，蟑螂不需要怎么活动就能轻易吃到，那么杀灭蟑螂的效果一定更好。

杀灭蟑螂不可太心急

杀灭蟑螂药的"连锁反应"常常被厂家夸大宣传。所谓"连锁反应"，就是蟑螂吃了杀蟑饵剂死亡后，其他蟑螂吃死亡蟑螂的尸体会造成二次中毒的现象。实际现场灭蟑中，基本不存在一只蟑螂吃了毒饵，整窝蟑螂全部死掉的现象。之所以会有这种说法，是因为在食物不充足的情况下，蟑螂会吃死亡的同伴尸体，而蟑螂药又具有造成二次中毒的作用。但现实情况是，蟑螂大量出现的地方，不可能食物不充足。

不同的杀蟑饵剂，如果有效成分不一样，杀虫机制也是不同的，蟑螂的死亡速度也不一样。有的一两个小时就会有蟑螂死亡，有的则需要三五天才会出现蟑螂尸体。无论选用哪种杀蟑饵剂，用药后蟑螂基本上都不会被很快消灭干净，一般都需要两周以上的时间。

在蟑螂比较多的情况下，使用杀蟑饵剂后，很容易发现蟑螂尸体。但是，若家里蟑螂不多，只是偶尔看到一只，这种情况下可能就看不到蟑螂的尸体。还有，蟑螂一天当中多数时间都是藏在隐蔽的地方，出来吃药后不会当场暴毙，所以中毒后也多数死在隐蔽的地方。因此不能靠是否看见蟑螂尸体来评价灭蟑的效果。只要活蟑螂不再出现，那么我们的防制目的也就达到了。

改善小环境，
学会垃圾"四分法"

作者 | 中国疾病预防控制中心环境与健康相关产品安全所　叶　丹　应　波
审核 | 中国疾病预防控制中心环境与健康相关产品安全所研究员　程义斌

文明健康始于心，低碳环保践于行，垃圾分类有秘籍。

垃圾分类需要每一个人、每一个家庭共同行动起来。

那么，我们身边的生活垃圾应该如何分类呢？

本篇给您讲讲垃圾的"四分法"。

随着城市的不断发展，城市垃圾数量也在不断增加，部分地区"垃圾围城"现象已成为制约当地经济发展和社会和谐稳定的重要问题。

根据生态环境部 2020 年 12 月公布的《2020 年全国大、中城市固体废物污染环境防治年报》，2019 年我国 196 个大、中城市生活垃圾产生量为 23 560.2 万吨。

目前，城市垃圾管理较好的地区，垃圾处理方法主要有综合利用、卫生填埋、焚烧发电、堆肥、资源返还。但由于垃圾处理能力不能满足日益增加的垃圾产生量的处理需求，部分城市对垃圾的处理方式依然是郊区裸露堆放或填埋，导致臭气蔓延，并且污染土壤和地下水。

垃圾分类，"变废为宝"

为了摆脱"垃圾围城"的困境，北上广深等各大城市纷纷出台了各项政策，通过垃圾分类的标准化，实现"变废为宝"，减轻城市环境压力。

2017年3月，我国发布《生活垃圾分类制度实施方案》，要求在全国46个城市先行实施生活垃圾强制分类，2020年底生活垃圾回收利用率达35%以上。

垃圾分类收集可以减少垃圾处理量和处理设备，降低处理成本，减少土地资源的消耗，最大限度地实现垃圾资源利用，改善生存环境质量，具有社会、经济、生态三方面的良好效益。

我国城市生活垃圾一般可分为以下四类：

可回收垃圾

主要包括废纸、塑料、玻璃、金属和布料五大类，进入资源回收系统循环利用。

厨余垃圾

以菜叶、果皮、剩饭剩菜为主，一般采用集中堆肥的方式进行处理，转化为有机肥料。

有害垃圾

包括废电池、废日光灯管、废水银温度计、过期药品等，这些垃圾需要特殊安全处理，避免污染环境。

其他垃圾

包括除上述几类垃圾之外的砖瓦陶瓷、渣土、卫生间废纸、纸巾等难以回收的废弃物。对这类垃圾进行卫生填埋可有效减少对地下水、地表水、土壤及空气的污染。

四大类垃圾分类的原则：首先分出厨余垃圾，避免可回收物被污染。分出可回收物，最大限度地回收资源、循环利用。分出有害垃圾，杜绝环境污染，保护人体健康。分出其他垃圾，提高焚烧热值。

如何分类投放？请记住这个顺口溜：分类先辨桶，对号方入座。

垃圾分类，"家"行动

让生活垃圾真正减量化、资源化，关键在前端分类。做好垃圾分类需要每一个公民的参与和配合。

家庭生活垃圾分类是垃圾分类处理的基础，有助于提高垃圾资源化利用率，减少污染排放，实现垃圾无害化处理。

实行垃圾分类，关系到广大人民群众的生活环境和健康，关系到节能减排和资源再利用。应加强垃圾分类的健康宣传与教育，向公众普及垃圾分类知识及法律法规，引导公众养成垃圾分类意识，提升公众环境与健康素养。

不聊别的，
就说说怎么上厕所

作者 | 南京市中医院肛肠科　谭妍妍

中国疾病预防控制中心环境与健康相关产品安全所环境微生物室　毛怡心

审核 | 中国疾病预防控制中心环境与健康相关产品安全所研究员　姚孝元

一辈子不长，你将会在厕所里待多久？

上厕所为啥能让你忘掉压力，出来后一身轻松？

卫生间内可能存在哪些健康隐患？

如何正确使用厕所？

……

你知道吗，上厕所也有很多讲究呢！

让我们来一起探究有关厕所的那些私密问题。

是什么，让你爱上厕所

一辈子，你用来如厕的时间有多久？

假如按寿命为 70 岁计算，你猜一辈子如厕的时间是多久？保守估计，每天 6 次小便、1 次大便，小便以每次 3 分钟计算，大便以每次 10 分钟计算，这 70 年间就会有 1.5 年的时间，你不是在便便，就是在做便便前后的准备。

刚才的数字非常保守，并没有把尿频、尿急、排便等待、排便困难和腹泻的时间计算在内，更没有计算那些坐在马桶上看星星的时间。

是什么让你爱上如厕？

有人说，蹲厕的滋味实在不堪，抽水马桶替代了蹲坑，可能才是人们爱上厕所的奥秘之一。

有人说，拿着手机如厕变成了享受，怎一个"爽"字了得！

有人说，我爱如厕，是因为我家的厕所是温馨、舒缓压力的私密空间。放松、零压力，就是喜欢，没有理由。

还有人说，是压力！在辅导功课时，家长纷纷表示"压力山大"又无法脱身，似乎只有在厕所里的时间是完全属于自己的，是自内而外放松的，"任凭天塌下来，我也可以稳坐钓鱼台（马桶上），逍遥又自在"，这是躲避现实的绝对硬核的理由。

更有人站出来说，我承认，如厕让我天马行空。我就是喜欢蹲在厕所里，这里是我快乐的源泉，只要沾上马桶，我就如同穿越到唐宋，立马文思如泉涌，一周的工作我估计跑两趟厕所就能搞定。

看到这儿，你是不是真想大呼一声"哇塞"，是不是感同身受？

厕所为什么会有如此大的魅力呢

也许只有坐在马桶上的时候，人们才能全心全意地关注自己，享受这份原始的、没有任何人可以用任何理由来打扰的自由时间，心无挂碍，意方有所得。可见，在纷繁生活中找到内心的平静是多么重要。

"躲进小楼成一统，管他冬夏与春秋！"在这特定的时候，本我才会显现出来。思路当然清晰啦，是厕所助你释放了你的潜能而已。

秘籍在手，如厕无忧

上厕所虽然特别享受，但是遇到便秘、痔疮、肛裂、腹泻时，可能如厕就变得没那么美妙，甚至有点糟心了。

正确的如厕秘籍是时候登场了。

蹲厕还是坐便？适合的更好

这个答案有些和稀泥？其实不然。因为任何选择，必须要有前提。在公共场合，蹲厕更卫生，避免污染和交叉感染，符合国情。如果同时配备了特殊空间和一系列坐便设施，为特殊人群选用，则更人性化。而在私人空间里，更多人选择在家里安装坐便器。

问题来了，坐便器有哪些优缺点呢？

优点：解放双腿，特别适合不能长时间下蹲的人群，例如孕妇、术后患者等。

缺点：相对舒适的体位，改变了原本蹲位时的肛直角。肛直角是在肛门内由特定肌肉向前牵拉直肠而形成的直肠与肛门的夹角，可以起到阻止粪便快速下滑的作用，同时还能防止粪便溢出。坐位排便使得肠道内粪便的重力作用减弱，无助于排便。

如厕秘籍：排便时上半身略前倾，或者脚下垫上15~20厘米的脚凳，就可以改善上述问题。

便后清洁，从"纸"抓起

很多人认为，水洗可以把肛门清洁得很干净，恨不得反复清洗。肛门真的就那么脏吗？

要知道，不是所有的皮肤都可以胜任肛周这繁重岗位的。肛周的皮肤寸土寸金，正因为肛周皮肤的珍贵，生理学给它配备了强有力的抗菌体系，具有天然的抗菌效果，即使每天接触污秽浊物都几乎不会引起感染（特殊传染病除外）。而且肛周分布了许多大汗腺，分泌物对肛周皮肤起润滑、抑菌作用。地处阴暗潮湿的角落，它仍然能够收缩自如。

但是，反复清洗肛门会使肛周皮肤的抗菌能力大大下降，就像泡过水的皮鞋，一不小心就会被撑破。这个时候就体现出厕纸的重要性。

如厕秘籍：便后正确清洁的方法其实很简单，用厕纸从外围向中间擦拭，这样才可以将污染物局限在肛门周围。假如肛周有赘生物或者肛门内有肿物脱出（如痔疮）的话，擦屁股的同时需要做一个动作，就是要将这个脱出物送回肛门内。皱褶部位尽可能擦拭干净。如果实在难擦，可以使用湿纸巾或者淋浴喷头水冲洗净，但是一定要让湿润的皮肤充分擦干或晾干后再穿上内裤，这样才能避免肛周湿疹的发生。

肛门口有肿物脱出，第一时间将其送回

假如肛门口有肿物脱出，必须第一时间将其送回，然后继续完成擦屁股的动作，并且尽早就诊。

这是因为，从肛门内脱出来的肿物，一旦被肛门周围的括约肌挤压，就有可能形成局部的充血水肿，如果不能在第一时间尽快解除血液循环障碍的话，肿物很有可能会变大，继而增加送还的难度，有的甚至送不回去，成了一个嵌顿的肿物，引起剧烈疼痛。

有的人会说："我肛门里边掉出来的肿块，每次要用温水清洗干净了再送回去，这样才能避免感染。"

错！道理很简单，你擦拭的是肛周，并不是肛门里面。肛门里边是不是依然有粪便或粪便的痕迹呢？是不是比这个肿物还要脏呢？那么你洗干净它到底有什么作用呢？

卫生间的健康隐患

在人们日常生活中，家中的卫生间可能是使用频率最高的地方。卫生间的面积往往不是居室中最大的，但它承载着一家人从早到晚的多项生理活动——刷牙、洗脸、洗澡、排泄……然而，卫生间却可能是家里最容易藏污纳垢的地方。

卫生间可能存在的多种健康隐患，包括化学、物理、生物等因素，比如：有些人为了使用方便、顺手，喜欢在卫生间里存放84消毒液、空气清新剂等化学品。但是由于卫生间空间相对狭小，空气流通情况较差，一

些化学品很容易扩散形成气溶胶。人们长期或者高浓度吸入这些气溶胶，轻则刺激呼吸道，引起呼吸道症状，重则可能诱发细胞病变。

很多人可能不知道，冲水马桶如使用不当，也会给人们的健康带来隐患。

由于长时间沐浴、洗脸等活动，卫生间内的湿度往往较大，这就给霉菌的生存创造了有利的条件，它会侵袭卫生间的墙壁、淋浴头、管道，可能会引起皮肤、呼吸道的疾患。

那么，如何在现有条件下避免和降低卫生间带来的健康风险呢？

家用的化学品可以放置在小空间内，如较密封的小柜子，或注意对瓶口的密封，或减少家庭存放化学品的数量。

卫生间的温度和湿度要合适。大部分微生物对温度、湿度都非常敏感，但卫生间的温度和湿度较难控制，因此给卫生间定期通风换气、清洁消毒，能够有效调节温度和湿度，减少空气中微生物的浓度。

对卫生间内部和坐便器的清洁是有效的防护措施，尤其应注意其与人体接触的表面，如坐便器座圈、坐便器盖等。

最后，悄悄问一句，大家上完厕所，冲水之前盖不盖坐便器盖呢？正确答案是，使用完后应盖上坐便器再冲水，并经常对坐便器进行消毒，这样能够有效降低感染风险。

被称为"怪病"，
布鲁氏菌病到底怪在哪儿

作者｜中山大学附属第三医院感染科　莫志硕

布鲁氏菌，简称布氏菌，该菌感染人体后可引起布鲁氏菌病。这种病不仅大部分群众不了解，绝大多数的临床医生亦了解不深，易导致误诊误治，延误病情。本篇，我们一起来了解这个"怪病"。

布鲁氏菌与其他常见的细菌不一样，是"三无"细菌，无鞭毛、无芽孢、无荚膜。布鲁氏菌比其他细菌厉害之处就在于它是一种兼性细胞内寄生菌。

"躲"到细胞内兴风作浪

一般细菌会被人体的免疫细胞攻击、消灭，而布鲁氏菌能躲到人体自身的细胞内，从而躲避免疫细胞攻击，导致持续的感染。

布鲁氏菌病是人兽共患性疾病。布鲁氏菌可引起大量的动物感染（主要是牛、羊、猪等），人体主要通过接触受感染的动物或其食物制品而感染。

1985年世界卫生组织将布鲁氏菌属分为6个种，19种生物型，临床上引起人体感染的主要是羊种布鲁氏菌，其致病力也是最强的。

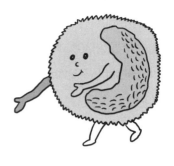

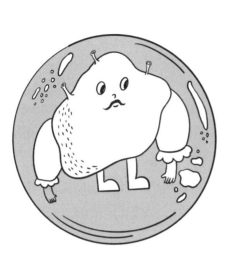

"替罪羊"真真名副其实

发病率"逆势"增高 175 倍

在我国，布鲁氏菌病 1993 年全国新发病例数仅有 326 例，但随着社会经济发展，传染性疾病大幅度减少，脊髓灰质炎、丝虫病、白喉等几乎销声匿迹，然而，布鲁氏菌病竟能一路"逆袭"，在 20 世纪 90 年代后出现疫情反弹，并在 2000 年后发病数快速上升。2014 年全国布鲁氏菌病新发病例高达 57 222 例，较 1993 年增长接近 175 倍。

随着疾病防控的加强，近几年发病数有所下降，但仍处于很高的水平。

除发病数量上升外，布鲁氏菌病疫情的范围也在扩大，涉及全国上千县区。根据《国家布鲁氏菌病防治计划（2016—2020）》，全国分为三类区域：

一类地区：人间报告发病率超过十万分之一或畜间疫情未控制县数占总县数 30% 以上的省份（直辖市）有 15 个省份和新疆生产建设兵团。

二类地区：人间报告发病率低于或等于十万分之一或畜间疫情未控制县数占总县数 30% 以下的省份（直辖市）有 15 个省份。

三类地区：无本地疫情报告省份，仅有海南省。然而，近年来在海南省也有人感染布鲁氏菌病的个案报道。

奶、肉、奶酪成"受害者"

布鲁氏菌主要通过患病的动物或其相应的制品（例如皮毛、未经消毒的奶或奶酪、未充分煮熟的肉类或生肉等）传染人。

某奶牛场曾提供了 362 份奶牛抗凝血以及 100 份牛奶，抗凝血分离出布鲁氏菌的出菌率接近四分之一（24.3%），牛奶出菌率更是超过一半。

布鲁氏菌在 8℃ 的牛奶中可存活 2 天，在冻肉中可存活长达 3 周，在山羊奶酪中的存活时间甚至可达 3 个月。

布鲁氏菌的传播途径也是多样的，可以通过呼吸道、消化道、破损的皮肤或黏膜等多种途径侵入人体。

日常生活中，我们不应食用生的乳制品，生乳必须煮沸或者经过巴氏杀菌才能食用。

购买正规渠道的肉制品，同时避免食用未煮熟的肉类。

对于可能接触到患病动物的人员，例如屠宰场工作人员、牧民、奶工等，应当穿戴好手套及口罩，避免通过接触或者呼吸道感染布鲁氏菌。

患有布鲁氏菌病的哺乳期女性，还要记得停止母乳喂养哦！

"神出鬼没"让确诊很困难

患者感染布鲁氏菌后，可表现为急性布鲁氏菌病和慢性布鲁氏菌病。

急性布鲁氏菌病患者的典型表现是发热、关节痛以及大汗，然而该病还可以出现各种各样的临床症状，包括肌痛、腰痛、体重减轻、疲劳、乏力、头痛、头晕、抑郁和厌食等，亦可能影响全身多个器官系统，包括骨关节（脊柱炎较为常见）、泌尿生殖系统（睾丸炎最常见）、神经系统、肺部等。

由于临床表现多样，而且无特异性，因此容易引起误诊误治。患者可能被误诊为上呼吸道感染、腰椎间盘突出、关节炎、睾丸炎、肝炎、风湿热等各种疾病。

有报道称，急性布鲁氏菌病误诊率接近三分之一，而慢性布鲁氏菌病误诊率接近四分之一。

单一抗生素难以"降服"

很多时候，即使不知道感染的具体是什么细菌，使用广谱抗生素之后"苍蝇老虎一起打"，很多致病菌也会被一网打尽。但是，这招儿对布鲁氏菌却不灵。

临床上对于布鲁氏菌感染的治疗，药物方案及疗程均很有讲究。一种抗生素是不行的，往往需要 2~3 种；一两周的疗程是不行的，起码需要 6 周，甚至数月。

布鲁氏菌病带来的医疗负担是沉重的，而且容易导致误诊误治。无论是临床医生还是普通百姓，均应对该病保持足够重视，才能更好地防病、治病。

手机这么脏，
别再一边吃东西一边"刷刷刷"了

作者 | 首都医科大学宣武医院急诊科　魏　硕
审核 | 首都医科大学宣武医院主任护师　韩斌如

生活越来越离不开手机，

缴费、打车、追剧，叫外卖、看段子、刷朋友圈，不停"刷刷刷"，

却不知捧在手心的它，"菌痕累累"。

都说人体最脏的部位是手，殊不知我们难分难舍的"亲密伴侣"——手机，其卫生状况更加令人不忍直视。某单位的调查结果显示，在 108 位员工的手机表面，仅每平方厘米就存在 12 万株细菌，其中致病性金黄色葡萄球菌达到 39 株。

每天的工作生活，基本靠在手机上"指指点点"。人不可能生活在一个无菌环境里，使用的物品带些细菌很正常，手机"菌痕累累"也是在所难免。一项针对个人手机细菌情况的调查发现，仅手机屏幕上的细菌量就比随机采集的 ATM 键盘、厕所冲水按钮、电梯按钮都要多！

当我们的手接触手机时，就给手机表面涂上了油脂、盐分、水分，这些都是细菌最爱的食物。手机连续工作，屏幕会发烫，这个温度对于细菌来说就是舒适的温床。如果你还千挑万选了一

款手机壳，那简直就等于给细菌盖了个"安乐窝"。细菌是个"给点阳光就灿烂"的家伙，条件这么好，能不疯长？

"吓人！还好手机清洁我每天都做！只要看见手机表面有指痕和灰尘，就总是要擦一擦的，眼不见为净嘛！"有朋友这样说。

以为这样就能让手机保持干净卫生？NO！

清洁手机应该这样做

在擦拭手机这个日常基本操作的基础上，只需加个小步骤——用手消毒液、普通湿巾或 75% 乙醇擦拭手机，这样就可以啦。

手消毒液的主要有效成分是葡萄糖酸洗必泰和乙醇。其中，葡萄糖酸洗必泰含量为 0.9%~1.1%，乙醇含量达 54.9%~66.9%，可有效杀灭肠道致病菌、化脓性球菌及致病性酵母菌。

普通湿纸巾由含有纯水和植物提取物的无纺布制作而成，当然也可以选择消毒湿巾。

75% 乙醇应用最为广泛，相对容易获得，对新型冠状病毒具有灭活作用，尤其推荐使用。

如果家里真找不到这些东西咋办？悄悄地告诉你，不得已的情况下，风油精替代，效果也不差。

定期洗"消毒澡"

每天擦拭手机的人很多，却只有极少数人会定期给手机消毒。偶尔心血来潮消毒过一次？如果没有养成定期消毒擦拭的习惯，细菌重新搭起"安乐窝"就是分分钟的事。

一次消毒不能彻底解决问题，偶尔消毒一次意义也不大，手机表面会慢慢积累多种病菌。因此，定期给手机洗"消毒澡"很有必要。

那这个"消毒澡"该怎么洗呢？

在擦拭手机前先洗手，以"无菌操作"的要求擦拭手机。拆下手机壳后应一条一条擦拭，最后擦拭四角及边框，切忌胡乱涂抹。擦拭完毕后再次洗手。

消毒后要及时擦干，防止消毒液或乙醇渗入手机内部，影响手机性能。清洁消毒不用太频繁，一个月擦两三次就行。

"小脏手"也要注意清洁

有些"行动派"的朋友们担心消毒液或乙醇渗入手机内部，会将消毒后的手机放在太阳底下晾晒。这种操作要不得！手机运作时会产生一定的热量，而暴晒会导致手机热量过多，有损手机寿命！

还有些生活精致的朋友，习惯用一次性自封防尘袋包裹手机，防的就是这些无孔不入的细菌！这种方法简单、有效。但即便这样，手机依然需要定期消毒。

需要提醒大家的是，手机消毒与手卫生"协同合作"，才能事半功倍。

一项在麻醉科医生中开展的研究发现，消毒后的手在使用手机通话一分钟后，手表面 10% 的面积会受到病原体污染。另一项实验在牙科工作者中实施，受试者先将手机彻底消毒，然后接通简短电话，发现有 50% 的手机被污染，其中 53% 为革兰氏阳性菌，2% 为革兰氏阴性菌，3% 为真菌。

简单说就是，洗干净的手不该再摸脏手机。同样的，已经洗干净的手机也害怕"小脏手"。

用它，就要清洁它。爱它，也是爱自己。

戒烟的好处，
不是一星半点

作者｜中日友好医院烟草病学与戒烟中心　崔紫阳　肖　丹
审核｜中日友好医院烟草病学与戒烟中心教授　肖　丹

生活中，总有些人天天吞云吐雾。

这些人对香烟难以抗拒，"拿得起、放不下"，

戒烟屡败屡战，屡战屡败……

莫慌！下面这些内容能够帮您树立成功信心，

掌握戒烟诀窍。

使用任何形式的烟草产品都会损害人体健康。吸烟者有较高的罹患肿瘤、心脏病、呼吸道疾病或其他烟草相关疾病的风险。

当心"喘不过气"

吸烟者罹患肺癌的风险是不吸烟者的22倍。每5位吸烟者中，就会有1位罹患慢性阻塞性肺疾病，尤其是那些从儿童或青少年时期就开始吸烟的人。吸烟会使成人哮喘恶化，增加急性哮喘发作的风险。吸烟可使结核从潜伏感染状态转为活动状态的风险增加1倍以上，而且会加速该病的自然进程。

吸烟也会伤"心"

哪怕每天只吸几支烟、偶尔吸烟或暴露于二手烟，也会增加罹患心脏疾病的风险。吸烟者罹患脑卒中的风险是不吸烟者的 2 倍，罹患心脏疾病的风险是不吸烟者的 4 倍。

增加癌症风险

有超过 20 种肿瘤与使用烟草有关。吸烟或使用可燃烟草制品，可能导致口腔癌、唇癌、鼻咽癌、喉癌和食管癌的发生。吸烟者有较高的罹患急性髓系白血病、结直肠癌、肾癌、肝癌、胰腺癌、胃癌、卵巢癌、膀胱癌等疾病的风险。有研究表明，吸烟会增加罹患乳腺癌的风险，尤其是重度吸烟者和初次怀孕前就开始吸烟的女性。此外，吸烟会使感染人乳头瘤病毒的女性罹患宫颈癌的风险显著增加。

影响您的"视"界

吸烟会导致诸多眼部疾病，若未及时治疗，可能会造成永久视力丧失。相较于不吸烟者，吸烟者有较高的老年性黄斑变性风险，而老年性黄斑变性会导致不可逆的视力丧失。此外，吸烟者罹患白内障的风险也比较高。白内障会导致视力受损，手术是恢复视力的唯一选择。

不利于生殖健康

研究显示，吸烟的女性易患不孕症，而戒烟可降低不孕、早产、流产等风险。对于男性来说，吸烟会导致勃起功能障碍，若不尽早戒烟，还可能造成持续或永久的性功能障碍。

可能损害"颜值"

吸烟者会发现，无论是皮肤、夹着烟的手指，甚至是呼吸时，都会散发"味道"。不管是使用可燃烟草还是无烟烟草，都会造成口臭。而且，吸烟会使牙齿变黄，增加牙菌斑。吸烟的人看上去也会更加"沧桑"，因为吸烟会加速蛋白质的流失，消耗皮肤中的维生素 A，影响血液循环，使皮肤提早老化。吸烟会让皱纹爬上脸庞，尤其是嘴唇和眼睛附近，还会造成皮肤粗糙和干燥。

不是"一个人的事"

吸烟不仅会伤害吸烟者个人，还会影响其家人和身边朋友的健康。暴露于二手烟的非吸烟者，有罹患肺癌的风险。而且，暴露于二手烟还可能增加结核病从潜伏感染转化为活动性感染的风险。此外，二手烟也会增加罹患 2 型糖尿病的风险。

二手烟会导致孩子的肺功能下降，并且在孩子成年后继续影响着他们的健康。学龄期儿童若经常暴露于二手烟，可能增加患哮喘的风险。两岁以下婴幼儿暴露于二手烟，可能引起中耳疾病，听力受损。而戒烟能够降低儿童呼吸道疾病（如哮喘）和耳部感染的发生率。

何时戒烟都不晚

对于中老年人来说，越早戒烟越好，不管什么时候戒烟都不晚。戒烟的益处是立竿见影的：

停止吸烟 20 分钟后，心率会下降。

停止吸烟 12 小时后，呼出气体的一氧化碳浓度会降至正常。

停止吸烟 2~12 周后，循环功能与肺功能均会提高。

停止吸烟 1~9 个月后，咳嗽和气短症状会减轻。

停止吸烟 5~15 年后，脑卒中风险会降低至非吸烟者的水平。

停止吸烟 10 年后，肺癌死亡风险较吸烟者降低 50%。

停止吸烟 15 年后，罹患冠心病的风险降至非吸烟者水平。

以上事实都在告诉我们一件事——应尽早戒烟。如果在戒烟过程中遇到困难，可以到医院的戒烟门诊，寻求专业医生的帮助，或者拨打全国专业戒烟热线（4008085531）进行戒烟咨询。

常见问题知多少

Q：加热烟草制品的危害是不是要小一些？

A：加热烟草制品中含有有害物质。提醒大家，从传统的烟草制品转向使用加热烟草制品并不等于戒烟。没有足够的证据支持"相较于传统卷烟，加热烟草制品危害较小"的说法。

Q：吸烟有害健康，那电子烟对人体也有害吗？

A：市场上的电子烟产品种类繁多，大多由电源、雾化部件和控制单元构成。国内外的调查结果显示，电子烟的使用率呈现逐年升高趋势，尤其是在年轻人群中。

基础实验的研究证据显示，电子烟的烟液和烟雾中含有有害物质，包括甲醛、乙醛、丙醛、多环芳烃以及烟草特有的亚硝胺等致癌物。电子烟的气溶胶中还含有重金属，如银、铁、铬、镍、铜等。研究证明，电子烟烟雾具有细胞毒性。研究证据也显示，电子烟会增加心血管疾病、肺部疾病的发病风险。此外，美国、日本等国家的多篇病例报告显示，使用某些电子烟产品会引起急性肺部损伤，如过敏性肺炎、弥漫性肺泡出血、机化性肺炎等。

毒品离生活并不远

作者 | 北京回龙观医院成瘾医学中心　牛雅娟　刘　艳　王　君　杨清艳

审核 | 北京回龙观医院主任医师　王绍礼

对遵纪守法的好公民来说，

毒品是一辈子都不能碰触的警戒线。

可毒品真的离我们的生活很远吗？

一个 21 岁的女孩，去 KTV 参加同学的生日聚会，被同学邀请喝下"柠檬水"，当天晚上喝过之后玩得很嗨。因为很喜欢那种感觉，女孩后来经常去 KTV。直到有一天，她出现了凭空视物，看到一个"无头人"，才意识到自己在 KTV 饮用的就是平时想都不敢想的毒品……

上述所说的毒品被称为"新型毒品"。它的伪装性和迷惑性超乎想象，令人避之不及。一杯香甜可口的"奶茶"，一袋色彩缤纷的"跳跳糖"，一块小巧可爱的"曲奇"，一盒晶莹剔透的"果冻"等……这些都有可能是隐藏在零食外表下的毒品。

新型毒品是指相对于鸦片、海洛因等传统毒品而言，通过人工化学合成的致幻剂、兴奋剂类毒品，是由国际禁毒公约和我国法律法规所规定管制的、直接作用于人的中枢神经系统，使人兴奋或抑制，并在连续使用后能使人产生依赖性的精神药品。这些毒品最初多在娱乐场所使用，所以又被称为"俱乐部毒品""休闲毒品""假日毒品"。

大麻也是毒品

在某些国家，有人吸食大麻，并宣扬大麻没有什么危害。

事实是：大麻是具有致幻作用的天然毒品，也是当今世界上滥用人数最多的毒品！

人们在吸食大麻时，也一定会接触到吸毒的社交圈。这个社交圈比大麻本身更加危险。从吸食大麻到吸食其他毒品，对他们来说是顺其自然的事情。也就是说，一旦沾染上了大麻，也就意味着吸食者离冰毒、海洛因等毒品不远了。

大麻主要活性成分是四氢大麻酚。有研究证明，吸一支大麻烟对肺功能的影响比吸一支香烟大 10 倍。初吸或注射大麻有兴奋感，但很快转变为恐惧，长期使用会出现人格障碍、双重人格、人格解体，记忆力衰退、迟钝、抑郁、头痛、心悸、瞳孔缩小和痴呆，偶有无故的攻击性行为，导致违法犯罪的发生。同时，它还可诱发精神错乱、偏执、妄想和自杀冲动，甚至猝死。

宣称"大麻成瘾度低、危害性小"的言论只不过是瘾君子们混淆视听、为吸食大麻开脱的谎言。诸多的医学实验证明大麻对人体的损害难以修复。

成瘾性、危害性、违法性，毒品三要素，大麻一样也不缺。毫无疑问，大麻就是入门毒品。

不能碰的"嗨气球"

20 岁的小周在酒吧打工期间看到店内的客人吸入"嗨气球"后出现异常陶醉的笑容。出于好奇，小周自己也尝试了一下，吸食后感受到了前所未有的亢奋，逐渐陷入"自嗨"的泥淖不能自拔。

"嗨气球"就是吸食笑气，因为吸食时通常会用奶油发泡器将笑气打入气球内，再把气球对准自己的口鼻吸食，故黑话称为"嗨气球""打气"。

笑气的化学名称为一氧化二氮（nitrous oxide，N_2O），是一种无色、无味、稍带甜味的气体。临床使用笑气和氧气的混合物用于镇痛、麻醉、抗焦虑等，使用浓度一般控制在 70% 以下，以避免缺氧而导致的身体损害。

而吸入纯笑气可以获得欣快感。一般笑气成瘾者吸食的笑气每小罐只有 8 克，吸食一次能带来十几秒的快感，严重者一个晚上可以吸掉 1 200 支，一夜就可为此花费数千元，沉重的经济负担可导致成瘾者走上卖淫、以贩养吸等犯罪之路。

滥用笑气对身体存在严重损害。

笑气影响维生素 B_{12} 的代谢和吸收，严重缺乏维生素 B_{12} 可导致巨幼细胞性贫血，亦可导致脊髓亚急性联合变性、周围神经病等神经系统损害。而神经系统损害是导致瘫痪的根本原因。

吸入的笑气溶解进血液，可抑制血红蛋白对氧气的运输，导致缺氧，引起高血压、心脏病、晕厥，甚至窒息死亡。

笑气影响中枢神经系统神经递质的平衡，导致出现幻觉、情绪改变等精神障碍。

小周直到看到一同吸食的朋友出现瘫痪，才开始担心，但已很难戒除。

百变"邮票"

2021 年 3 月 26 日，成都海关在从境外寄至成都的邮包中查获藏匿在点心盒内的邮票状纸片 12 张，经鉴定为 LSD 致幻剂。3 月 29 日，该关在同一寄件人寄至成都的邮包中再次查获 LSD 致幻剂 93 张。

新型毒品 LSD（麦角酸二乙基酰胺，lysergic acid diethylamide，简称 LSD）是致幻剂的一种，一种无色、无嗅、无味的液体，属于半合成的生物碱类物质，是一种强烈的精神类药物。

犯罪分子将 "LSD 溶剂" 吸附在纸上，就像小孩的卡通贴纸，放在舌上通过口腔黏膜吸收，就会使毒品渗入。迄今发现的浸过迷幻剂的药纸有各种各样的设计，包括抽象艺术和动画、邮票和文身花纹，这些新颖的设计恰好迎合了 LSD 滥用者的需求，且隐蔽性极强。

LSD 对人体的伤害十分大。滥用 LSD 的人会经历各种各样的不适，尤其是在剂量加大之后，会出现持久性知觉障碍。一些服用者还会出现严重的暴力倾向，给自己和周围的人带来人身伤害。除了造成严重的精神错乱外，LSD 还会给肉体带来痛苦，例如神经系统的症状是：运动失调、步履蹒跚、抽搐，用量过大还会导致全身瘫痪。长期或大量服用 LSD 会损伤细胞中的染色体，导致孕妇流产或胎儿的先天性畸形。

为什么很多人认为新型毒品不会上瘾

很多人存在这样的误区，认为海洛因是毒品，成瘾性强，而冰毒、摇头丸等是新型毒品，成瘾性不强，少量吸食不会上瘾。这是错误的认知。这类物质极具诱惑性，使用之后很快产生心情愉悦、思维敏捷、精力充沛、自我感觉良好的主观感觉；使用数小时后却出现全身乏力、倦怠、精神压抑等感觉，从而进入所谓的苯丙胺沮丧期。使用者或为了避免出现负性体验，或期待再次出现正性体验，因而陷入反复滥用的恶性循环中，从而形成很强的精神依赖。

与海洛因等传统毒品不同的是，苯丙胺类兴奋剂等新型毒品停止使用后通常戒断症状不明显，也是很多人误认为这类物质不会上瘾的原因。事实并非如此。

新型毒品向青少年伸出"魔爪"

青少年阶段正是人生观、价值观、世界观形成的重要时期，生理、心理上还不够成熟，对很多事物充满好奇。在好奇心的驱使下，喜欢寻求刺激，追求享受，也有人错误地认为吸毒时髦、气派、时尚，不以为耻，反以为荣。很多青少年对毒品缺乏正确的认识，对吸毒造成的身体、心理、家庭和社会危害并不完全了解。隐藏在零食外表下的毒品也可能使青少年在不知不觉中走上吸毒之路。

所以，如果家有青少年，父母和孩子都要加强学习，改变对毒品错误的认知。提高防范的意识，尽量少去歌厅、酒吧、夜总会等娱乐场所，不接受娱乐场所里陌生人给的香烟、饮料；打开的饮料一旦离开了视线，不要再饮用。家长要认真履行监护责任，多与子女进行沟通，及时了解子女的生活、学习、交友情况，警惕子女的反常表现。

警示：一边是"新奇"体验，一边是万丈深渊，为了长远的健康幸福，要坚定地拒绝毒品的诱惑，远离危险人群，避免被动染毒。

掏还是不掏，

这个世纪难题有解了

作者 | 北京老年医院耳鼻咽喉科　张玉洁
审核 | 北京朝阳医院耳鼻咽喉头颈外科教授　王宁宇

掏耳朵那种酥酥麻麻的感觉很酸爽，但有人掏耳朵上瘾了，几乎天天要掏，结果把耳朵掏出问题来了。

张大爷患有 2 型糖尿病、高脂血症、冠心病，平时也没其他爱好，在家闲着就爱掏耳朵。有一次，他洗澡后用棉签掏耳朵，不幸掏出个坏死性外耳道炎，甚至引起了面瘫和颅内感染，做了好几次大手术，才算是把命保住。最终，被掏的这只耳朵，听力永久丧失，面神经也"牺牲"掉了。

代价这么大！到底还能不能愉快地掏耳朵了？

有耳屎，正常

有人痴迷掏耳朵，是因为耳里有耳屎。耳屎这名字实在不雅，下意识地就关联到眼屎、鼻屎……不清理干净必定会浑身不自在！

其实，耳屎也就是耳垢，在医学上还有个相当文艺的名字，叫做耵聍。耵聍是由耳道皮肤腺体自行分泌出来的一种灰色、橙色或淡黄色的蜡质分泌物，同时还混有灰尘和皮屑。它的主要成分为 60% 角蛋白，12%~20% 饱和或不饱和脂肪酸、醇类、角鲨烯，以及 6%~9% 胆固醇。

我们俗话说的"湿耳""干耳"，其实是由皮脂腺分泌的不同决定的。"干耳"的耳屎会比较容易脱落，而"湿耳"即油性耳屎，更容易堆积在耳道里，甚至长期积累导致耳朵堵住，表现为耳鸣、耳痛、听力下降。

我们国人中只有 4%~7% 是所谓的"湿耳"，这是由基因决定的。如果你有幸成为"湿湿的"这一小撮，请记住，这并非疾病状态！

"不掏党"，胜出

掏，还是不掏，这是一个问题！

其一：作为耳道耵聍腺产生的神奇分泌物，耳屎的存在并非毫无意义！它有润滑保湿、保护耳膜、抗菌防噪和自洁防尘等作用。

其二：耳屎会随着你的一举一动排出来，特别是咳嗽、咀嚼等动作如同神助攻，让旧耳屎顺势滚出耳道，给新耳屎腾空间。就是说，外耳道有着正常的新陈代谢及自洁作用，功能很强大，无需劳您亲自动手！

其三：掏耳朵其实是个高难度动作，你确信自己掌握到了要领？

最终……"不掏党"三连击直接打败"要掏党"。结论是，大部分人没必要掏耳朵，特别是"干耳"且耳道不那么弯曲的人。

自行掏耳，小心受伤

很多人都已经习惯自己瞎掏耳朵，有用长指甲的，有用棉签、挖耳勺等工具的。如果掏不好，会带来伤害。

用力过猛，会导致鼓膜穿孔，听力下降，甚至并发中耳炎。

方法不当，可能将耳屎推向耳道深部，形成耵聍栓塞，导致听力减退，压迫鼓膜引起耳鸣、眩晕。而且，这种情况可能使就诊时清理的难度加大。

用不干净的挖耳勺、长指甲等挖耳，易把耳道挖出细微的伤口，容易造成外耳道真菌感染。尤其是有些人迷信采耳足疗店的手艺，却不知这些场所往往消毒不规范，极易造成交叉感染。还有一些人喜欢掏耳后用各种药水滴入耳道，美其名曰杀菌，其实这样做也会破坏正常的皮肤屏障，甚至可能导致外耳道湿疹，使耳道越来越痒，或继发其他感染。

共用挖耳工具，会传染疾病。比如最常见的是人乳头状瘤病毒（HPV），可能引起外耳道乳头状瘤。

耳屎真的会越掏越多，经常掏就会分泌得越来越多。而且，新分泌的耳屎可能会由原本的片状变为碎屑，降低保护耳朵的能力。

正确姿势学起来

从健康角度考虑，一般来说耳朵没有明显不适症状，就无需处理耳屎。

如果耳屎量大，造成耳闷胀感，甚至导致疼痛或听力丧失，则需要及时到医院耳鼻咽喉科寻求专业医生的帮助。

大量的耳屎堆积在外耳道，临床上称为外耳道耵聍栓塞。医生会根据你的情况，或是用耳道内镜直接取出，或是滴药软化耳屎后取出。

如果你觉得掏耳朵很爽，那就要学习一下掏耳朵的正确姿势：

耳朵朝下，用温暖、湿润的棉棒，擦拭外耳道口，不要伸到里面。

不要用牙签、火柴梗、笔芯等坚硬的物品，试探你耳道里最柔弱的部分。

应该注意的是，分泌性中耳炎等中耳疾病的耳闷胀感极易与外耳道耵聍栓塞相混淆，自行掏耳极易延误病情。

对于诸如合并糖尿病等全身疾病、外耳道狭窄、既往未曾清理耳道、"油耳"、耳痒有渗出液等情况的患者，切莫自行掏耳朵，务必到医院就诊！

小小耳道大有乾坤，

温柔对待才是正解！

这位"熟悉的陌生人"，
是时候认识一下了

作者｜西安交大一附院皮肤科　穆　欣
审核｜空军军医大学西京医院教授　王　刚

说到水痘，大家肯定不陌生。70 后、80 后的亲人们，哪一位没在儿时跟水痘亲密接触过呢！

可是，水痘，您真的了解它吗？如果您的孩子，甚至孙子、外孙患了水痘，您能做到护理得当、治疗及时、不留遗憾吗？

冬春开学季，人群的流动给水痘的传播带来了机会。每年开学后，校园里孩子们往往会出现水痘病例，这引起许多家长的关注和担忧。

水痘只是一种皮肤病吗

虽然水痘患者的全身都会出现皮疹，但它并不只是皮肤病变，而是一种急性呼吸道传染病，冬春季节是水痘的高发期。水痘多见于儿童，2~6 岁学龄前儿童为水痘高发群体。

该病以皮肤和黏膜上成批出现斑疹、丘疹、水疱疹和痂疹为特征，主要临床症状还包括发热、头痛、咽痛等，常见的并发症有皮肤感染、脑炎及成人肺炎等。水痘易造成暴发流行，病后可获得持久免疫力。

回忆一下，我们小时候得的水痘，是不是拜哪一位兄弟姐妹、同学闺蜜所赐？这之后，是不是再也没有生过水痘？

导致水痘的元凶其实是病毒

水痘是由水痘－带状疱疹病毒（varicella-zoster virus，VZV）首次感染引起。VZV 是已知可导致人类感染的 8 种疱疹病毒之一，全世界均有分布。VZV 感染在临床上会引起两种不同的临床疾病：水痘和带状疱疹。

原发性 VZV 感染引发弥漫性水疱疹，即水痘。潜伏性 VZV 的内源性再激活通常引起局部皮肤感染，称为带状疱疹。

相信您一定又 get 到了新知识，儿时的水痘和年老之后的带状疱疹，原来这两种病竟然是由同一种病毒感染所致，其实它的名字就已经告知了我们一切……

成人不会得水痘吗

在很多人的认知中，出水痘是小朋友的"专利"，成人完全不用担心。其实，水痘不是只"欺负"小朋友哦！

水痘任何年龄均可感染，2~6 岁学龄前儿童为高发人群，但成人也要警惕，以防中招。儿童患水痘后症状较轻，成人由于免疫系统相对健全，感染后反而临床症状较重，部分患者甚至会出现高热和严重并发症。

成人得水痘的主要原因不外乎以下几种情况：既往没有得过水痘，也没有接种过水痘疫苗或接种后没有产生有效免疫力，然后接触了水痘－带状疱疹病毒，比如亲力亲为照顾了患水痘的家人。这种行为等同于在病毒前"裸奔"。再加上熬夜、作息不规律以及过度疲劳导致的免疫力下降，病毒就会乘虚而入。

周围没有人出水痘，怎么就传染上了呢

水痘的传染性强，病人是水痘唯一的传染源，因此出水痘的儿童会成为传播病毒的主要传染源。通常认为水痘的传染期是从出疹前48小时持续至皮损完全结痂。近距离、短时间内可通过健康人群间接传播，这就解释了为什么在幼儿园或学校会出现水痘聚集感染的情况。

水痘传播途径广，主要通过呼吸道飞沫和直接接触传播，亦可通过污染的衣物、玩具、用具传播。潜伏期一般为2~21天，平均为14~16天。这种传播的途径意味着儿童只要与出水痘的人群接触，而自身又没有免疫力的话，受感染的概率就会非常大。

如果确诊感染了水痘，一定要尽早隔离至全部皮疹结痂为止（一般不少于病后两周），以免传染给他人。

医生曾经在诊室接受来自成人水痘患者的"灵魂拷问"："您知道我的水痘是谁传染的吗？"询问后发现，原来患者的室友是一位护士，这位护士护理了一位带状疱疹患者。病毒就这样连跳升级……

水痘愈后会不会留疤，应该怎么做

水痘留下的痘印是心头的痛！

患者出疹前1~2天可有发热、头痛、咽痛、倦怠等前驱症状，成人常较为明显。

典型症状：起病后1周内可分批出现斑疹、丘疹、水疱、脓疱和结痂等多形性皮损（这种现象被医生称为"四世同堂"）。皮疹呈向心性分布，以头面部和躯干常见，还可累及口腔、外阴和头皮，甚至是耳道。

皮损初起为针头大小的红色丘疹，数小时后演变为直径2~5毫米的水疱，周围绕有红晕。疱液初为清亮，逐渐变混浊形成脓疱，疱壁薄迅速结痂，经 2 周左右痂皮脱落，一般愈后不留瘢痕。

有人可能要拍案而起——"瞎说！我脸上怎么留的疤？"

这主要缘于水痘的恢复阶段，这时，皮肤会产生难以忍受的瘙痒。这里要特别提醒一下，尽管水痘会带来难忍的瘙痒症状，大家可千万不要搔抓皮损、强抠或撕脱痂皮，尤其是在面部，会损伤皮肤，导致难看瘢痕的产生。

孩子会更难控制一些，但是没办法，只能照看好。必要的时候，可以采用一些方法分散孩子的注意力。

此外还要多说两句，早期水痘一定要注意和丘疹性荨麻疹进行鉴别，因为两者都会出现丘疱疹和瘙痒，但后者多见于四肢，较少累及头皮及黏膜，无发热症状。

得了水痘只能等待自愈吗

对于 12 岁及以下的健康儿童，水痘常为自限性，通常不给予抗病毒治疗，确诊后给予居家隔离和对症处理即可。是否启动水痘的抗病毒治疗取决于患者年龄、有无共存疾病和患者的临床表现。

所以，是否能等待自愈，要看情况。

这里特别强调一下，虽然水痘常为自限性疾病，但若出现严重并发症，也可能危及生命。如果孩子出现发热反复不退、精神状态差、头痛等症状，一定要及时去医院就医，以免造成严重后果。

对于已出现并发症或出现并发症风险较高的患者，如未接种疫苗的青少年和成人，建议尽早给予抗病毒治疗以减轻症状、降低并发症风险。对症治疗：高热者给予退热及镇静剂，瘙痒者给予口服抗组胺药，合并细菌感染时可给予抗生素治疗。

水痘患者日常生活需要注意什么

隔离最重要

室内开窗通风，避免传染他人；患者的衣被、用具，可通风、暴晒或者煮沸消毒。

清淡易消化饮食

忌食生冷刺激性食物，保证足够的饮水量，保持排便通畅。

卧床休息，加强护理

注意监测体温，保持皮肤清洁，外用药物促使水疱尽快干燥、结痂，防止继发感染。

选择纯棉的贴身衣物

注意手的卫生，同时注意修剪指甲，避免搔抓、避免抓破水疱引起感染或遗留瘢痕。

如何避免与水痘的亲密接触

虽然水痘具有较强的传染性，但幸运的是，水痘是可防可控的，控制水痘流行重在预防。

避免接触水痘患者

流行季节不带小儿去人多的公共场所，室内经常开窗通风以保持室内空气清洁。另外，在托幼机构和学校要做好水痘患者的隔离。

主动免疫

接种水痘疫苗是预防和控制水痘最有效和最经济的手段。

水痘疫苗的推荐接种对象：1~12 周岁的儿童、幼儿园教职工、小学教师、大学生和非妊娠期的育龄女性等高危人群。

被动免疫

在接触水痘或带状疱疹后 96 小时内可使用水痘 – 带状疱疹免疫球蛋白，但保护作用有限。此外，加强锻炼，提高自身免疫力也是预防措施之一。

打了疫苗就不会得水痘吗

自1995年水痘疫苗面世以来，目前预防水痘最为经济、有效的办法还是接种疫苗。但这并不代表接种后就可以起到100%的预防效果。

接种过一剂水痘疫苗的儿童在暴露于水痘病毒后，有20%左右的人仍可发生水痘，但整体症状较轻，不易产生并发症。接种过两剂水痘疫苗的儿童，保护率则升至98%以上。

免疫功能正常者如果已经得过水痘，就意味着终身免疫，不需要再接种水痘疫苗了。

第 2 章

急救与意外伤害预防

记住 4 个急救"黄金时间"，
关键时刻有用

作者｜中日友好医院急诊科　李　刚　李　彦　杨建萍　石　磊
审核｜中日友好医院急诊科主任医师　张国强

心肌梗死、卒中、心搏骤停、外伤……意外时有发生。

一旦错过黄金抢救时间，可能造成不可挽回的后果。

本篇就来盘点一下这些"黄金急救时间"。

记住这些数字，关键时候能救命！

心肌梗死

急救黄金时间：120 分钟

急性心肌梗死发生时，心脏某些区域血流突然减少、中断，心肌细胞因为缺血而坏死。

症状

心绞痛症状：突然发生的胸前区疼痛、呼吸不畅，压迫感，持续时间超过 20 分钟，难以自行缓解。患者常常会伴随心情紧张、焦虑。

心源性休克症状：表现为血压降低、晕厥、出汗、手足湿凉。

心跳呼吸骤停：心肌梗死容易并发恶性心律失常，导致心跳呼吸骤停、意识丧失，需要立即行心肺复苏（CPR）。

需要注意的是，有的患者可能以不太典型的心肌缺血症状起病，如牙痛、上肢酸痛、后背疼痛、恶心、呕吐等。心绞痛的主观感受也存在个体差异。

应对办法

成年患者发生不明原因的胸前区疼痛、压迫症状，应想到心肌梗死的可能性，要提高警惕，及时就诊。

服用硝酸甘油可以暂时缓解心绞痛症状，但无法治愈心肌梗死，且心动过缓、低血压时慎用。

阿司匹林、氯吡格雷等防止血栓的药物，须在专业人士指导下服用。

尽快就诊，尽早治疗。

卒中

急救黄金时间：3~4.5 小时

症状

脑卒中简称"卒中"，又称"中风"，前驱症状无特殊性，部分患者可能有头昏、一时性肢体麻木、无力等短暂性脑缺血发作的表现。此病起病急，多在休息或睡眠中发病，其临床症状在发病后数小时或1~2天达到高峰。

患者可表现为一侧肢体（伴或不伴面部）无力或麻木，一侧面部麻木或口角歪斜，说话不清或理解语言困难，双眼向一侧凝视、一侧或双眼视力丧失或模糊、眩晕伴呕吐。既往少见严重头痛、呕吐、意识障碍或抽搐等症状。

以下3个方式可以帮助初步判断是否发生卒中。自己或身边有人出现下列症状之一，应尽早就医：

口角歪斜（令患者微笑或示齿）。

上肢无力（令患者闭眼，双上肢伸出 10 秒）。

言语异常（令患者说"吃葡萄不吐葡萄皮"）。

应对办法

施救者在患者倒下的地方就地抢救，若必须移动患者，千万要小心。

切忌对脑卒中患者摇晃、垫高枕头，前后摇动或捻头部等。

如果患者意识清楚，施救者可让其仰卧，头部略向后，保持呼吸道通畅，不需垫枕头，并要盖上衣物以保暖。

失去意识的患者应维持仰卧体位，以保持气道通畅，不要垫枕头。

寒冷会引起血管收缩，所以要保持室温暖和，并注意室内空气流通。如果患者大小便失禁，施救者应帮其脱去裤子，并垫上卫生纸等。

呕吐时，脸要朝向一侧，以防堵塞气道。

一旦患者发生抽搐，施救者要迅速清除其周围有危险的东西。用手帕包着筷子放入患者口中，以防其抽搐发作，咬伤舌头。

需要注意的是，施救者要及时拨打"120"急救电话，说明发病时间、地点、症状，可在医护人员的指导下服用药物，以最快速度就医。

气管异物

急救黄金时间：4~10 分钟

当异物卡在咽喉部、气管以及支气管时，由于异物阻塞气道，导致患者无法获得氧气进而出现窒息，数分钟内不及时抢救可能出现生命危险。

症状

气道不完全梗阻：患者能够用言语或者手势表示可能存在的气道异物，表现为咳嗽、喘息，甚至呼吸困难。

气道完全梗阻：患者可表现为双手"V形"手势抓颈，不能说话，不能咳嗽，口唇发绀，甚至呼吸停止、抽搐，陷入昏迷。

应对办法

可以讲话、咳嗽的患者，应拍背协助其自主咳出异物。对仍不能咳出异物或者出现呼吸困难、无法出声的患者，应立刻进行海姆立克急救法，也就是腹部冲击法，主要针对成人及 1 岁以上儿童的急救方法。

抢救他人

若患者清醒，施救者应立刻采用海姆立克急救法。患者两腿分开弯腰站立，施救者站到患者背后，呈弓箭步，双臂拦腰将其抱住。找到肚脐上

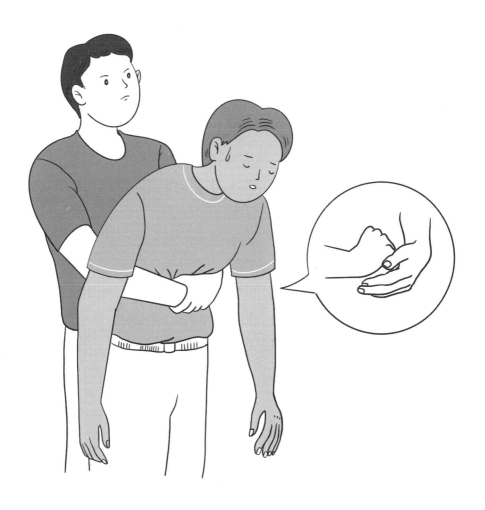

方两指处，右手握拳，虎口顶向上腹部。左手按压右拳，用力向后向上连续冲击腹部 5~6 次。若患者仍无法咳出异物，施救者应及时拨打急救电话，并重复上述动作，直至患者咳出异物。

若患者无意识，施救者应立即拨打急救电话，让患者仰面平卧，及时实施心肺复苏，等待救护车到来。心肺复苏开放气道时需注意观察咽喉部有无异物梗阻，如发现易于移除的异物，要小心移除。

针对肥胖者或者孕妇，施救者可采用胸部冲击法。施救者站在患者背后，双臂从患者腋窝下环抱其胸部，右手握拳置于患者胸骨中部，另一手握紧此拳向后冲击数次，直至异物咳出。

针对 1 岁以下婴幼儿，常采用背部拍击和胸部按压法。

拍背法：施救者坐位或者单膝跪在地上，一只手前臂托住婴儿胸部，手撑住婴儿的头部和下颌，让其头朝下趴在施救者膝盖上。另一只手的掌根用力在婴儿背部拍打 5 次，并观察其是否将异物排出。

胸部按压法：如拍背法没有将异物排出，再将婴儿小心翻正托在前臂上，手掌托住其头颈部，头朝下，用另一只手的食指和中指，按压婴儿胸骨下部，按压 5 次。如果婴儿失去反应，则立即进行心肺复苏。

自救方法

身边有工具时，自救者将腹部抵在物体坚硬处向后向上弯腰冲击。可选择椅背、桌边、栏杆等坚硬处。没有工具时，自救者自行在其肚脐上两指位置握拳向后上方用力冲压。

最后，无论异物排出与否都应及时去往医院就诊。

外伤

急救黄金时间：6~8 小时

症状

这一大类称作开放性损伤。所谓开放性损伤，指的是受伤部位皮肤不完整的损伤，一般伴随出血，也叫出血性损伤，比如被刀切伤手指，被玻璃划伤等等。还有一大类外伤叫做闭合性损伤，闭合性损伤是指皮肤完整的一大类损伤，此类损伤往往不会伴随肉眼可见的出血，比如肌肉拉伤、扭伤、撞伤等。

应对办法

开放性损伤，遇到这类外伤需要做 3 件事：

1. 找一块无菌的纱布，或者干净的毛巾和干布，盖住伤口。

2. 直接压住伤口，而不是去压迫动脉，因为绝大多数损伤都是小静脉或者毛细血管损伤，压住伤口即可。

3. 抬高患肢，一般抬过心脏水平就可以了，能举过头顶，止血效果会更好。

做到以上 3 点，再去医院就可以比别人多几分从容。注意，此类开放性外伤的处置黄金时期是受伤后 6~8 小时，头面部外伤可以适当延长至 24 小时。超过这个时间窗不做处理的话，伤口感染率会大大增加。

闭合性损伤，此类损伤的处理原则可遵循"RICE 原则"。

Rest：休息、制动，防止再损伤。

Ice：冰敷，作用主要是为了减少肿胀、缓解肌肉痉挛，可以将冰块置入塑料袋中放在患处，每次冰敷 15~20 分钟，间隔 1~2 小时，注意观察，小心冻伤。冰敷时限一般是受伤后 24~48 小时，但千万不要过了两天就热敷，否则很容易再肿起来。

Compression：加压包扎，主要目的也是为了减少局部出血。压力要适中，包扎后务必感受一下肢体远端的脉搏，如脉搏摸不到或者患者感觉又胀又麻的话，需要适当松解压力。

Elevate：抬高患肢，其目的也是减轻肿胀、促进消肿。

知危险会避险，
这是头等大事

作者 | 华中科技大学附属武汉协和医院急诊外科　王德才　赵　刚
审核 | 中国科学技术大学附属第一医院（安徽省立医院）
　　　心血管内科主任医师　范西真

无论是年老还是年少，

无论是开车还是坐车，

无论是骑行还是步行，

我们都要了解不同的出行方式可能面临的安全风险，

进而懂得如何规避风险和自我防护！

相关数据显示，每1分钟有1人因交通事故致残，每5分钟有1人因交通事故而死亡。每天至少有19名15岁以下的孩子因道路交通意外而死亡。维护交通安全需要我们每个人的参与。

儿童缺乏自我保护技能，易受交通伤害

儿童往往面临缺乏自我保护意识和技能、部分家长监管不力等风险，使他们成为最易受到交通伤害的人群。

学龄前儿童和低年级小学生的身材大多比较矮小，他们的视野不能越过小轿车、长凳或灌木，而他们自己也较难被司机观察到。

儿童骑车安全意识淡薄，加上应变能力不够，遇到紧急情况时往往不能正确处置，极易发生交通事故。

儿童坐私家车出行时，家长要根据儿童年龄、身高和体重合理使用安全座椅，教会孩子正确使用安全带。家长不要让儿童坐副驾驶位置，即便系了安全带，儿童坐副驾驶位也很危险。

老年人交通事故多发，四大原因要注意

老年人交通事故多发主要与道路因素、自身因素、自然因素、意识因素有关。

道路因素：道路越修越宽，各种车辆也越来越多，这使得老年人穿过道路的时间增加。

自身因素：这是老年人交通事故多发的重要因素。老年人步幅和步速明显下降，横穿道路时比年轻人要慢；身体器官功能衰退，尤其是视力的衰退，使他们对来往车辆的车距判断不准；加之听力减退、反应迟钝等生理因素，听到喇叭声后往往会心慌意乱，手忙脚乱，自我保护能力较差。

自然因素：从事故多发的时间段可以看出，涉及老年人的交通事故基本发生在晚上、清晨，这与老年人的生活习惯有关。这段时间光线不太好，而老年人往往又喜欢穿深色衣服，导致驾驶员很难发现，从而引发事故。

意识因素：有的老年人交通安全意识差，随意横穿道路、在机动车道内行走、闯红灯等违法行为时常发生，这也是导致交通事故多发的原因。

驾驶员交通安全意识淡薄，埋下交通隐患

驾驶人员导致的交通隐患通常包含以下几点：

少数驾驶员遵纪守法意识淡薄，对一些严重的交通违法行为经常明知故犯，如行车过程中超速行驶、随意变道、随意停车、疲劳驾车等。有的驾驶员在驾车过程中打电话、吸烟、与同车人员说笑等，这些违章行为

极易引发交通事故。

新手驾车时间少，驾驶技术生疏，没有安全行车经验，遇到路况不熟、人多车挤等紧急情况就容易紧张、处置不当，引发交通事故。

车主只会开车不会保养。一些车主片面地认为车辆检修仅是擦擦车身、检检车容、敲敲车胎、踩踩刹车等项目，未对车辆进行定期的制动、转向、灯光系统保养等，积小毛病成大隐患，从而酿成交通事故，追悔莫及。

乘车人习惯不好，可导致交通事故风险

候车时，站在车道（包括机动车道、非机动车道）上候车。

在车上时，不系安全带、歪着坐、横着躺、车上睡觉。

车辆行驶的过程中将身体某些部位伸出车窗外。

与驾驶员闲谈或妨碍驾驶员操作。

随意开启车门、车厢和车内的应急设施，随意触摸车上控制器，如车门锁等。

在车厢内吸烟，随意走动、打闹。

以上这些都是造成交通事故风险的不良习惯。

条条大路通罗马，主动避险第一条

正所谓，条条大路通罗马，主动避险第一条。虽然意外无法掌控，但大家可以通过一些方式，在出行的时候主动降低"风险系数"。

无论是老人、儿童或是青壮年，机动车驾驶员或是乘车人，骑行或是步行，都应当遵守交通规则。行人走人行道，自行车走非机动车道，机动车行驶在机动车道，做到"各行其道"。

机动车驾驶员要做到主动拒绝酒后驾驶、无证驾驶、疲劳驾驶、超速行驶等危害交通安全的违规违法行为。

骑摩托车或电动车的驾驶员要戴好头盔。

当即将发生不可避免的撞车时，车上的乘客应当双手护头，全身尽可能地放松，并从座位下滑，减少撞击力；汽车翻滚时，坐车者双手应紧紧抓住车的某一部位，身体紧靠在座位上；发生剧烈碰撞的交通事故后，应立即撤离车厢，迅速在就近的安全区域躲避，避免发动机和油箱可能发生的火灾或爆炸。

急救措施要牢记，关键时刻能救命

一旦发生意外伤害，目击者或伤者本人一定要保持冷静，按照以下步骤和方法进行相应的自救、互救：

迅速观察现场情况

不要轻易搬动伤员，可原地进行救护。但有些事故现场还有发生再次爆炸、塌方或遭遇车祸的可能，为了确保救护人员和伤员的人身安全，在进行现场救护以前，应迅速观察现场是否安全，如果现场存在以上危险因素，应迅速将伤员转移至相对安全的地点。

迅速判断伤情

先要判断伤员受伤情况：如果伤员出现意识不清或呼吸困难，则说明伤员病情较重；如果伤员意识清醒、呼吸和心跳正常，则说明伤员病情相对较轻。此外，还应确认受伤部位是否有开放性伤口、是否有骨折等。

尽早拨打"120"急救电话

在拨打"120"急救电话时，要说清伤员的具体位置，比如在某某区、某某路。同时，还需要把伤员年龄、性别，以及什么时候、什么原因、哪个部位受伤、出现了什么情况等信息提供给急救人员。如果身处陌生位置，要报出现场附近显著醒目的地标，以便急救人员能迅速找到伤员。如果发生了群体性意外伤害，同时还要说明伤员的大概数量，以便"120"指挥中心能够调动足够的急救力量。

迅速展开现场救护

现场救护的原则：根据伤情，先重后轻，先急后缓，先近后远。

如果伤员出现呼吸、心跳骤停，为了挽救伤员的生命，则应立即进行心肺复苏。

如果伤员出现意识不清、出冷汗、脉搏细弱等，有可能是发生了创伤性休克，应及时将伤员放置于头低、脚高的体位。

如果伤员存在外伤，则应对伤口进行初步的止血、包扎，以减少出血。可根据伤口的部位、大小、深浅，以及出血的情况，采用指压止血法、局部加压包扎止血法、止血带止血法、纱布或清洁布类填塞止血法等方法止血。包扎可选择绷带或洁净的布类缠绕或覆盖，以减轻伤口的污染。

当出现四肢骨折时，为了减少伤员的痛苦，避免造成血管、神经的二次损伤，应对骨折进行临时固定。如果骨折发生在上肢，可将上肢捆绑于胸腹部，如果骨折发生在下肢，可将下肢捆绑固定于没有骨折的对侧肢体上，也可以将骨折部位捆绑固定在木板或一截直的树枝上。

当出现脊柱骨折时，应尽量避免脊柱的扭转和屈曲，以免造成或加重脊髓的损伤。对于颈部脊柱骨折，应使伤员仰卧位，在头枕部垫一薄枕，使头部成正中位，头部不要前屈或后仰，再在头的两侧各垫枕头或者衣服卷，最后用一条带子通过伤员额部固定头部，限制头部前后左右晃动。

对于胸椎、腰椎骨折，应使伤员平直仰卧在硬质木板上，在伤处垫一个薄枕头，使脊柱稍向前突，然后用几条带子把伤员固定，使伤员不能左右转动。

做完以上处理，可在原地等待"120"急救人员的到来。如果有合适的运送车辆，根据"先重后轻，先急后缓"的原则，可迅速将伤员转运至就近医院，以使伤员得到及时的救治。但应该注意安全地搬运和转运，确保转运途中不会加重伤情。

选择救治医院要就近就急

对于病情较为严重的伤员，本着挽救生命、"就近就急"的原则，不宜舍近求远，应尽快将伤员送至邻近的医院进行救治。

对于无生命危险的伤员，可将伤员转运至专业的医院进行救治，因为专业医院从保守治疗到手术治疗都有一套完整的救治方案可供选择，有利于伤员的治疗和康复。

其他注意事项

有时在进行现场自救、互救时，单靠一个人的力量是不行的，因此应向周围大声呼救，请求其他人前来帮忙。

有些伤员需要在医院确认伤情或进行急诊手术，因此在现场暂时不要让伤员喝水、喝饮料和进食。

躲！救！防！
地震的科学救援与防护

作者 | 解放军总医院第三医学中心急诊科教授　王立祥

国家减灾委专家委员会委员、中国灾害防御协会高端智库专家、中国地震局地球物理研究所研究员　高孟潭

中国地震应急搜救中心培训部主任、高级工程师　贾群林

中国地震应急搜救中心培训部电教管理室主任　周柏贾

陆军军医大学陆军特色医学中心全军战创伤中心主任、中华医学会灾难医学分会副主任委员　张连阳

上海市地震局博士　韦　晓

2021 年 5 月 22 日 2 时 4 分，青海省果洛藏族自治州玛多县发生 7.4 级地震。此次地震是我国自 2008 年汶川地震后的最强地震，造成两高速公路大桥塌陷，国省干线严重受损、变形。

2021 年 5 月 21 日 21 时 48 分，云南省大理白族自治州漾濞县（北纬 25.67 度，东经 99.87 度）发生 6.4 级地震。

破坏性地震从人感觉震动到建筑物被破坏，一般时长只有 10 秒钟左右。在这短短的时间内，人们千万不要惊慌，应根据所处环境，及时采取正确的应急避险行动，迅速做出保障安全的抉择。

躲：地震来临时的第一反应

在地震中科学应对与躲避，是提高生存率、降低伤残率的有效之举，正确认知地震中"往哪躲"显得尤为重要。

应躲在：

室内不易倾倒的区域　躲避在室内不易倾倒的区域，比如内墙墙根、墙角、卫生间等开间小的地方。

户外平坦空间　躲往户外平坦避震空间，比如应急避难场所、公园、操场等空旷开阔的地方。

人体屈曲避伤　利用人体屈曲避震空间，比如采用蹲下蜷曲、靠固定物、面部朝下、手护头颈、口眼微闭、用鼻呼吸的体位形成自救空间。

勿躲在：

床下衣柜窗边　别往床下"躲"：当建筑物的天花板因强烈地震发生倒塌时，掉落的天花板会将桌床等家具压毁，人如果躲在其中，后果将不堪设想。而且床底下"能躲不能逃"。别进衣柜"躲"：大衣柜重心太高容易倾斜，人一旦进入柜子里视野也会受阻，四肢受到束缚，容易造成呼吸困难，不仅会错过逃生时机，还不利于被营救。别靠窗边"躲"：现在的建筑楼房一般都是框架式结构，地震时，楼房常常是框架在、墙没了，如果人们躲在窗户下，很容易被甩出去。高层楼面向马路的那面墙很不稳定，更要远离高层楼的窗户。

电梯车内楼旁　别乘电梯"躲"：地震后紧接着会停电，一旦断电，人就困在电梯里面出不来了。而且电梯间容易崩塌垮掉，导致电梯快速坠落，亦不利于呼救及救援。别入车里"躲"：发生大地震时，如果你在驾车，汽车会像轮胎泄了气似的，方向盘无法控制，让人难以驾驶而引发交通事故。地震中，建筑物等倒塌会将车辆压扁，使车内的人丧失逃生机会。同时，地震时灾情复杂，可能引发汽车燃油着火。别在楼旁"躲"：地震瞬间，房屋结构发生破裂、毁损和扭曲，面临余震、救援时扰动以及毗邻建筑物二次倒塌的危险，会对生命构成威胁。地震时应尽量快速躲开建筑物，特别要远离有玻璃幕墙的高大建筑。

桥下电杆山脚　别钻桥下"躲"：切记一定不要进入桥梁、隧道、堤坝，尤其不要停留在过街天桥、立交桥的上面和下方，这些地方很容易在地震中发生塌陷。别依电杆"躲"：地震躲避逃生时，千万要避开危险物、高耸物或悬挂物，如电线杆、变压器、广告牌、街灯、物料堆放处、路灯、自动售货机等，这些危险物除了会倒塌直接伤人外，还可能引起触电伤亡事件的发生。地震可导致电线零落，易引发火灾。别近山脚"躲"：震区若在山区，可能发生大面积滑坡、崩塌、滚石、泥石流等。切记这些次生灾害可当即发生，也可能过后发生，像山脚、陡崖和陡峭的山坡等易于集水、集物的地形切勿停留。

救：地震时的自救与互救极其重要

首先，评估环境与自身状态。

评估自己的身体状况，对于逃离危险也很重要。评估自己是否受伤，伤情的轻重，如是否出血、是否骨折等。如果发生了出血，特别是喷射状的动脉出血，必须迅速进行止血自救。一般应迅速采取指压止血，或用弹性较好的带子捆压住出血口的上方进行止血。

其次，被掩埋时，正确脱险，科学自救。如果地震时被掩埋在废墟中，自救最重要的是镇静、除险、求救。要设法保护自己，及时排除险情保护生命，坚定生存信念，等待救援。

当手臂或其他部位能动时，应逐步清除压物，尽量挣脱出来。不能脱险时，应在嘴和胸的部位，刨出一定空间，保证呼吸。

期间要想方设法向外界传递求救信息，要尽可能利用手边的简易工具，间歇性地敲打附近坚硬器物，发出求救信号，耐心等待救援。

如果被埋在废墟下的时间比较长，救援人员未到，或者没有听到呼救信号，就要想办法维持自己的生命，一定要节约使用水和食物，尽量寻找食品和饮用水，必要时自己的尿液也能起到解渴作用。

防：了解地震知识　建立应急预案

地震是地球板块运动的必然结果。在地震之前，居民最好了解一些地震的基本知识，建立家庭地震应急预案。

在地震高发区，居民可储备饼干、矿泉水等基本的应急食品。

了解居家附近可能的危险源分布情况，一旦发生地震，便于回避。

积极参加单位或社区组织的地震应急演练训练，掌握自救与互救基本技能。

在已发布地震预报地区的居民须做好家庭防震准备，制订家庭防震计划，检查并及时消除家里不利于防震的隐患。

检查和加固住房，对不利于抗震的房屋要加固，不宜加固的危房人员要撤离。笨重的房屋装饰物等应拆掉。合理放置家具、物品，固定好高大家具，防止倾倒伤人。牢固的家具下面要腾空，以备地震时藏身。家具物品摆放做到"重在下，轻在上"，墙上的悬挂物要取下来，防止掉下来伤人。清理好杂物，让门口、楼道畅通，比如阳台护墙要清理，拿掉花盆、杂物等。

脱离险境后，应撤离到政府组织或指定的公园、绿地、场馆等应急避难场所，并听从政府的安排，有序领取救灾物资。自身条件具备的单位和个人，应积极协助政府救灾。

孩子身边这个致命危险，
做对 3 件事就可以避免

作者｜中国疾病预防控制中心慢性非传染性疾病预防控制中心
段蕾蕾

儿童意外伤害事件频发，家长的安全意识一定要"在线"。

暑假期间，儿童意外伤害事件时有发生。孩子们遭受的意外伤害让人痛惜，而事件背后反映出来的伤害发生的普遍性，更应该引起大家的重视。

道路交通伤害，作为威胁儿童青少年生命安全的主要"杀手"，是我国 1~14 岁儿童的第二位死因，15~19 岁青少年的第一位死因。

这样巨大的威胁，家长和孩子怎么做才能有效防范呢？

简单来说，就是要做对 3 件事。

"看住了"：儿童一定要由成人看管

"看住了"这件事，听起来很简单，但很多惨痛案例的发生，都是因为家长看管缺位，没有真正地"看住"孩子。有些家长陪伴孩子时心不在焉，意外真正发生的时候根本没有察觉。

2016 年 10 月，湖南省岳阳市，一名 2 岁女孩独自走在前面玩耍，家人跟在她身后几米处玩手机。女孩突然转向走到了一辆轿车前，轿车司机启动时未观察到车前的孩子，直接碾压过去，女孩当场死亡。

2021 年 5 月，湖北省武汉市，地铁 8 号线的一个站台上，一名年轻妈妈下车时没留意推车不稳，造成车内 2 个多月的婴儿掉入地铁轨道。紧急关头，旁边一名年轻男子侧身下到轨道内才救起了婴儿。

现在的道路交通状况复杂，路上到处是汽车、摩托车、电动自行车、自行车，孩子们穿梭其中，危险重重。预防儿童道路交通伤害，家长需要做的第一件事就是"看住了"。

"看住了"是有具体要求的，家长要拉住了，不松手，尤其注意以下几点：

任何措施都不能代替监护。

儿童一定要由成人监管。

伸手可及，专心看管，不能分心。

如果家长或其他成年人无法做到专心看护，应将儿童送到安全并有专人监护的活动场所，如幼儿园、托幼机构等。避免儿童独自在道路周围玩耍。

"用对了"：正确使用安全座椅、安全带

正确使用儿童安全座椅、安全带，对预防儿童道路交通伤害也很重要。

大量的研究和实践证明，正确使用儿童乘车约束装置（儿童安全座椅、安全带）是最有效的保护儿童安全的措施，可将婴儿和幼儿在道路事故中死亡的可能性降低 50%~80%。

根据儿童的年龄、体重和身高使用合适的儿童安全座椅、安全带，可以有效保护儿童乘车安全。

选择适合儿童身高、体重的安全座椅。婴儿应使用反向安全座椅。

身高在 145 厘米以上的儿童才可以使用成人安全带。

选择 3C 认证的儿童安全座椅。

儿童安全座椅应按照说明书安装在后排，确保正确安装及固定好。

有些家长一听到要让孩子坐儿童座椅，就觉得困难重重：

"我家孩子 2 岁多，一坐安全座椅就哭，怎么哄都没有用，这可怎么办？"

"我平时开车带着孩子不会出远门，只去很近的地方，用安全座椅太麻烦了！"

"我家买了安全座椅，可放车里太占地方了，就没怎么用过。孩子坐车出门都是大人抱在怀里。这样也安全吧？"

"我家孩子刚上小学，看到大人都系安全带，他也要和大人一样。孩子系安全带，也足够安全了吧？"

让孩子乖乖坐上安全座椅确实不是一件容易的事儿，但是家长们要记住一句话：儿童安全座椅必不可少，它不是可有可无的选项。

记住：无论孩子喜不喜欢，无论出行距离远近，安全座椅都不能舍弃。

"被看见"和"看见"：孩子更醒目、会避险才安全

孩子身形较小，又常常喜欢玩耍打闹，自我保护能力不强，对危险的察觉也不够敏锐，很容易遇到道路交通伤害。

预防儿童道路交通伤害，让孩子"被看见"和"看见"也很重要。提高儿童的醒目性，增强儿童的危险识别能力，孩子在路上的安全才能更有保障。

让孩子"被看见"。驾驶员看到儿童一般都会主动避让，家长们可以给儿童戴安全帽、穿有交通反光标志的衣服，给儿童的自行车装上车灯和

反光片等，尤其在夜间，能让驾驶员更容易看见孩子，从而降低儿童受伤害的风险。

让孩子"看见"。孩子了解路上的危险，减少自身的危险行为，才能更好地保护自己。家长们可以教儿童一些道路交通安全知识，比如汽车有视觉盲区、要与大车保持 3 米以上的距离、不在路上随意打闹、不随意横穿马路等。

警惕卒中症状，尽早识别救治
——记住口诀"BE FAST"

作者｜复旦大学附属华山医院神经内科主任医师　程　忻
审核｜复旦大学附属华山医院神经内科主任医师　董　强

卒中，是"脑卒中"的简称，俗称"中风"。

卒中因其高患病率、高复发率和高致死、致残率，已经成为威胁我国居民生命健康和生活质量的"健康杀手"。

卒中是由于脑部血管突然堵塞或破裂，导致局部脑组织血液供应中断，从而引起脑组织缺血、缺氧损伤的一组急性脑血管疾病。卒中通常分为缺血性和出血性两类，也就是人们熟知的"脑梗死"和"脑出血"。

根据全球疾病负担研究数据，2019年全球共有约1220万卒中新发病例，患病人数估计达到1.01亿；因卒中导致的死亡约655万例，占总死亡人数的11.6%，卒中成为全球第二大死亡原因。而在我国，2019年卒中新发病例超过390万，患病总人数超过2800万，给家庭和社会带来了沉重负担。

幸运的是，作为一种由生活方式、环境、遗传等多方面因素共同导致的疾病，大量临床研究和实践证明，卒中是可防可治的。现阶段，卒中的有效预防迫在眉睫。

所谓"防"是要积极发现和控制引发卒中的危险因素。过去30年里，心脑血管病危险因素的流行呈明显上升态势，卒中的疾病负担也因此水涨船高。控制危险因素不仅是预防卒中发生及再发的重中之重，还兼有一石多鸟的作用，对于减轻冠心病、血管性痴呆等疾病负担也有益处。

卒中有 19 个可控危险因素

卒中的危险因素分为不可干预性和可干预性两类。前者主要包括年龄、种族、遗传因素等，非人力所能改变；后者根据全球疾病负担报告，主要包含五大类共19个危险因素，分别是代谢因素（包括高收缩压、高空腹血糖、高体重指数、高低密度脂蛋白胆固醇、肾功能不全）、饮食结构因素（包括高钠饮食、高红肉摄入、低水果摄入、低蔬菜摄入、低全谷物摄入、饮酒）、环境或职业因素（包括细颗粒物污染、固体燃料相关的家庭空气污染、过高或过低的环境温度、铅暴露）、吸烟或二手烟暴露，以及体力活动缺乏。

2019年，全球87%的卒中可归因于以上危险因素，其中又以高收缩压、高体重指数和高空腹血糖为三大首要危险因素，须格外重视。此外，心房颤动或瓣膜性心脏病也是卒中发病的重要危险因素，须及早干预。按需规律体检，早期筛查诊断，并积极通过调整生活方式、改变不良生活习惯，辅以必要的药物治疗，有针对性且有效地控制上述危险因素，有助于从源头上减少卒中的发生及复发。

警惕卒中症状，记住口诀尽早识别

在脑血管病门诊，经常见到这样一类患者，他们往往是因为头晕、头痛、记忆力下降等症状去做头部计算机断层扫描（CT）或者磁共振检查，随后拿着报告单，指着上面"腔隙性梗死"或者"散在缺血灶"这样的字眼，告诉医生担忧自己发生了卒中。其实，以上影像学表现并不等同于真正意义上的卒中，这些患者实际上也从未经历过卒中事件。真正的卒中患者往往是在日常活动中突然出现神经功能的缺损，从而表现出一系列复杂而多变的症状。

为了记忆和识别这些症状，这里介绍由中国卒中学会提出的"BE FAST"口诀。"BE FAST"的中文意思是"要快"，体现了卒中救治的时效性；前5个字母分别对应卒中一种警示症状，同时也是快速识别中的一个关键因素：

"B"——Balance 即平衡，指平衡或协调能力的突然丧失。患者常常觉得走路不稳，向身体一侧偏斜，或者做精细动作时变得比平时笨拙。

"E"——Eyes 即眼睛，指突发的视物困难。与卒中有关的视物困难常常表现为复视（通俗地说就是看东西一个变两个），多伴随眼球向某个方向运动受限；也会表现为偏盲，即整个视野的左侧或右侧一半突然缺失；还会表现为双眼向一侧凝视。一侧眼皮突然睁不起来也应受到重视。

"F"——Face 即面部，指突发的面部不对称。家属正对患者，看看患者两侧的鼻唇沟是否对称，有没有一侧变浅；再让患者咧嘴笑或者龇牙，观察是不是有一侧口角歪斜。

"A"——Arms 即手臂，指手臂的突然无力或麻木，通常出现在身体一侧。将两只手臂平举，看是不是能举到相同的高度；如果可以，就进一步观察两侧手臂平举，看是不是可以坚持10秒钟。如果有一侧手臂不能上抬或是提前掉下来了，那就需要引起重视。除了手臂以外，家属可以观察一下患者行走的时候有没有一侧脚有拖步现象，或者不能独立行走。

"S"——Speech 即语言，指突发的言语或者构音障碍。患者的表现可以是多样的，比如说话突然变得含混、"大舌头"，或者完全说不出话，也可以是不能理解、交流没有反应、答非所问等。

"T"——Time 即时间，强调如果短时间内出现上述症状的任何一种，提示很可能发生卒中，务必立即就医，千万不能等待症状自行缓解或消失。这里的时间还有另外一层含义，是要求家属或者目击者牢记患者的发病时间，精确到几时几分，这将有助于急诊医生判断时间窗，制订治疗方案。

卒中发病急、进展快。脑细胞缺血缺氧 6 分钟就会发生不可逆的死亡，延迟治疗的每 1 分钟，大约有 190 万个脑细胞死亡，脑组织及其所支配的运动、语言、认知及情感等功能也将同步逐渐丧失，危害极大。

卒中的救治效果具有极强的时间依赖性，尤其对于急性缺血性卒中的治疗，因其时间窗窄，特别强调"时间就是大脑，时间就是生命"。因此，一旦发现疑似卒中患者，应即刻送往有救治能力的医院，由专业的医生迅速评估病情，开展规范化治疗，多数患者的神经功能可以明显恢复，甚至完全恢复。

卒中的九大误区，
快来看看

作者｜四川江油九〇三医院　饶友凤　姚丽萍　李　娜
审核｜吉林省人民医院神经内科　李　丽

在临床工作中，我们发现比卒中本身更可怕的是患者和家属对这个疾病错误的认识和错误的做法。

为了不让大家吃"没认识"的亏，本篇给大家普及一下脑卒中的九大误区。

误区一　卒中是老年人的病

"听说卒中是老年人才会得的病，但是我弟弟前几天口角歪斜，医生说是卒中。他明明还那么年轻，年年体检，血压正常，家里都没听说有人得过这个病。怎么可能哎！"

事实是，卒中的发生与性别和年龄关系不大。全世界25岁以上人口中，平均每4人就有1人可能会发生卒中，平均每6秒钟就有1人死于卒中，每6秒钟就有1人因卒中而残疾。在我国，卒中是居民第一位死亡原因，也是成年人残疾的首位病因。据《中国卒中中心报告2020》显示，2020年我国40岁及以上人群中患卒中人数约为1 780万，给家庭和社会带来沉重负担。

如此看来，这病男女老少通吃，以后还是要多注意了。

误区二　颈动脉筛查＝卒中筛查

"听说，去医院体检做个颈动脉筛查，就相当于卒中筛查了。"

事实是，颈动脉筛查只是卒中筛查的一部分，有斑块也不一定会发生卒中，还要进行脑血管检查并综合发病危险因素来看。是否发病更要具体问题具体分析，要看患者是否具有危险因素——

行为因素：吸烟（最大危险因素）、精神压力、运动减少等。

疾病因素：高血压、糖尿病、心脏病、血脂异常、其他疾病。

误区三　脑血管检查正常，就不会患脑血管疾病

"有人说，做脑血管检查没有问题，就不会得卒中了。"

事实是，在脑血管疾病中，血管因素只占其中一部分。

有统计显示：1/5 的脑血管疾病其实来自心脏，比如房颤，就和血管毫无关系。就算大脑里的血管正常，还是有可能会发生卒中。所以看病要讲科学，不要总是抱着侥幸心理。

误区四　有些食物和运动，是防止卒中的灵丹妙药

"预防卒中可以吃点特殊的补品，还有一些特殊的锻炼方法预防效果不错，比如吃纳豆、喝健身茶等，都可以预防卒中。"

事实是，单从养生保健来看，规律的生活习惯、健康饮食和科学运动肯定比这些偏方更靠谱。如果想通过运动来预防卒中，我们建议适量运动，比如快走等。因为太过剧烈的运动反而会增加脑出血风险。

误区五　药物有毒，保健品更安全

"'是药三分毒'。那是不是改吃保健品来预防和治疗卒中更安

全些呢？"

事实是，保健品不是药品，没有治疗作用，所以不要盲目相信，花了冤枉钱不说，还有可能延误病情，而且尚未发现患者因使用他汀类药物导致身体损害的案例，大家不要被说明书上罗列的副作用吓倒了。

误区六　阿司匹林，可以预防任何卒中

"吃阿司匹林可以预防卒中。那我们平时是不是也可以吃点提前预防啊？"

事实是，临床医生推荐的阿司匹林用药是因人而异的，并不是任何人都能吃、都需要服。因为卒中的防控措施是综合性的，而服用阿司匹林只是其中一环。在卒中治疗的环节里，需要根据病情加入降压、调脂、降糖等的药物，这些都需要在医生的指导下服用，患者切不可自行用药或者停药。

误区七　多吃活血补品，就可以活血

"听说，每天吃三七、喝野生银杏茶就活血了，就可以溶解血栓了。"

事实是，现在的溶栓药品品种很少，都有治疗的最佳时间段。迄今为止还没有口服的特效溶栓药，活血药物更没有溶栓功效，所以这些中药材不是溶栓药。记住：活血≠疏通血管≠防治卒中。

误区八　病情轻不用住院，在门诊输液就能好

"卒中不严重，只要开点药或者在门诊输几天液就行了，没必要花钱住院。"

事实是，即便是小中风，不注意康复的话，其预后也会不尽如人意的。况且卒中的死亡率和复发率相当高，绝对大意不得。短暂、轻微的小中风，及时治疗预后较好。治好了就能恢复正常生活，拖下去只会加重病情。

误区九　病好了就不用吃药了

"听说，卒中治好了，就可以不用吃药了。"

事实是，当然不行！

有的人因为手脚能动了就停药，这种做法是错误的。实际上，卒中经治疗后即使肢体康复了，血管状况也不一定完全好转，血管堵塞的情况仍可能存在，还是需要遵医嘱坚持服药。因为卒中的复发率是很高的。

《中国脑卒中防治报告2018》数据显示，高达40%的门诊卒中患者是复发人群。卒中后1年，17.1%的患者会再发卒中或其他血管性事件；卒中后2年，复发率为25%；5年复发率超过30.0%。值得注意的是，一般情况下，复发的患者在症状上通常都会比前一次更加严重。相对于未复发患者，卒中复发使致残率或死亡风险增加了9.4倍。

警惕户外运动的"杀手"
——失温症

作者｜北京积水潭医院烧伤科　王　成

审核｜北京积水潭医院主任医师　赵　斌

百公里越野赛遭遇极端天气，参赛者中有人因失温症死亡、受伤。

那么，什么是失温症，它是怎么发生的。

失温症主要有什么表现，需要如何救治呢？

失温症又称低体温症，描述当人体核心温度低于35.0℃时的现象（人体的正常体温是36℃~37℃）。失温症主要由两个原因造成，一个常见原因是人体暴露在极低温的环境中；另一个原因是人体处于任何一种抑制体内产热机制或增加失温速度的情况下。

失温症按严重程度分为三期

失温症根据其严重程度分为轻、中、重三期。

第一期（轻度失温）：体温降到32℃~35℃。在这一阶段，人体会颤抖、双手麻木、无法完成复杂动作；远端肢体血管收缩，以减少热量散失；呼吸快而浅；皮肤上出现"鸡皮疙瘩"，它是尝试使毛发竖立起来形成隔热层。失温者可能感觉疲劳和腹部疼痛、视力困难，有反常的尿多。有时候失温者反而有温暖的感觉，但事实上这是失温症将要发展到第二期的信号。一种测试病情向第二期发展程度的方法是失温者能否让拇指和小指接触。

第二期（中度失温）：体温降到28℃～32℃。失温者肌肉不协调更明显，行动更迟缓、困难，伴有步伐不稳、方向感混乱。浅层皮肤血管继续收缩，以保持重要器官的温度。失温者面色苍白，唇、耳、手指和脚趾的颜色可能变蓝。如果失温者出现反常脱衣现象，这是身体自身调节机制失衡，原来始终收缩的周围血管扩张，导致短暂"热起来"的错觉。

第三期（重度失温）：体温降至28℃以下。失温者肌肉颤抖通常已停止，说话困难、思维迟钝，暴露的皮肤变蓝，肌肉协调能力几乎完全丧失，不能行走，甚至昏迷。失温者脉搏和呼吸显著减慢，可能发生心率过快或心房纤维性颤动，最终导致心肺衰竭。

应对失温要记住两点

去除导致失温的原因

一旦遭遇失温，首先要去除导致失温的原因，然后根据失温的不同阶段做不同处理。因为失温跟温度、湿度、风力都有关，所以应该尽快进入能避风避雨的温暖场所，换上干燥衣物。有条件的，应尽快转运至专业医疗救治场所。

分级复温，循序渐进

复温的处理要遵循分级、温和、循序渐进的原则，不专业的施救反而可能加重对身体的危害。

轻度失温：将失温者转移到能避风、避雨的安全地带，将人体与地面隔绝开来，更换干燥衣物。要避免按摩失温者周围的肌肉（如手足），因为外周低温的血液回到内脏，会给他们带来更多伤害。可以烤火取暖，或者使用加热毯和其他方法加热，室温推荐保持在28℃。

中度及重度失温：需要对躯体核心区加热复苏，可在颈部、腋窝和腹股沟区给予保温袋加热，如在医疗场所可用温热等渗液体腹腔冲洗。在缺少这些条件时，应尝试可能的其他复温方法，同时尽快实施转运。现场救援主要是做好失温者身体的包裹，用轻柔的手法将其搬运到担架上，转运至专业医疗救治场所。

需要特别注意的是，不要给中重度的失温者进行四肢加热或者喝热水，因为大量低温血液回到循环，会带来低血压和温度进一步降低，增加失温者死亡的风险。

另外，对于失温患者的抢救，不要轻易放弃。中重度失温对身体组织，尤其是大脑神经有一定的保护作用，可能会出现类似"假死"的状态：瞳孔放大、没有痛觉、心率和呼吸减慢，但实际上人还活着。只有当失温者的体温接近正常，仍没有生命体征时才可宣告死亡。

失温是严重的急性伤害事件，死亡率高，所以预防很关键。大家不要长时间待在寒冷环境中，确保穿着足够保暖的衣物。被雨雪打湿衣物后，要尽快换下湿衣服。

参加户外越野运动的人们，应当提前熟悉当地的天气情况，根据天气状况做好合适的衣物准备；按照要求携带各种强制安全装备；了解赛道中途的补给点设置和呼叫救援方式；进食、携带足够的高热量食物；遭遇突发恶劣天气，要及时躲避，及时撤离求救，不要凭侥幸一味坚持。

一旦遭遇失温，需要及时到急诊科或烧伤科紧急处理治疗。

牢记"1120"，
跑在心梗前面

作者｜四川大学华西医院心脏内科主任医师　杨　庆
　　　浙江大学医学院附属第二医院心内科主任　蒋　峻
审核｜首都医科大学附属北京安贞医院教授　周玉杰

每年 11 月 20 日，是我国心肌梗死救治日。之所以选择在这一天，是因为 1120 这个数字包含了心梗救治的两个寓意：

一是急性心肌梗死发生后要迅即拨打 120；

二是急性心肌梗死抢救的黄金时间为 120 分钟，从发病至开通梗死血管如能在 120 分钟内完成，可大大降低病死率和致残率，取得良好的治疗效果。

莫忽视第一次的心绞痛

其实，不同的人血管病变的狭窄程度、部位不同，或者说冠脉痉挛的程度不同，心肌缺血所呈现的症状也不一样。

管腔狭窄不严重时，心肌供血一般不受影响，所以症状也不太明显。但如果狭窄达到一定程度（一般是 70% 以上，部分血管可能在 50% 以上），虽然静止休息时心肌供血不受影响，但在一些诱因下（比如运动、心动过速或激动时），心脏耗氧量增加，可暂时引起心肌供血不足。

这时，患者会出现前胸阵发性、压榨性疼痛，疼痛主要位于胸骨后部，可放射至心前区与左上肢。这也就是我们常说的心绞痛。

不过，这种疼痛持续时间不长，一般在几分钟左右，通过休息或用硝酸酯制剂（如硝酸甘油）后就会消失。

但是要警惕，如果我们既往从未出现过这种症状，但在某天第一次出现这种所谓的心绞痛症状，那就是危险的信号。因为第一次出现的心绞痛，一般是不稳定的，可能在短期进展为急性心梗。

除此之外，我们的心肌如果缺血严重，身体警报级别会持续拉高，症状也会相应表现得更为严重，有以下情况时也要高度警惕：

严重心绞痛突然发作。

原有的心绞痛性质改变，如频率增加、剧烈程度增加、持续时间延长；或诱因不明显，多在安静休息时发作，含服硝酸甘油疗效差。

疼痛时伴有大汗、恶心、呕吐、心律失常、低血压等。

警惕不典型的先兆症状

注意！有些急性心梗患者无典型胸痛症状，只表现为下颌痛、牙痛、右上肢疼痛、后背疼痛、上腹痛，甚至出现乏力、心慌、烦躁、咳嗽、恶心、呕吐症状。这部分患者占急性心梗患者的 20%~33%，容易被忽视。

为什么心梗会出现这些非典型先兆症状呢？

原因比较复杂。就拿腹痛为例，我们的下壁心肌位于心脏膈面，当下壁心肌细胞严重缺血缺氧时，膈肌受到膈神经刺激，导致反射性肌痉挛，会出现不同程度的上腹部肌肉紧张、牵拉痛或呃逆等表现。

再比如牙痛、咽痛的出现，是因为心肌缺血缺氧产生的酸代谢产物，刺激了心交感神经传入纤维，痛觉可向第2颈椎～第10胸椎对应的部位放射，产生左肩、背部疼痛，放射至下颌咽部时引起类似牙痛的症状。

是不是只要这些部位感到疼痛，就要立刻警惕急性心梗呢？

我们需要警惕，但也不能反应过度。

首先，心肌缺血引起的疼痛大多呈放射性和广泛性。所以即便是其他部位的疼痛，也不会单纯只是某一点的疼痛，大多数患者可能同时伴有胸部不适、呼吸困难或胸部闷压感。

其次，这些非典型症状发作持续几分钟或十几分钟，就需要高度重视了。但如果症状已经持续了好几天，那问题就不大。因为如果真的是心肌梗死，症状不会持续那么久。

再有，如果是心肌缺血引起的症状，由于运动会加剧这些疼痛，出于自我保护，患者在症状出现时，自然会降低活动量。如果症状在活动后减轻，自然不像心肌缺血。

在意身体发出的信号

一旦我们能够确定或高度怀疑自己或家人有急性心梗的先兆症状，不管是典型还是非典型，一定要及早就医，寻求医生的帮助。

如果你有以下症状，千万不能有任何的拖延犹豫，必须立即就医，因为你可能已经发生急性心梗！

当我们的血管完全闭塞，心肌细胞持续性地缺血缺氧开始坏死时，绝大多数人的身体都会发出信号（女性、糖尿病患者和老年患者有时症状不典型）：

胸痛为压迫性、紧缩性、烧灼感、刀割样或沉重感。

无法解释的上腹痛或腹胀。

疼痛放射至颈部、下颌、肩部、背部、左臂或双上臂。

"烧心"，胸部不适伴恶心和 / 或呕吐。

持续性气短或呼吸困难。

伴无力、眩晕、头晕或意识丧失。

伴大汗。

注意，急性心梗最典型的症状是剧烈而持久的胸骨后疼痛，即便休息及使用硝酸酯类药物也不能完全缓解。这时，必须抓紧时间立即去医院，千万不能掉以轻心。

遭遇心梗，我们可以做什么

患者一旦发病，尽量安静平躺，拨打"120"急救电话，接受"120"指导，避免乱用药或处置失当。在救护车到达之前，我们还能做些什么？

2 小时

根据心肌梗死的病理生理特点，缩短发病至开通急性闭塞的心脏血管的时间是整个救治过程的核心。这个过程通常分为两个部分，即发病至到达医院急诊大门和急诊大门至开通闭塞血管。后半部分在医院进行。由于目前胸痛中心建设的大力推进，急救速度已经基本达到临床指南的要求。但是，前半部分在院外发生，不可控因素较多。

在发达国家，普通人对于心肌梗死有较强的警惕意识，急救交通网络也较为完善，院前急救时间可以控制在 2 小时以内。而在国内，目前平均的院前急救时间远远超过 2 小时，是救治过程中延时最为严重的部分，有着较大的改进空间。

对心肌梗死第一救治现场进行正确的判断和正确的处理，对整个救治过程起着关键的作用。这个过程主要依赖患者及其旁观者，所以提高公众的判断能力和急救能力是一项重要措施。

30 分钟

心肌梗死的主要症状是剧烈胸痛，但胸痛可以由很多原因引起，其他原因包括主动脉夹层、肺栓塞等。对于普通人而言，准确鉴别胸痛的病因显然是不现实的，就算是受过专业训练的医生，也需要多种辅助检查的帮助。不同病因的后期处理方式可能截然相反，但前期的急救是类似的，均按最严重的病因进行对待，心肌梗死就是最常见的病因。通常，心绞痛疼痛时间不超过 10 分钟，胸痛超过这个时间就要警惕心肌梗死的可能，超过 30 分钟就要拨打"120"紧急送医院。

在胸痛发生后，"120"急救人员到来之前，个人的自救对于患者预后至关重要。无论哪种病因的胸痛，患者尽可能减少活动量都是有益的，避免走动、咳嗽等，应安静平躺。尽量避免使用镇痛药，因为大部分非甾体抗炎药对于急性心梗都是有害的。避免使用平时治疗心绞痛的硝酸甘油，因为心梗患者常伴有低血压，硝酸甘油可能加重休克。

立即心肺复苏

严重的心梗患者容易发生呼吸、心跳骤停，此时需要心肺复苏治疗。旁观者切勿做掐人中等无效救治，应频繁呼叫患者，判断其意识情况。如果有医务人员在场，应判断是否存在呼吸、心跳后，再决定是否给予心肺复苏。如果您具备该技能，在患者突发意识不清后，可立即启动心肺复苏，尽早赢得救治时间。

有效的心肺复苏有胸廓按压深度的要求，如患者躺在柔软的床面或沙发上，施救者无法有效进行按压，也无法判断按压的深度，所以应把患者转移至硬质地面上。高质量的心肺复苏可以为医务人员的急救赢得关键的时间。如果旁观者无心肺复苏技能，可以向"120"寻求指导，因为即便是低质量的心肺复苏，也优于无心肺复苏。

寻找 AED

大面积的心肌梗死会严重影响心脏的电活动，部分患者会出现心室颤动。那么就要在心肺复苏的基础上，使用体外自动除颤仪（AED）。目前，我国已在很多人流量大的地方，如机场、商场、动车站等配备了AED。

AED一般放置在显眼的地方，通常为红色，标注"AED"等字样。取下来后，按照里面的说明书开机、贴电极片，AED会自动分析是否需要除颤。机器建议除颤后，还需旁观者按除颤按钮。这个操作过程一般较为简单，无需特殊培训。

在公共场所，旁观者在启动心肺复苏之前应开始寻找AED备用，尽早使用AED恢复正常心律，可以最大限度地保护患者的脑功能。如果发病现场为患者一个人，在拨打"120"之后，应尽快打电话通知附近亲友前来，保持电话畅通，并让自己处于容易被发现的位置。

等待救护车

患者发病后需要送医院急救，通常建议等待"120"急救车前来。因为急救人员反应迅速、搬运手法专业、有急救技能、熟悉急救路线、了解合适的救治医院。但有些特殊情况，急救车无法及时到达或者不能到达，就可以让旁观者驾车带患者到医院。

千万要避免患者自行驾车去医院。因为驾车的一系列动作可能加重疾病本身，另外引起胸痛的疾病通常变化迅速，如驾车过程中突发意识丧失，可能引发车祸，不仅引起自身的继发伤害，还可能伤害周围的车辆和人群。

如果周围有多家医院可在同等时间内到达，尽量选择具备心脏介入治疗能力的医院。因为心肌梗死最关键的治疗措施是开通闭塞血管，目前介入治疗是最优选方案，而基层医院通常不具备完善的介入治疗设备和人员。另外，有些重症病人需要急诊外科手术或高级别的呼吸、循环支持，基层医院通常也不具备该能力。

如果具备心脏介入治疗能力的医院路程较远，患者病情危急，可能会在路程上贻误病情，可先送至基层医院，进行溶栓及对症支持治疗，为转至具备心脏介入治疗能力的医院赢得时间。

最后要强调的是，以上这些急性心梗的知识对于我们，对于我们年迈的父母，都十分重要。请一定记牢！毕竟，明天和意外，我们永远不知道哪个先来。

远离心搏骤停
请这样做

作者 | 中国医学科学院阜外医院副主任医师　杨进刚
审核 | 中国医学科学院阜外医院教授　王增武

猝死因何频发？

哪些人是高危人群？

有没有预警信号？

我们又该如何远离呢？

阜外医院一项研究显示，我国每年心源性猝死的总数超过50万人。这个数字可能仍然在快速增长。主要原因有二：一是肥胖、吸烟、高血压、糖尿病等心血管危险因素广泛流行，冠心病为首的心血管病发病率增长，心源性猝死发生率也会相应增加。二是当前社会经济发展，生活模式改变和心理压力增加，而自主神经失衡在恶性心律失常发生中扮演重要角色，诱发了心脏病乃至心源性猝死。

猝死发生后迅速采取急救措施非常重要，心搏骤停的救治是系统救治工程，我们称之为"生存链"，在救治的任何一个环节，都不能"掉链子"，一旦有任何一个环节脱节，生命就可能逝去。

生存链主要包括第一目击者能迅速施救（包括呼叫急救人员、现场心肺复苏和使用体外自动除颤器），急救人员到达后快速转运和医院内的高级心肺复苏。

为何"正常人"也可发生意外

虽然在发生意外后，80%的人都能发现冠心病的证据。但相当一部分人在生前是"正常人"，看起来没什么问题，没有冠心病症状，也没有在医院被诊断为冠心病。

为什么这些看起来好好的人，突然就不行了呢？

冠状动脉狭窄或完全堵塞后，心脏表现为心肌缺血或坏死才会有症状，表现为胸闷、胸痛或胸口不适。一般来讲，狭窄的严重程度要在70%以上，才会有症状。但研究发现，在发生心肌梗死时，68%的人在发病时冠状动脉狭窄不足50%，这些人在发病之前不会有症状。

很多中青年人虽然有动脉粥样硬化，但还没有达到狭窄非常严重的地步。可是，斑块表面的纤维帽一旦破裂，此处马上会有血小板聚集，形成血栓，加重狭窄，甚至使冠状动脉完全闭塞，导致急性心肌梗死，甚至发生猝死。

事实上，这种急性冠心病发作不取决于狭窄程度，而取决于纤维帽是否稳定。纤维帽就是冠状动脉狭窄处上面的那层膜，膜下面是斑块，其实就是动脉粥样硬化。膜是否稳定，决定了患者是否发生心肌梗死或者猝死。膜越薄，就越容易破裂。

一旦纤维帽破裂，就会出现心肌坏死，之后可能发生致命性的心律失常，比如室颤。这时心脏跳动的节律完全紊乱，心脏失去了射血功能。

"现在医疗条件好了，到医院不用开刀，放个支架就好了，再严重点可以做搭桥啊。"不少人会抱着这样的想法。殊不知，很多人可能根本就没有机会接受进一步的治疗。

预防要趁早

发生心肌梗死并非由心肌缺血引起，而是由冠状动脉粥样硬化病变引发。许多临床研究表明，通过经皮冠状动脉介入治疗（PCI）可以减轻心肌缺血，但未能减少心肌梗死或心脏死亡。即使没有心肌缺血，只要有冠状动脉粥样硬化，发生不良事件的风险就很高。

因此，认识到冠状动脉存在粥样硬化病变，但还没有造成严重狭窄时，就有发生急性冠脉事件的风险，在此时干预，有可能预防发生心肌梗死，甚至猝死，这是近些年医学界的重要认识。

我国人群动脉粥样硬化情况统计显示，40岁的人已有相当程度的动脉粥样硬化。动脉粥样硬化的进展是无声无息的，一旦急性冠心病发作，就会要人命。这个年纪的人一定要戒烟、适量运动、健康饮食，如果有高血脂、高血压和糖尿病等心血管危险因素，就需要控制。这些对于预防心脏性猝死十分重要。

"身心疲惫"的人群要小心

为什么很多工作负荷大、生活压力大、长期劳累的人群发生猝死和心肌梗死的风险较高？这就涉及交感神经过度激活的问题。听起来比较复杂，其实说白了就是让人兴奋的神经比较活跃，而让人休息的神经活动较弱，也就是自主神经失衡，包括交感神经过度激活和迷走神经功能低下与障碍。其长期存在时有可能发生心源性猝死。

长期压力大、敌意情绪、吸烟、睡眠不足、不健康饮食、体力活动不足等情况也都会增加交感神经兴奋。研究发现，与猝死有关的最主要因素为情绪激动（26%）和劳累（25%），其次为饮酒和过饱。

一般情况下，心率快、肥胖和血压高的人，存在一定的交感神经过度激活状态。有这些情况的年轻人，特别需要注意。有研究发现，每天感到身心疲惫的人发生心肌梗死或猝死的危险较高，其预测急性心肌梗死的价值高于血压和吸烟等传统的危险因素。身心疲惫也包括慢性疲劳、易怒和沮丧等。根据我们进行的急性心肌梗死研究，诱发急性心肌梗死的因素主要是劳累，其次是过度的不良生活方式（比如熬夜、长时间打麻将等）、大量饮酒、情绪激动等。

"身心疲惫"其实就是我们的身体出现了问题。生活节奏越来越快，每个人都承受了很大的压力，睡眠减少，容易过度疲劳，每个人都应调整自己的工作和生活节奏，预防严重的心血管事件。

积极的身体活动、充足的睡眠、减重、戒烟、减轻压力和冥想等可减轻交感神经过度兴奋。

心脏性猝死并非"不可预料"

以往认为，心脏性猝死都是"猝不及防"的。但研究发现并非如此。德国的一项研究发现，3/4 的猝死发作前有心绞痛或呼吸困难。还有研究发现，2/3 的心脏性猝死发作前，心绞痛或呼吸困难持续时间可超过 1 小时，发生无脉性电活动之前的症状可持续 20 分钟，室颤之前的症状可达 30 分钟。美国的一项研究发现，半数猝死患者有先兆症状，但仅有21%的患者或家属呼叫了救护车。

知晓心脏性猝死的预警症状，就有救治的窗口，这是一个预防猝死的关键环节。

猝死前或心肌梗死的症状常被忽视。最重要的症状是比较严重的胸痛或胸闷，并伴有大汗。胸痛的部位可能是前胸、后背、下颌、胸骨后、上腹部、剑突下、后背等部位。可以是持续性的，也可能是间断性的，性质可以是压榨性、烧灼样、憋闷，有时难以忍受，有濒死感或恐惧感。如果伴有面色苍白、大汗、乏力、恶心、呕吐等症状，更有可能是心肌梗死或猝死前兆。

　　出现以上这些症状是救治的窗口期，此时呼叫救护车去医院，生存的机会就大大增加。但实际上，心肌梗死患者仅有 15% 左右呼叫救护车就诊（随永刚，杨进刚，许海燕等，2019）。因此，知晓心脏猝死的预警症状，就有救治的机会，这比普及心肺复苏还要重要。

参考文献

随永刚，杨进刚，许海燕等 . 中国 ST 段抬高型心肌梗死患者急救医疗服务应用情况及对治疗的影响：中国急性心肌梗死（CAMI）注册研究 . 中国循环杂志 . 2019，34（2）：128-133.

空腹吃还是饭后吃，早上吃还是晚上吃，阿司匹林用法详解

作者 | 复旦大学附属华山医院心内科副主任医师　潘俊杰

提到阿司匹林，大家都不陌生。

阿司匹林是百年老药，临床应用广泛。小剂量阿司匹林能够抑制血小板的释放和聚集，防止血栓形成，可预防心肌梗死、卒中等心脑血管疾病。

很多人在用药期间都有着各种各样的疑问：是空腹吃好，还是饭后吃好；早上起来吃好，还是睡觉前吃好；我胃痛，需要停药吗；服用阿司匹林后，牙龈有出血，怎么办……

针对这些大家关心的问题，我们一起来探究一下吧。

饭前吃还是饭后吃

这个问题主要是考虑到阿司匹林对胃的损伤。

一般来说，阿司匹林诱发胃肠道出血的机制主要有两点：

阿司匹林对胃肠道黏膜的直接损伤。

阿司匹林抑制环氧化酶活性，减少胃肠黏膜保护因子前列腺素的合成，减少血栓素 A_2 的合成，降低血小板的聚集能力，容易引起出血。

目前，绝大多数用于预防心脑血管事件的阿司匹林都是肠溶

片。肠溶片外面有一层耐酸不耐碱的包膜，一般要在肠道内的碱性环境下才能释放，这样可以减少对胃的直接刺激作用。

餐前服用，由于空腹时胃内酸性环境强，肠溶衣不易溶解且胃排空速度快，从而可减少药物对胃黏膜的损伤。反之，如果在饭后服用的话，进食后食物会稀释胃酸，导致胃内 pH 升高，更接近于碱性环境，从而使药物在胃内加快分解，引起不适。此外，如果饭后服用的话，药物和食物混合在一起，在胃内待的时间更久，释放也更多一些。

因此，根据上述这些依据和药品说明书上的要求，阿司匹林肠溶片最好是餐前服用。目前很少使用普通制剂，如果是普通制剂还是要在饭后服用，让阿司匹林混合在食物中，这样可以减少对胃黏膜的直接损害。

早上吃还是晚上吃

《阿司匹林临床应用中国专家共识》和其他几份高血压和冠心病的专家共识，对这个问题都没有做出建议。

有学者倾向于晚上服用，理由是心脑血管事件高发时间为 18：00—24：00，而阿司匹林在服药 3~4 小时后才能达到血药浓度高峰，晚上服用阿司匹林，作用更有时效性；也有学者倾向于早晨服用，理由是早晨服用对于血管扩张和抗血小板聚集的疾病效果更佳。

其实，各有各的理由。那么，到底早晨吃还是晚上吃？目前专家们的意见是，长期服用阿司匹林的作用是持续性的，早晚没有多大区别，关键是坚持。另外，目前用于临床预防和治疗心脑血管的阿司匹林制剂是肠溶片，切记不能掰开吃，否则会增加胃肠道的副作用。

出现不良反应，别着急停药

药物都具有"双面效应"，在治疗疾病的同时，往往或多或少地有一些不良反应，有的不良反应不可避免，但有的不良反应可以通过一些方法来减少和避免。

恶心、反酸

服用阿司匹林后出现恶心、反酸、胃灼热、消化不良等胃肠道不良反应是很常见的。据统计资料显示，有6%~10%的人可能出现上述消化道不良反应。是不是一有恶心、反酸、胃灼热、腹胀等不良反应就停药呢？不能这么做！毕竟阿司匹林对心脑血管疾病具有非常重要的预防和治疗作用。

建议：先看看您服用阿司匹林的方法是不是正确，是不是餐前30分钟或餐后3小时服用。如果服用方法不对，先纠正服用方法后看看是不是仍有消化道不适症状；如果服用方法正确，可以在医生的指导下加用护胃药（如法莫替丁、泮托拉唑等）减少胃肠道反应；如果胃肠道反应比较明显，加用护胃药仍然有不适，可以考虑用氯吡格雷作为替代治疗。

血便、呕血

服用阿司匹林者一定要注意观察有没有黑便的情况。这是上消化道出血的症状。若出血多、更严重，就会出现血便、呕血现象。根据目前大量统计数据显示，阿司匹林引起的消化道出血发生率为1.2%~1.5%，虽然发生率不算高，但应该密切注意有没有黑便现象。检查粪便是不是有隐血，可以有效减少消化道大出血的发生。

建议：一旦发现黑便等消化道出血症状，必须立刻停用阿司匹林，并立即和您的医生取得联系，严重者应到医院急诊救治。

牙龈出血、瘀点瘀斑

有些人服用阿司匹林后会出现牙龈出血。如果是刷牙后出现，先调整刷牙方法和牙刷，看症状是否有改善，一般不需要减量和停用阿司匹林；如果平时有自发性牙龈出血，排除牙病或炎症等原因后，需要找医生适当调整用药剂量。

对于皮肤瘀点、瘀斑，处理方法也类似，如果是磕碰后出现，平时并没有自发性皮肤瘀点、瘀斑，一般不需要减量和停用阿司匹林；如果是自发性出现皮肤瘀点、瘀斑，应联系医生查明原因，调整剂量。

建议：如果出现牙龈出血、皮肤瘀点瘀斑，应联系医生查明原因、调整剂量。

阿司匹林相关哮喘

我国阿司匹林相关哮喘发生率在 0.1%~0.15%。一旦发生哮喘，应立即停用阿司匹林，并及时就医。

建议：平时对吲哚美辛、双氯芬酸、布洛芬、氨基比林、安乃近、保泰松等退热止痛药物过敏的患者不要服用阿司匹林，这样可以减少阿司匹林相关哮喘的发生。

第 3 章

心理健康促进

给孩子一份"走心"的爱，
家长们可以这样做

作者 | 西安交通大学第一附属医院副院长、主任医师　马现仓
　　　西安交通大学第一附属医院心理治疗师　李业宁

心理健康是健康的重要组成部分。

心理健康对儿童青少年有着至关重要的意义。

关爱儿童青少年心理健康，我们能做点什么？

青少年可能出现哪些心理问题

学习问题：常见的有学习困难、被动学习、丧失学习兴趣、厌学、逃学等。随着课业内容及难度的增加，有些青少年容易产生畏难心理，甚至出现厌学等问题。有些青少年甚至认为自己前途渺茫。

网瘾：现今社会，互联网对青少年的影响超乎想象。有些青少年长时间、习惯性地沉浸在网络游戏中，对虚拟世界产生强烈的依赖，意志力又比较薄弱，以至于达到了痴迷的程度，出现难以自我解脱的行为状态和心理状态。

情绪问题：青春期的青少年正值叛逆期，容易出现情绪问题，例如情绪低落、烦躁、易激惹、有敌意等。

人际关系问题：青春期阶段，青少年和父母的关系发生了改变，青少年开始建立与家庭分离的自我认同，他们开始寻求更多的独立性。而处于青春期的青少年内心有不安全性，一方面，他们要求独立，希望能够摆脱依赖父母的生活，渴望走出家庭，建立伙伴关系；另一方面，他们又缺乏自信、害怕挫折，总是担心自己的缺点和短处不被人接纳，甚至让人生厌。与此同时，与父母的代沟、被同学冷落忽视、与老师关系不好等问题也让他们头疼不已。

性心理与早恋：心理学研究表明，青少年进入青春期后，随着性生理的发育变化，性心理也在发生着复杂的变化。这些变化给青少年带来了烦恼。特别是有些青少年受社会上某些不良影响的侵袭，容易受到不良性意识的诱惑，进而出现早恋等一系列问题。

怎样帮助青少年解决心理问题

学会倾听，真诚沟通。不要一味否定、批评青少年的外在行为表现，要与青少年真诚沟通，分析其行为表现存在的内在心理需求和困惑。当他们需要你的时候，你的帮助是他们能否做出正确决定的关键。和青少年说话的时候要全神贯注，不能心不在焉，更不能看手机。

协助青少年进行自我调节，用微笑与鼓励来减轻青少年可能面临的学业和人际关系压力。鼓励青少年参加艺术和运动类活动，进行情绪行为调节。

尊重和理解他们，要始终和青少年保持尊重和开放的态度去沟通，真正做到和他们平起平坐，"平视"他们，而非低头"俯视"他们。

家长和孩子经过努力后，若上述问题仍无改善，请务必寻求心理医生的专业指导与帮助。

青少年心理健康的 7 大表现

智力正常

心理年龄符合实际年龄

情绪稳定

人格特征逐渐健全

自控力较好

人际关系处理得当

挫折承受力、抗压能力好

如何做情绪稳定的家长

作者｜北京回龙观医院　章　程　刘华清

审核｜北京回龙观医院主任医师、教授　杨甫德

不是在补习的路上狂奔，

就是在考级的路上飞驰。

着急孩子的学习，担心孩子的身体……

考试季！毕业季！

谁家里没有个焦虑的家长？

焦虑的家长通常有以下几个特点

语速快，性格急，容易紧张

在与有些家长交谈时，光听语速，就知道他们存在焦虑情绪。因为他们说话像"机关枪"一样，快且难以停顿，你根本插不上嘴。这样的家长性格一般都很急。比如，带孩子做心理咨询，两三次没有明显变化，就开始怀疑心理咨询的作用；和大夫谈了一次话，知道了倾听和理解对孩子的重要性，但坚持了两天就打起退堂鼓……焦虑的家长面对所有事，总是希望有捷径。

经常用"应该性思维"想问题

比如，孩子应该认真学习，孩子应该听话懂事……不是说这些"应该性思维"是错误的，而是要透过这种思维看本质：有些家长是希望一切都按照自己的想法来进行。但这个世界有多少事

情能按我们的意愿来发展呢？具有这种"应该性思维"的家长很容易遭遇挫折，从而产生焦虑。

没有掌控感，总是担心未来

焦虑的家长会反复地思考关于未来的各种可能性，这是对未来没有掌控感、不自信的表现。那怎样才能让自己稍微有点掌控感呢？只能抓住身边的人，才能让自己的焦虑有所缓解。孩子就是家长身边最容易"抓住"的人。所以，焦虑的家长会对孩子有比较多的要求、比较高的期待。这使得孩子的压力也相应增加。

别让焦虑，代代相传

有些焦虑的家长可能从小就没有积极的被爱体验和家庭温暖，或者是极度缺乏安全感，经常处在忧虑之中。当这些家长有了孩子，他们就会想："我小时候没有得到足够的爱，我要给我的孩子全部的爱。"这种补偿心理，让焦虑的家长不顾孩子的需要，过度给予。

孩子有焦虑的父母，还可能有焦虑的祖父母。家庭教育模式往往会一代一代地传承。如果父母从小被焦虑的祖父母苛刻要求，那么就有可能重复这种亲子互动模式，将来对自己和孩子都要求苛刻。

阿静今年14岁，是一个很内向也很瘦弱的女孩。她沉迷手机游戏到了不愿出门的地步，对真实的世界失去了兴趣。父母带着阿静到医院寻求帮助。医生得知，阿静的妈妈非常优秀，事业成功，但也是一个非常焦虑的母亲。她从小就对阿静有非常高的要求，还是个专制的母亲，从不鼓励阿静，怕她骄傲，不断指出阿静的缺点让她上进。医生还了解到，阿静的姥姥就曾经是个焦虑的家长，阿静的妈妈就是在姥姥的教育下成长起来的。

如何做情绪稳定的家长

在心理学中，情绪稳定是指可以自由感受事情发生时的情绪，无论多好多坏，都能将情绪调节到相对平稳的状态，保持情绪稳定。这并不是说家长必须要一直高兴，有负面情绪很正常，但要控制住强烈的情绪。

先照顾自己，再照顾孩子

孩子出生后，妈妈们要面对一系列"失去"：身材走样、失去工作晋升机会（或者干脆失业）、没有娱乐时间……当孩子不听话、哭闹的时候，妈妈们会非常厌烦、愤怒，控制不住情绪，事后又对自己的所作所为后悔不已。其实，这时候的妈妈在潜意识里是在埋怨孩子，只是自己不愿意承认而已。

即便这样，也不用指责自己，妈妈们要学会接纳自己的情绪，反省、成长，尝试在自己的需要与孩子的需要中寻找平衡点。妈妈要先照顾好自己，拥有自己的工作、生活圈子、兴趣爱好。妈妈的内心拥有更多的爱，才有能力爱孩子。

家庭环境稳定，另一半不能缺位

另一半的作用是保持整个家庭环境的稳定，只有给予家庭关心和支持，家庭环境才会稳定，容易焦虑的家长情绪才会更稳定。

16岁的小安患有中度抑郁症，她妈妈也有明显的焦虑情绪。小安的父亲常年在外地工作，一年难得回家两次。他坚持说小安的抑郁及小安妈妈的焦虑，都是因为她们"太脆弱"。由于得不到爸爸的支持和关心，小安妈妈把独自带孩子的焦虑和不良情绪传递给了孩子。

在后来的治疗中，小安妈妈独自带孩子的辛苦终于被小安爸爸看到了，父亲的角色在家庭中终于重新归位，家庭成员间得到了互相支持和信任，减少了批评、指责和抱怨。小安和她妈妈的状态都逐渐好转。

妈妈不是超人，会脆弱也会崩溃，但为了孩子和家庭，妈妈只能努力活成超人。愿所有的妈妈，对孩子的焦虑少一点，给自己的爱多一点。

吼娃两败俱伤，不吼憋出内伤，
被吼大的孩子后来都怎样了

作者｜北京回龙观医院心理科儿童心理门诊主任医师　刘华清

　　　北京回龙观医院心理科　孙　琦

　　　北京林业大学心理学系　董一漩

审核｜北京回龙观医院主任医师、教授　杨甫德

每天在吼娃和吼完自责中不停切换，

在崩溃的边缘疯狂试探。

爸妈不易，做娃也难。

吼还是不吼，

这题真难！

　　"说一遍，没听见；说两遍，耳旁风；说三遍，头都不抬！吼还是不吼？"

　　"锄禾日当午，两岸猿声啼不住；2乘以12等于10……吼还是不吼？"

　　总是有很多这样的时刻，让爱子心切、望子成龙的父母，无法控制地开启"吼娃模式"。然而，发怒有风险，吼娃需谨慎！

　　一位母亲曾分享她的亲身经历。有一次她在帮孩子收拾散落在地上的玩具时，发现2岁的女儿又用蜡笔在床单上涂涂画画，

床单被涂抹得一片狼藉。这位母亲十分生气，对女儿大吼："不是告诉过你不要乱涂吗？你聋了吗？"听到吼声，孩子吓呆了，颤抖着把蜡笔掉在了地上，甚至不敢捡起来。大家都以为这只是一次微不足道的处理"熊孩子"的经历，不想从此以后，这孩子再也没碰过蜡笔。很多家长不会想到，吼娃可能影响到孩子的一生。

被"吼大"，是一种怎样的体验

即便对成年人而言，怒吼也会令人感到非常不适，更别提孩子——尤其是对家长充满依恋的孩子。

这种吼叫一方面是一种情感拒绝，将孩子的孺慕之情撕扯践踏；另一方面也是沟通拒绝，用冰冷的要求替代沟通，不利于家长建立跟孩子的交流桥梁。

被"吼大"的孩子在成长过程中，可能会出现以下问题：

"继承"吼叫

生活中经常会发现这种现象：一个孩子的说话方式、人际交往模式和他的父母十分相似。这是因为孩子与他人的交流方式是在成长过程中不断学习和构建的，父母的言行会对孩子的态度、行为有重要影响。家长如果总以"吼"的方式与孩子交流，孩子很可能也会用类似的方式说话。或许是在年龄稍大后"吼"父母，使亲子关系增加一层屏障；或许也以"吼"的方式和他人交往，影响社会人际关系。

丧失安全感

孩子在2~3岁时，由于自主性的萌芽，会让家长觉得孩子开始变得"不听话了"。心理学家认为，这是孩子进入了第一反抗期，是儿童成长过程中的一个自然阶段。然而，很多家长不能接受从前听话的孩子变得叛逆，对孩子的管教方式也变得严厉。面对无理取闹的孩子，家长更倾向于采用大吼大叫的方式，希望用更大的声音压住孩子躁动的情绪。1~3岁是孩子建立安全感的阶段，家长的表现会让孩子在面对自己的父母时感到害怕，无法获得安全感，长大后也很难从别的地方感受到安全感。

产生自卑感

试想一下，如果有人一直对你挑剔指责，你会不会感到难过，自信心受到打击？同理，当一个孩子跟父母分享自己在学习方面的困难时，家长不仅不给予帮助，反而加以批评，这会使孩子感到难过，觉得自己很笨，一点小事都做不好。长此以往，孩子会逐渐变得自卑。

导致青春期叛逆

家长可能有这样一个疑问，孩子之前很听话，为什么进入青春期后突然变得很叛逆？尤其是从小在父母严厉教育下的孩子，叛逆行为更为严重。心理学家发现，孩子的逆反心理与父母的教养方式密切相关，专断、强制型的教养方式更容易催生青春期叛逆。年幼的孩子因其心理发育尚未成熟，会认同家长、老师等"权威"。进入青春期后，孩子的自我意识开始发展，当他们发现自己的想法、追求等与父母不相同时，就会想要摆脱父母的控制。父母的吼叫式教养方式，更容易激发孩子这种情绪，加剧孩子对家长的抵触感，影响亲子关系。

增加抑郁风险

上面提到，吼叫式的亲子交流模式很可能造成孩子安全感的丧失，引发自卑感，而这两种心理状态都是抑郁情绪甚至抑郁症的重要诱发因素。抑郁的成因包括遗传、个性特点、社会心理等多方面因素。在个性特点方面，自卑、敏感易造成个体自我价值感低，情绪压抑，甚至对未来不抱希望，从而产生抑郁。在社会心理方面，吼叫式的亲子交流常常带来紧张感和压迫感。长时间负面情绪的存在，同样会增加抑郁风险。

爱娃　从"戒吼"开始

孩子对事物的理解能力和理解方式是随着年龄逐渐发展的。童年期的孩子未必能够直接理解成人话语的含义，甚至会产生理解偏差。而进入青春期的孩子，正处在自我意识迅速发展、心理独立性与依赖性产生冲突的阶段，对于父母的一些指令性要求，会产生较为直接的反抗情绪。

因此，单纯吼叫是解决不了问题的，反而会让情况变得更糟糕。如果想要改变现状，想让孩子变得更好，那么请先从避免吼娃开始！

吼娃之前，先冷静一下。当你忍不住想要对孩子大吼大叫时，试着给自己按下"暂停键"。做几个深呼吸，慢慢放松，等自己平静下来再去想办法解决问题。

尊重孩子，与孩子做朋友。家长在与孩子的相处中，应更多地从孩子的角度思考，尊重孩子的想法与情绪，将孩子当作独立的个体对待。如果将孩子当作自己的附庸，便容易陷入"强硬要求——遭到反抗——更强硬要求——渐行渐远"的恶性循环。

接纳不完美，与孩子共成长。没有完美的父母，更没有完美的孩子。家长要正视这份"不完美"，接纳自己，拥抱孩子，抛开负面情绪，与孩子共同成长。

《你好，李焕英》看哭你我，
我们要给孩子怎样的爱

作者|北京大学第六医院　王　慧　李　雪　曹庆久　刘　琦

审核|北京大学第六医院　程　嘉

　　《你好，李焕英》上映后很多人都在为这部电影点赞。大家被电影中李焕英在孩子养育中饱含的爱和智慧所感动。尤其是那句"我的女儿，我只希望她健康快乐"，让不少观众潸然泪下。

　　在我们的身边，有很多恨铁不成钢、总把"别人家的孩子"挂在嘴边的父母。这类父母给予孩子的往往是压迫感十足、喘不过气的爱。

　　那么，我们该如何让家庭里的爱多一些轻松，少一些伤害呢？

如何培养自信的孩子

　　电影中的贾晓玲从小就体型肥胖，时不时磨破衣服、裤子，可她并没有因此自卑，这和妈妈的接纳有很大关系。妈妈看见女儿新衣服的大破洞，并没有责怪或限制她活动，而是一边和孩子对着衣服的破洞开玩笑，一边练习着缝制卡通补丁，在欢乐的嬉笑中，帮助女儿完成了自我接纳。

心理学家埃里克森认为，4~6岁的孩子会在活动中检验外界对她的限制。如果家长鼓励孩子的创造性行为和想象力，孩子就会发展出健康的独创性意识，发展出更多的自信。

著名教育家蒙特梭利也提到，孩子未出生前就有自己的"精神胚胎"。这个"精神胚胎"的发展需要两个条件：一是爱的环境；二是拥有自由。在这样的互动中，孩子会逐渐创造出自我。

人本主义心理学之父罗杰斯提到，我们能做的最好的事情，就是让我们成为自己。而贾晓玲正是在妈妈这样的接纳和爱中成为了自己。她虽然没有功利意义上的优秀，却有生命意义上的丰盈。她从事着自己热爱的表演专业，也用自己的生命力影响和帮助了身边的叛逆青年。尽管她18岁就和妈妈天人相隔，但妈妈在她心里种下的信任、勇敢、爱和智慧，让她有足够的力量抵御日后人生中遇到的风浪。

> 当孩子和父母的期待不一致，家长不能强求孩子要按照自己的期待成长，要接纳孩子的独特性，就像接纳世界上没有两片相同的树叶一样。同时，家长要鼓励孩子学会探索世界，要相信孩子的世界有宝藏。孩子的自信并非与生俱来，无条件的爱和接纳，才能让孩子获得自信。

孩子学会了撒谎，你该怎么办

影片中当贾晓玲的假录取通知书被拆穿后，妈妈的回应不是观众所担心的愤怒或失望，甚至没有批评。妈妈用一颗包容的心宽慰了孩子的愧疚之情，平复了她的忐忑，也让她有了充分的自我反思和改变。

伟大的教育家陶行知先生曾经指出："教育孩子的全部秘密就在于相信孩子和解放孩子。"正是无数次这样的理解和正向教育让贾晓玲能够保全自尊，同时也保全了自我成长和勇于探索的内驱力。

> 当孩子撒谎了，家长要理解孩子撒谎行为背后的动机、心理需求，用善意回应孩子的脆弱和无助，协助孩子完善自我教育。

为何父母的爱会让孩子心生愧疚

电影中，妈妈一句"我的女儿，我只希望她健康快乐。"说出万千父母对子女的初衷的同时，也将贾晓玲内心觉得"我不是妈妈的好孩子"的愧疚表现得淋漓尽致。

但在我们遇到的一些家庭治疗中，很多孩子会说感受不到这份初衷。有时是父母没有表达，有时是表达了但没有践行，还可能是没有用孩子能接受的方式去传达这份爱。爱若没被感受到，就失去了爱的意义。我们需要思考用什么样的方式传递家庭中的爱。

电影中，妈妈为孩子送肉包子，自己却为了省车票钱，在凛冽的寒风里冒着大雪走回家。我们被妈妈这份无私感动的同时，也不禁会心疼贾晓玲，担心同样爱妈妈的她在接受这份爱的同时会有自责，担心她没机会回报对妈妈的爱后会心生更大的遗憾，尽管这绝不是妈妈的本意。

在很多的家庭治疗案例中，很多孩子的诉求是希望看到父母快乐，希望父母的爱里少一些苦。比如为了培养孩子学习放弃工作的家长，为了孩子维持表面婚姻的父母……当孩子看见父母的笑脸和幸福的时候，会由衷肯定自我存在的价值，消除不必要的愧疚。

为什么爱有时会让孩子心生愧疚？可能是因为这份爱里有太多的牺牲，牺牲是父爱和母爱的本能，但若一味地牺牲或以失去自我为代价，这份爱会变得沉重。

当孩子对于父母的爱心存愧疚，父母应思考如何让孩子知道并相信家长严格要求背后的良苦用心。爱孩子的同时也要爱自己！父母要教会孩子爱是付出，不是牺牲。

爱孩子前，家长们要先爱自己

方法 1

日常练习觉察和理解自己的情绪，每日安排出 10 分钟的时间独处，问自己 3 个问题"我现在身体感觉怎么样""我现在的情绪感受是什么""我现在脑子里的想法是什么"。

比如，针对发脾气，可以尝试从感受、需要 / 期待两个层面自我梳理。如"我想起冲孩子吼的时候，我感觉到了伤心和沮丧（感受），因为我本来希望……"，放松一下，带着你的感受和需要一起做深呼吸，帮助情绪逐渐舒缓。

在临床咨询中，很多家长情绪平复后会觉察到自己发脾气多半不是在生孩子的气，而是生自己的气；发现生气背后是对自己的无能为力而愤怒，为自己的不能掌控而惶恐；发脾气有时是父母在掩饰自己的无助。可是，父母如果不能觉察自己的情绪，就难以理解和接纳自己，真正地接纳孩子更是难上加难。

方法 2

找到自己的能量加油站：思考"当我做什么（如：聊天、运动、听音乐等）的时候，我的感受是好的（如：轻松、快乐、开心、积极等）"，每日至少安排 1~2 项可以提升正能量的活动，帮助自己逐渐恢复心理能量。

方法 3

夫妻之间要保证有效的沟通。比如，轮流说各自的近况和感受；轮流表扬、感激彼此的 3 个方面；表达对彼此的 1 个需要和期待。养育孩子需要父母的合作，家庭治疗中经常可以见到焦虑的妈妈，而焦虑的妈妈背后经常是情感缺位的爸爸。

希望第一次为人父母的我们，要学会觉察自己的感受。我们除了是父母，还是自己，学会爱自己，才能真正爱孩子。同时，在与孩子相处时多一些理解和包容，可以让爱少一些误解和压力。要知道，家庭关系是家庭成员互动出来的，只有通过沟通和学习，家庭里的爱才会逐渐流动起来。

曾经那个少年，
不要停止爱自己

作者｜北京大学回龙观临床医学院临床心理科、儿童心理科主任医师　刘华清
　　　华北理工大学心理与精神卫生学院　林越瑞
审核｜中国科学院心理研究所研究员　高文斌

是否还记得曾经那个少年，

本该无忧无虑的年龄，

却选择与这个世界告别？

　　近年来，青少年心理健康问题逐渐凸显。2019年12月发布的《中国青年发展报告》显示，我国17岁以下儿童青少年中，约有3 000万人受到各种情绪障碍和行为问题困扰。其中，30%的儿童青少年出现过抑郁症状，10%左右的儿童青少年有不同程度的焦虑障碍。

各种心理健康问题到底是怎么盯上我们的孩子的

　　每一代人，都有每一代人的痛苦。当看到孩子因父母、老师或同学的一句话而轻生的报道时，不要急于下定论，不要简单评价说他们的内心过于脆弱，或指责他们不负责任的草率行为。那些表面的、我们能看到的原因，可能只是"压死骆驼的最后一根

稻草"。他们冲动的行为，可能源自生物、家庭、社会、心理等多方面因素的相互交织。

家庭

"溺爱型"家庭：这类家庭的孩子在充满爱的环境中长大，但这种爱像狂风暴雨般压得人无法喘息。父母本着完美主义的原则，希望能培养出"完美"的孩子。他们为孩子包办好一切，对孩子的要求有求必应。孩子只需按照父母设定好的模式来生活、学习即可。然而，这样培育出的只是温室里的花朵，经不起风吹雨打。有的孩子成为"生活低能儿"，离开父母寸步难行。有的孩子习惯了父母对自己的顺从，在家庭以外的人际交往中频频受挫。

"暴力型"家庭：父母不将孩子作为一个平等的个体来对待，他们永远只是父母的附属品。孩子每天战战兢兢地活着，生怕稍有不慎，就会激怒父母。在这样充斥着各种言语和身体暴力的环境中成长，孩子最陌生的是父母的笑脸、温柔的言语，最熟悉的是父母的巴掌、粗暴的咒骂。这样的童年对孩子来说太过艰难，但他们不会停止爱父母，他们只会停止爱自己，死亡便成为脱离苦难的最好办法。

"忽视型"家庭：随着时代的变迁、政策的改变，"忽视"正在成为很多家庭亲子关系中的新常态。由于父母工作繁忙，有的孩子可能到节假日才能跟父母见上一面，亲子间的关系很是淡漠。有的父母虽然选择在家照顾孩子，但他们仅限于陪着孩子，而不是陪伴。除了保障孩子的温饱，从不去深入了解他们的内心。知道吗？忽视是一种"无声的暴力"，其威力甚至比言语和身体暴力还要大。孩子无法理解成人世界的复杂，他们会把父母的忽视等同于自己不好。长期下去，孩子会极度缺乏安全感，觉得自己是可有可无的那一个。有的孩子会通过过激行为如自伤、自残等来引起父母的注意，有的则试图通过自杀来结束这种没有存在感的生活。

学业压力

这个时代，教育资源空前丰富。除了学校的基本课程，孩子们还能足不出户就进行线上学习。他们仿佛站在了巨人的肩膀上。因此，学校对学生的要求也上升到前所未有的新高度，成绩优异似乎成为必须。孩子们学习并不完全出于兴趣和对知识的渴求，而是为了满足老师和家长的期望。繁重课业所导致的精神压力，加上长期的睡眠不足，极易引发学生身心问题。一点小小的挫折，可能就会造成他们情绪的崩溃，继而诱发过激行为。

当学习成绩成为衡量学生是否优秀的重要标准，甚至是唯一标准，学生的心理问题往往就难以被发现或得到足够重视。这种对心理问题的疏忽，也造成校园欺凌事件屡见不鲜。甚至一些受虐者因没有及时得到心理援助，渐渐演变成为施虐者。如此恶性循环，导致了学生自杀、伤人等恶性事件的发生。

社会学角度

1774 年，德国作家歌德发表了小说《少年维特之烦恼》。故事的主人公维特，最终以浪漫且富有戏剧性的自杀告终。此书一经出版，就在社会上掀起了模仿维特自杀的浪潮，"维特效应"因此得名。

根据社会学家古斯塔夫·勒邦对行为传染的定义，自杀行为也是一种社会影响。媒体对某起自杀事件的细节进行过度披露，从某种程度上会让徘徊在自杀边缘的人群产生一种"自杀很容易"的错觉，并为他们提供了"有效"的自杀方式，往往导致随后类似自杀事件激增。这对许多人群，尤其是懵懂的儿童青少年，起到了极为不良的导向作用。

这样帮他们

"足够好的母亲"

英国著名的客体关系理论学者温尼科特曾提出"足够好的母亲"这一概念，要求母亲为婴儿提供足够但不会过多的抱持。在婴儿刚出生的一段时间，母亲要随时关注他们的情绪变化，及时回应他们的需求，帮助婴儿建立起全能自恋感。而随着婴儿能力的逐渐提升，母亲需要减少婴儿的依赖感，鼓励他们去探索外部世界。但在他们恐惧时，及时陪伴他们回归到安全的环境中，从而帮助婴儿建立起影响他们一生的安全感。

父母要做的就是陪伴孩子，让他们知道家永远都是温暖的避风港；倾听孩子，让他们知道生活中还有很多美好；接纳孩子，让他们知道问题都有解决方法；信任孩子，让他们知道自己一直都很棒；尊重孩子，让他们真正成为自己。

不以成绩论英雄

教育中违背孩子发展的内在"时间表"，过度揠苗助长，只会适得其反。因此，学校要依照孩子发展的客观规律，设定适宜的课程，避免过重的课业压力给学生带来身心伤害。同时设置更加综合的课程，借助体育、音乐、美术等传统观念中的"副科"，让学生有机会将负性情绪投射到体育锻炼、艺术创造中。

学校应定期为学生开设心理健康教育等课程，并在学校设立专职的心理辅导老师和专门的心理辅导室，鼓励有需要的学生向心理老师寻求帮助。同时，及时关注学生的心理状态，当发现异常情绪及行为时，及时予以干预。

负面事件不多传播

自杀事件是媒体报道中一个不可避免的主题，但要避免将此类悲剧演化为一场消费的盛宴。这类报道的着重点应该放在鼓励人们关注自己的心理健康，避免在报道中运用"成功""不成功"等具有诱导色彩的词汇来描述自杀行为。建议在相关报道中附上心理援助途径、方式，如危机干预热线电话、心理援助中心地址等。

此外，还需要对一些网站进行实名制验证，并对不良信息的传播做好源头管控。

熊孩子的网瘾，
有一招能治

作者｜首都医科大学附属北京安定医院　盛利霞
审核｜首都医科大学附属北京安定医院主任医师、教授　李占江

现实中无欲无求，

网络中放飞自我。

说的是熊孩子还是家长？

守着熊孩子的你还好吗

疫情带来了又一个漫长假期，在家守着熊孩子的你，还好吗？放不下的手机，玩不够的游戏……跟熊孩子斗智斗勇的生活，猜猜最后谁能赢？

还记得那些年我们还是熊孩子的时候吗？趁爸妈回来前洗手、换衣服、关电视，然后假模假式摆出一副写作业的姿态。如今一转眼自己成了家长，才发现身边的熊孩子简直淘气到让你怀疑人生！看着是在上网课，一不注意就玩起了游戏，看起了直播……废寝忘食，甚至连上厕所都想免了。

都知道网瘾是个深坑，大人掉进去轻易都爬不出来，何况熊孩子？外面的世界很精彩，无奈他一点都不想去看。

有人不懂了，上网就有那么好玩？问出这句话的家长，必须

面对一个现实：

中国社会科学院大学青少年工作系的一项调研发现，我国有 18% 的青少年每天玩电子网络游戏 4~5 小时，42% 的青少年有上网的强烈想法和冲动，41% 的青少年尽管知道上网有害也难以停止使用电脑，43% 的青少年因上网放弃过兴趣、娱乐或者社会活动，41% 的青少年为了掩盖上网的程度而向家人和朋友说过谎，43% 的青少年由于上网和父母或者老师发生过冲突。

根据世界卫生组织的判断标准，通常认为每周玩游戏超过 5 天、每天超过 5 小时就很可能成瘾。鉴于此，很多家长坐不住了：快给我家爱上网的熊孩子开个方，救救他吧！

说好的亲子陪伴，在哪里

家长总是抱怨孩子天天抱着平板电脑、手机玩，却从来不去问他们为什么要这么做，只是一味地呵斥。话说回来，家长如果能拿出足够的时间陪孩子，正确引导孩子，谁愿意整天对着屏幕看。

关于熊孩子上网的问题，堵不如疏。为了孩子的未来，家长还是先平静下来分析一下：孩子沉迷网络，究竟是为什么呢？

自控能力差

有些孩子原本学习比较好，但自从开始玩网络游戏，一玩起来就无法自拔。玩得起劲时，如果父母制止，他们就会乱发脾气，大声吼父母。有的孩子甚至只是因为玩输了，就暴躁得摔手机。事后，孩子会后悔自己的行为。但下一次玩游戏的时候，他们还是不能控制自己，又一场"世界大战"一点就着。

得不到满足

当孩子内心孤独、委屈、愤懑的时候，如果家长不能理解，反而从各方面施加压力，经常给予负面评价，那他们的选择会是什么？当然是到其他地方去寻找慰藉。网络游戏中的虚拟世界，恰恰在这方面有先天优势。孩子们总是能从游戏中找到成就感，得到现实生活中得不到的满足。只有在玩游戏的时候，他们才能"满血复活"。

抛开种种表面现象，造成孩子沉迷网络的根本原因可能只有两个：缺少家庭关怀温暖；文化生活单调贫乏。因此，要对症下药。

孩子有网瘾，症结在家长

一开始想给孩子玩手机游戏"搪塞"一会儿的家长，都料不到自己的孩子最后会沉迷游戏。我们在门诊问诊的过程中发现，孩子的瘾，症结往往在家长身上。

不以身作则

有些家长自己就是资深网游爱好者，下班往沙发上一坐，开始玩游戏、刷视频、追网剧……任何时候都是手机不离手，视线不离屏。他们看到孩子在学习就安心了，觉得只要自己不出声，就不会影响孩子。甚至有家长想玩游戏又想陪孩子，干脆带着孩子一起玩游戏，却忽视了孩子小，没有足够的自制力和分辨力。

沟通不到位

"妈妈，带我出去玩会儿吧？""正忙着呢！自己拿手机玩会儿吧。"这样的对话，在照顾熊孩子的日常中不陌生吧？突然有一天发现孩子沉迷网络游戏，绝大部分家长会把责任甩给手机，甩给游戏。那请问一下，一开始是谁，因为没时间，拒绝了跟孩子的沟通？一开始是谁，为了图清净，亲自把下载好游戏的手机递给孩子？

管理不到位

网络游戏被家长视为洪水猛兽后，国家有关部门发文出台政策，各大运营商纷纷出手，限定未成年儿童的游戏时间不超过两小时，再加上防沉迷软件、强制实名制，家长以为自己终于可以松一口气了。不料，一个疏忽再次锁定败局：家长对自己的身份信息、账户密码管理不到位，让熊孩子轻轻松松套用或是破解。

想让孩子不玩游戏，应该怎么做

管不住自己又管不住孩子的家长，与其把时间浪费在抱怨和争斗上，不如多从自身找找原因，想想办法。要想孩子不玩游戏，你就先跟孩子玩起来吧。

高情商的家长通常会记住以下几点：

多沟通

了解孩子的情绪变化，尤其是孩子主动表达自己情绪低落、睡眠不好的时候，家长应该给予高度重视。家长要跟孩子谈一谈，了解是否有其他原因；给孩子出主意，协助解决具体问题。如果孩子爱玩游戏的问题仍没解决，那家长应带其尽快就医。

善管理

网络是现代生活中不可或缺的，家长应该教会孩子管理自己的上网时间。游戏、视频、聊天软件等给我们的生活带来了便利和快乐，孩子当然也可以用，但是要在适度的前提下。家长可以引导孩子制订一个详细的日程表和奖惩措施，学习和娱乐相结合，培养孩子成为一个守时、守信的人。

做榜样

在孩子学习的时候，家长也要好好工作或者学习，为孩子做好示范。业余时间，家长可以跟孩子一起开展一些线下的亲子游戏、户外健身等，引导孩子在网络之外找到减压释放的方法。

聪明的家长，既是孩子的衣食父母，也是孩子的知心朋友。

一到周一就焦虑？
解救你的办法在这里

作者｜海军军医大学长征医院医学心理科主任　柏涌海

"每个周一，
我的心情就像歌曲《忐忑》一样，
跌宕起伏。"

没错，"周一不想上班"是很多人的通病。也许是周末轻松快乐的时光太短暂，也许是上周堆积的"欠账"太多，也许还有很多新任务扑面而来，也许只是不想面对日复一日的人和事⋯⋯

有调查显示，约 80% 的职场人士对即将到来的周一心生恐惧或厌烦。这就是俗称的"周一焦虑症"。

怎么就焦虑了

焦虑障碍是极为常见的精神心理障碍，以焦虑情绪体验为主要特征，是过度害怕和紧张，并伴有相关行为紊乱的一类疾病。主要表现为"无明确客观对象"或"对特定事物、对象、情况"的紧张担心、坐立不安，自主神经功能失调症状（如心悸、手抖、出汗、尿频、失眠等），可伴随躯体症状，比如紧张性头痛、原发性高血压、哮喘、湿疹、斑秃，以及免疫力下降导致的肿瘤病变等。

焦虑障碍主要包括以下几类：

分离焦虑障碍。主要表现为个体与其所依恋的对象分离时，产生过度不安的情绪反应。

选择性缄默症。就是在某些特定场所持久地保持沉默，"拒绝"讲话或懒得说话。

特定恐惧症。对某一特定物体或特定情（环）境，产生强烈的、不合理的害怕或厌恶，儿童时期多发。典型的特定恐怖是害怕动物（如蜘蛛、蛇）、自然环境（如风暴）、血、针管注射或某一个特定情境（如高处、密闭空间、飞行），竭力回避。

社交恐惧症。主要是在社交场合下，不可控制的、即刻的焦虑发作。对社交互动（如会餐、舞会、沙龙）和那些可能被人注意的场合（如会操、演讲）产生持久的、明显的害怕、回避。表现是多种多样的：表情尴尬、发抖、脸红、出汗、行为笨拙、手足无措等，害怕与人近距离相处，尤其回避与别人谈话。

此外，还有场所恐惧症、惊恐障碍、广泛性焦虑障碍，以及其他物质或药物导致的焦虑障碍，其他特定、未特定的焦虑障碍等。

职场焦虑也分男女

职场焦虑产生的原因有很多种，包括自我能力、职位晋升、发展前景、人际关系、生活失衡、年龄压力及身体状况等。不同性别、不同年龄段，会有不同的职场焦虑特点。

对于职场女性来说，焦虑会导致雌激素水平下降，从而产生一系列身心变化。

育龄期　女性的月经会受到焦虑的严重影响，出现月经不调、闭经等现象，甚至影响生育力。

围产期　除了体内激素水平剧烈变化，睡眠不足、哺乳、家庭矛盾及产后职业恢复，会共同"挑战"职场女性的心理承受力。

更年期　绝经现象往往伴随一系列身心变化——敏感、急躁、易激惹等。

当然，这些变化是暂时的。如果能合理调适，平稳过渡，多数职场女性能够恢复到正常状态。

而职场男性的焦虑会导致雄激素水平下降，从而出现自信心、自控感下降，更易产生挫败感，同时伴随性功能下降、勃起功能障碍等躯体表现。很多男性面对"上有老、下有小"的现实，且工作处于发展瓶颈期，大多数男性又不太善于表达，往往选择自我隐忍，默默承受，极易出现比较强烈的焦虑，甚至继发抑郁。

男女对于焦虑的反应也有不同特点。女性更倾向于照顾和帮助，这跟激素水平（如催产素）有一定关系。它会激发母性，化焦虑为动力去保护自己的子女，寻求他人的帮助。男性更倾向于进攻，出现一些比较激烈的反应，做出比较极端的选择，有些人甚至会吸食毒品、酗酒、产生暴力行为。男性在面对同样困难的情况下，自杀的风险超过女性 4 倍以上。

焦虑的时间节点

在哪些时间节点，职场人士的焦虑更为突出呢？

职场人士，尤其是女性，在周一、长假后 1~3 天、节假日补班、连续加班日、入职初期、工作任务繁重期、职务变动期、孕产期、哺乳期及更年期，职场焦虑现象会更为突出。我们要关注到这些时间节点，提前做好准备，有针对性地采取应对措施。

那么，如何评估焦虑的程度？可以使用医学 App、小程序进行焦虑自测，或寻求专业人士如心理医生、心理治疗师、心理咨询师的帮助，利用专业工具做精准的评估报告。

职场焦虑应对小贴士

运动是缓解焦虑和促进睡眠的最好手段之一。

舒缓的音乐可以平复心境，配合香薰、温泉等效果更佳。

避免使用咖啡因，少饮用咖啡、茶、可乐类饮料。

腹式呼吸，正念减压。类似于禅修冥想，静坐，集中精力只想一件事。比如把注意力集中在呼吸上，每天 3 次，一次 15~30 分钟。

推荐一种快速放松法

紧张腿部：绷直大腿使所有的肌肉紧张起来。

紧张手臂：紧紧握住一个固定的杆子或者扶手。

释放紧张：呼气且缓慢地说"放——松——"，闭上眼睛使肌肉随之放松。可以反复多做几次。

心理健康建议

认知治疗

强调对不合理认知的调整，比如"灾难化"的认知，认为只要得罪了一次领导，就再也不能被认可，永无出头之日；比如"非黑即白"的认知，认为某人做事太差，没有任何优点，永远也不和他共事等。改变了认知，情绪和行为才有可能随之改变。

自我接纳

接纳自己或事物的不完美，留意自我感受。如果此刻你是焦虑、暴躁、充满疑虑的，承认这种感受，对自己宽容、和善一些。当你接纳了原本的自己和感觉后，便可以自然放松，这样你就不会被负面情绪纠缠。

自我监测

很多时候，焦虑障碍会让人感觉失去对自我的控制感。与其这样，倒不如每天记录焦虑发作的时间、持续时间、症状表现及严重程度，达到自我认知、自我鼓励、自我控制的效果。

积极求助

寻找精神科医生、心理治疗师或咨询师，请他们给你专业的建议，帮助你早点摆脱焦虑症状的困扰。

有能力，没动力——你的职业倦怠，
其实有办法解决

作者｜西安交通大学第一附属医院副院长、主任医师　马现仓
　　　西安交通大学第一附属医院心理治疗师　李业宁

你是否也曾有过类似的体验：某段时间会感觉特别累，这种累，无论是减少工作量，还是增加休息时间，都无法缓解。这个时候你要提高警惕，自己可能已经出现"职业倦怠"。或许有人想问：什么是职业倦怠？职业倦怠有哪些维度？如何克服职业倦怠？那你不妨接着往下看。

诺贝尔文学奖得主，德国作家赫尔曼·黑塞曾写过一首诗："我天天赶路却没有目标，从不想停下来歇一歇脚，我的路似乎没有尽头。终于发现我只是在转圈，于是对旅行感到厌倦。"

早在 1974 年，临床心理学家弗鲁登伯格就提出个体在工作的重压下会产生身心疲劳与耗竭的状态，随后心理学家马斯拉奇等人把对工作长期积攒的情绪及对人际应激源做出反应而产生的心理综合征称为职业倦怠。简单来说，职业倦怠就是，你有能力去工作，但是你却没动力去工作。

职业倦怠分三个维度

研究显示，职业倦怠包括情绪枯竭、去人性化和效能丧失三

个维度。

情绪枯竭

指一种过度的付出感以及情感资源的耗竭感，没有活力，没有工作热情；压力过大，能量感缺乏，特别容易疲劳。

去人性化

指刻意在自身和工作对象之间保持距离，对工作敷衍了事，对他人消极、冷淡、过分隔离、愤世嫉俗等情绪和态度。

效能丧失

指倾向于对自己评价消极，伴随无力感、抑郁感。通俗来讲，比如"我好累呀，就这样吧，我不行了"。

现如今的上班族在工作的重压之下所体验到的身心俱疲、能量被耗尽的感觉，和肉体的疲倦、劳累是不一样的，是源自心理上的疲乏。这种身心俱疲的后果常常让人处于崩溃的边缘。

为什么会出现"无动力感"

职业错位

现实情况下，多数人求职时常四处撒网，最后稀里糊涂地参加工作，可能根本没思考自己究竟喜欢什么样的工作，往往等到工作一段时间后才发现入错了行。这种严重职业错位的情况，长期延续必然会导致职业倦怠。

超限、超负荷工作

很多人可能都有过这样的经历：当领导、同事相信你能完成此项工作时，你会全力以赴。但凡事都有限度，超过你所能承受的临界点时，高目标只会对你造成伤害。

负性情绪较为浓重

研究结果表明，倾向于出现负面情绪的人与职业倦怠息息相关。换句话说，消极思维模式是与职业倦怠的产生有关联的。

来自工作内容或工作环境的失衡

工作负担过重、缺乏工作自主、薪资待遇不合期望、职场人际关系疏离、职业价值观冲突等，都会变相引发职业倦怠。

如何克服职业倦怠

如何克服这种职业上的倦怠感，以最佳状态迎接新的挑战和机遇呢？

请默念口诀："ABCDEF"。

A（Accept）接纳自己，悦纳自我

职业倦怠有时就是一种"能力恐慌"。这就需要我们认识自我、调整自我，建立良好的自我意识。正确分析、评估自己的能力和自己所处的环境，根据自己的特征和优势，扬长避短，确立自己的奋斗目标和发展方向。在挫折中不断地丰富自我、完善自我、突破自我，用实际行动迎接"能力恐慌"的挑战。

B（Belief）认知调整

一定请记住，生活不是为了工作，工作只是服务生活。当发生问题时，请询问自己能做什么、自己有什么选择，可以主动和同事、家人、朋友等及时沟通，分析发生了什么问题，采用什么策略，如何解决等。

其实，在职业生涯中，工作状态有一些起伏是正常现象，没必要太在意，也没必要对自己太过苛求。不要以消极的态度对待职业倦怠，而应采取积极主动的应对方式。在重新认识自己的基础上，找到对抗职业倦怠的技巧。专注于自己内在的成长，只把今天和昨天相比，就不会有那么多烦恼，也不会有那么多"不公"。

C（Catharsis）释放压力，合理宣泄

情绪管理需要抒发情绪，及时倾诉与发泄。根据自己的兴趣和爱好，将烦躁的心情转移到自己喜爱的活动上，从而让自己走出苦闷，变得快乐起来。实践证明，倾诉与宣泄确实可以舒体宽怀、消愁排忧，有益于人的

身心健康。

D（Distraction）学会分心

如果生活上有一些兴趣、爱好，能够让你暂时转移注意力，这是避开压力很好的辅助策略。你不是唯一可以做这些工作的人，可以尝试让别人帮你一起分担。给自己放个假，做那些你最想做的活动。周五下班后，尽量让自己远离工作。

E（Exercise）锻炼和放松

适量运动，保持健康的身体。所有的心理健康其实都要以身体健康为基础。一个生活作息正常、适当运动、活力充沛、爱好广泛的人很少会频频体会到职业倦怠。

F（Future）展望未来

职业倦怠的反面是职业参与度。试着畅想一下自己工作的规划，如何更好地参与到工作中。对于理想职业又有怎样的想象？到底自己想要追求的是什么？工作本来没有意义，是你的目标赋予了工作意义，向着自己想象的方向努力改变！

在职场中，出现职业倦怠的现象是很正常的，尤其是在当下这个看似内卷的时代，几乎每个人都遇到过、感受过或者正在经历着。细细想来，只要"倦"而不"怠"，不断调适自己，不要待在舒适区而停止追求，不要停在恐慌期而陷入焦虑，终有一天能摆脱倦怠。

那些断舍离的人，
后来怎么样了

作者｜四川师范大学附属上东学校心理咨询师　韩　婧
审核｜北京回龙观医院主任医师　王绍礼

小物件先不扔，

万一哪天用得上呢！

兴趣班不能停，

万一孩子输在起跑线上呢！

联系人先不删，

万一哪天帮得上忙呢！

……

仔细想想，你为了生活中的多少个"万一"，把自己的日子搞得千头万绪，苦累不堪！享受清爽人生，爱自己，就要断舍离。

断 = 不买、不收取不需要的东西。

舍 = 处理掉堆放在家里没用的东西。

离 = 舍弃对物质的迷恋，让自己处于宽敞舒适、自由自在的空间。

大家都有网上购物的经历，很多时候卖家打着"买一送五"的旗号送一些小礼物：皮筋、皮尺、镜子、袜子、护肤品小样等。这些东西堪称"鸡肋"：你心里清楚家里已经有好多类似款，有可能永远都用不到，可毕竟是新的，再加上"万一"的想法——万一哪天就用上了呢？就这样，一个个地囤积起来。

有人在朋友圈写道："那些打着'买一送五'旗号的商家能不能有点诚意？你们给的那些东西，放在家里除了占地方，没有其他作用！"

对此，你们是不是也举双手赞成？兴冲冲地把房间的抽屉和衣柜收拾个遍，把那些一年没有用过的东西、几年没有穿过的衣服统统打包，然后将它们该送人的送人，该捐赠的捐赠，该扔掉的坚决扔掉，终于感觉到了一阵轻松，心里倍儿爽！

这个过程前后，你是否也有过迟疑、焦虑、担忧——弃之可惜啊！

对物品的断舍离，已然要做很多心理建设，那感情、工作、学习中的断舍离则更为不易。

有多少感情很难坦然说出那句"再见"。就像一个女孩子和男朋友在一起很多年，她梦寐以求的桥段是两个人就这样安安稳稳地结婚生子，过上幸福的生活。但相处久了，却越发觉得对方不适合自己。可是，她总期待对方会有所改变。年复一年，最后还是以被动分手告终。

工作中的人们通常也做不到断舍离。为了更多的薪酬、更高的职位、更多同事和领导的赏识，大家不停地做加法——多任务模式不停切换，超长的工作时间以及被压缩的娱乐和休闲空间。

学习中也是如此。家长们热衷于给孩子报各种兴趣班，生怕输在起跑线上。孩子们看到周围的人都在努力，自己也不敢放松。成年人考证、考研、考博等，似乎总是忙完这一阵还有下一阵。

甚至在积攒结交人脉上，大家也总是期待更多地拓展自己的资源。渐渐地，我们习惯把一些人留在身边很久，即使他们给我们带来很多负面的情绪和体验，我们的内心却似乎总有个声音：万一以后有什么事可以用得到呢？

断舍离为什么这么难？大抵是背后有着很多焦虑和担忧。担忧自己没有办法遇到更好的关系、获得更多的肯定，认为自己没有能力应对一些突发情况。这些全都指向自身——我的能力不够强！

减掉，割舍
日子依然会继续

做减法。生活中该适当做一些减法了。将你需要做的事情，需要结交的人脉，需要增加的东西，按照轻重缓急进行排序，区分为重要且紧急、重要不紧急、紧急不重要、既不重要也不紧急四个部分逐一处理，给自己一个喘息的机会。

减少灾难化的想法。很多人不敢断舍离，背后的想法大多是：如果我这样做，可能会对我造成很大的影响，甚至因此遭受重创！这种想法其实是不合理的，夸大了灾难化的后果。你不妨想想看，是否你的生命中也有过一些不得不割舍的时刻，而那些人和事被割舍后，你的日子依然在继续？虽然曾有伤痛和不舍，但你依然没有被打垮！

关注当下。选取那些你觉得"可以做也可以不做"的事情，适当地放到一边，去体会你和它们暂时告别的感觉。开始的时候，你可能觉得有些不安或者空虚。这个时候提醒自己关注手头的事情，可以通过关注呼吸的方法将自己拉回现实，而不是对那些放下的部分感到焦虑。当你和当下有了更多联结的时候，纠结和焦虑也会减少。

学会在意自己的感受，不总要求自己顾及他人。关系中不再一味地讨好和迎合，当你因为担心对方不开心而忽视自己感受的时候，你内心也会有很多委屈。只有做到在意自己，才能和他人进行更加良性的互动，无效的内耗性关系，才会离你更远一些。

　　少一些对自己的质疑，要相信你已经做得足够多和足够好了。断舍离之后，人生或许会变得清清爽爽，更加美好。

　　所以，
　　断舍离的路上，
　　最大的挑战不是其他，
　　而是你自己！

你可能不是懒癌晚期，
而是另一种病

作者｜北京回龙观医院副主任医师　宋崇升

审核｜北京回龙观医院主任医师　王绍礼

啥也不干都觉得累

话都懒得说

更加懒得动

脏衣脏碗堆成"山"

也不愿去整理

……

是天生懒惰，

还是深陷抑郁？

当家里家外的"一把好手"
突然变了样……

陈女士是一家公司的职员，平时下了班就忙着做饭、带孩子，把家里安排得井井有条，里里外外都是"一把好手"。可最近一段时间，陈女士总说累，不想做饭，家里三个人的晚饭基本靠外卖。丈夫小张以为她最近工作压力大，没太在意。但让小张觉出不对劲的是，自己出差几天，回家一看，厨房的水池子里居然泡着一堆碗碟。一贯好干净、讲卫生的妻子怎么大变样？搁以前，碗筷在水池里过夜？根本不可能！

经过询问，小张发现妻子的工作岗位没什么变化，也没有发生什么不愉快的事情，但她看上去无精打采，不爱理人，不爱活动，总想躺着。最重要的是脸色不好看，经常耷拉着脸，就像别人欠她钱似的。

小张很生气，心想什么都不干就算了，还成天摆臭脸，闹什么啊？为此，小张和妻子大吵了一架。让小张意外的是，平时不爱哭的妻子，竟然哭个不停，还说活着没意思，不如死了好。

小张立马觉察到事情的严重性！妻子现在确实是懒，但懒得过头了，情绪也明显不对劲。他立马咨询医生，医生最后给出了抑郁症的诊断。小张心里犯嘀咕，这"懒"也是病的表现？

你了解过抑郁症吗？抑郁症是一种常见的心理疾病，主要表现是情绪持续低落，兴趣下降和愉快感缺失。抑郁症的其他表现还有精力明显减退，容易感到疲乏；注意力下降，缺乏自信，觉得自己无用无助；对未来感到没有希望，吃不香、睡不好等；严重的还会出现伤害自己的想法和行为，甚至会自杀。

大部分的抑郁症患者看上去懒言少动、消极拖沓，会给人一种懒惰的感觉。那么，抑郁症患者表现出来的懒惰和普通人的懒惰到底有什么区别呢？

懒并快乐着？不一定

从心理表现的横断面来看，普通人的懒惰大多是一种行为习惯。比如有的人懒得整理自己的房间，懒得换衣服，懒得走路或做运动。

这种懒惰通常是有选择性的。大多是不愿去做那些费心、费力又吃苦的事情，或者不愿去做自己不喜欢的事情，而对于自己喜欢的事情则乐此不疲。

抑郁症患者的懒惰则没有选择性，而是有普遍性，即无差别地不愿做任何事情。一些严重抑郁症患者，几乎不能做任何事，包括吃饭、如厕等日常活动，就是我们听到过的"懒得去吃饭""懒得去上厕所"……即使以前喜欢的事情，也引不起患者的兴趣。患者往往感觉行动不起来，或力不从心，或一拖再拖。有的患者即使打起精神去做，也体验不到以往快乐的感觉。

所以，很多抑郁症患者并非真正的懒惰，而是其行为被抑郁情绪抑制了，看起来显得懒惰而已。

从不懒到懒，或从懒到更懒

从心理表现的纵向来看，普通人的懒惰是一种稳定的性格特点。一个懒惰的人，给人留下懒惰的印象，不是一朝一夕的，而是一贯如此。对熟悉的人来说，这个人的懒惰早已习以为常，见怪不怪！

当然了，懒惰的人通常也不会为自己的懒惰而自责内疚，因为这早已是他们性格的一部分——可以说，真是懒得"习惯且快乐着"！并且，只要他本人想改变，说变就变也不是不可能的！

而抑郁症患者的懒惰则与此不同。患者处于抑郁状态后，只会从不懒到懒，或者从懒到更懒！就像从平地进入低谷一样，前后有一个落差。

处于抑郁状态的患者，有时候自己明显意识到这种懒惰是不正常的，并试图去改变，但总感觉心有余而力不足。比如，明明知道自己该搞卫生了，但就是没有动力，难以"启动"自己的行为。很多患者也会为自己的懒惰而自责内疚。

但是，经过治疗之后，抑郁症患者的状态会渐渐活跃和积极起来，恢复到从前的模样。

懒得离谱？看医生吧

在处理方式上，普通的懒惰和抑郁症的懒惰也有很大的不同。对于前者，改变起来需要本人对自身的省悟，需要有改变的动机，也需要环境的帮助。比如，有的大学生刚入学的时候不主动搞卫生、洗衣服，但可能会被勤劳的室友影响而改变自己的懒惰行为，或者因为谈恋爱有了动力，或者是迫于环境的压力，而去改变懒惰的习惯。改变的方式就是去行动，在不断地行动中转变。

而抑郁症患者的懒惰，有身、心两个方面的因素。在身体上，很多抑郁症患者，特别是中重度抑郁患者，都会有疲乏、劳累、倦怠的感觉，甚至感觉"身体被掏空"。在这种体力支撑不足的状态下，患者是不想活动的，也很难不表现出懒惰的状态。就如同汽车的油箱里没油了，车就没动力一样。在心理上，抑郁症患者会对很多事情缺乏兴趣，没有动力，即使身体不疲劳，也没有动机做事情。就像汽车虽然有油，但发动机不给力一样。

需要注意的是，抑郁症患者的低落心情是内在的，旁人不仔细询问观察，或许不会发现。但患者所谓的懒惰行为却是外在的，显而易见的。

青少年抑郁症患者中也较为多见"懒惰"的情形，很多家长不能理解患有抑郁症的孩子，认为他们就是变懒了，是好逸恶劳、逃避学习，是"玻璃心""无病呻吟"。这样的想法对患病的孩子来说是非常不公平的。处于抑郁状态的孩子不是懒，只是在你不知道的世界里遭受着折磨。

所以，家属们，别再因为不了解抑郁症的特点，误以为患者性格懒惰而加以责怪！也在此提醒大家，对于一些不明原因的懒惰，要保持警觉。如果在懒惰以外还有情绪等方面的异常表现，不妨到精神科门诊或请心理医生判断一下。千万不要忽略了懒惰背后可能隐藏的抑郁！

一直在减肥，从来没瘦过？
你可能忽略了这一点

作者｜北京大学第六医院综合三科副主任　杨　磊
审核｜海军军医大学长征医院心理科主任　柏涌海

不是正在减肥，就是在准备减肥的路上。如今，减肥已经成为不少人生活中永恒的主题。然而，越减越肥却似魔咒般困扰着很多人。

减肥到底为什么这么难？你可能忽略了心理因素的影响。

吃得太多或是心理需要

导致肥胖的原因很多，主要的影响因素包括：遗传因素、生活方式因素和心理因素。

遗传因素：遗传因素是先天的，父母肥胖则孩子肥胖的概率会大幅增加。虽然遗传因素无法改变，但遗传因素往往是和其他两种因素共同起作用的。"小胖墩"的出现，除了遗传父母的体质，更有可能同时受到父母高热量饮食和缺少运动的生活习惯的影响。

生活方式因素：现代人从事体力劳动相对较少，也不再需要为食物短缺而苦恼，为了追求口感，饮食中精细加工食物的比例越来越高。另外，聚餐成为人们重要的社交方式，和朋友一起吃饭更容易吃多，所以经常聚餐也是容易肥胖的原因之一。

心理因素：压力与进食、肥胖有密切关系。人体在应激情况下会分泌肾上腺素、胰高血糖素等激素。这些激素能帮助人应对压力，但慢性压力导致人体长期处于应激状态，内分泌也会发生相应改变，使人更容易饥饿，对食物的渴求增强。所以人在压力大的时候更容易多吃，吃高热量食物。压力还可能导致瘦素分泌减少，促进脂肪堆积，进一步增加肥胖风险。

此外，进食尤其是进食高热量食物能带来体内多巴胺的分泌，多巴胺是人体内引发快乐的物质。于是，有人会习惯性地把进食当作发泄情绪的途径，只要心情不好就大吃一顿。

这种和情绪密切相关的进食问题，叫做情绪性进食。有这种问题的人，往往同时存在内在的焦虑情绪和空虚无聊感。

告别减肥失败的心理"诅咒"

谈到减肥，我们都知道要"管住嘴、迈开腿"，一方面要减少热量摄入，另一方面要增加运动，消耗能量。但说起来容易做起来难，很多人都经历过反反复复的减肥—失败—再减肥—再失败的过程，其中很重要的原因，就是难以有毅力一直坚持限制热量摄取和增加运动。

我们面临那么多诱惑，到处都可以吃到美食，还经常有聚餐的邀请。而且工作本身就很累了，还要坚持不懈地运动更是难上加难。因此，想要减肥，先要合理地分配自己的精力，这需要制订一个长期且合理的减肥计划，而不是冲动地想要一蹴而就。

在制订计划时要注意以下两点：

不追求短期快速减肥

一口吃不成胖子，一下也减不成瘦子。即便有人可以实现迅速减肥，往往也难以维持。我们身边经常有一些"减肥成功人士"，很快减轻了体重，但也很快胖回了原来的样子，有些人可能比原来更胖。合理的方法是从调整生活方式入手，分析自己有哪些导致肥胖的生活方式，从而有针对性地调整。

我们改变不了肥胖的遗传基因，但生活方式是可以改变的。具体方法有很多，比如增加食物种类和粗粮比例、避免久坐、适度运动等。重点是这些改变应该是你可以坚持的，是一种新的生活方式的选择，而不是为了减肥而做出的短期调整。

所以，切忌心血来潮做出一些不切实际的改变，咬牙硬撑虽然也能减重，但不能持久，反而可能导致报复性地大吃大喝和体重反弹。

减肥和减压相结合

如果已经有情绪性进食，就提示这个人所承受的压力已经达到极限了，需要适当减压。减压的方法包括合理安排工作和生活、规律作息、保证睡眠充足、适度运动和正念冥想等。

现代人总是有忙不完的工作，时间安排得越来越满，留给自己的休闲放松机会越来越少。出现情绪性进食是长期压力的结果，也是应该调整生活状态的警示信号。如果不及时改变这种状态，接下来还会有高血压、糖尿病、心脑血管疾病、肿瘤等更多的问题。了解自身的极限，懂得进退有度是一种人生的境界，虽然可能心有不甘，但不再执着于超出自己能力范围的目标也是一种智慧，正所谓"退一步海阔天空"。

正念冥想也是一种有效地减少情绪性进食和减压的方法，主张关注当下，关注此时此地，强调"有意识地觉察"，同时又不带评判、不做分析。在心理学中，正念冥想还被发展成为一种治疗方式——正念治疗，可以帮助患者减少压力，缓解焦虑、抑郁情绪。

此外，冥想能让人们从"想要减肥，又瘦不下来"的情绪中脱离出来，从所受到的各种思想的控制中慢慢释放自己，开始找到真正的自己，与自己的潜意识对话，找到坚定不移的减肥动力。

致敬亲爱的父亲:

动态的角色，不变的底色

作者｜北京回龙观医院临床一科副主任医师　宋崇升
审核｜北京回龙观医院教授、主任医师　王绍礼

他或许相貌平平，

但对你笑起来却那么温柔；

他或许不善言辞，

但絮絮叨叨都是对你的关心；

他或许勤俭节约，

但却从不对你吝啬；

……

他就是这世上最爱你的男人——父亲!

有了孩子，便有了父亲。在与孩子的互动中，父亲的角色逐渐清晰。在孩子的不同人生阶段，父亲的角色内涵也在不断变化。

初为人父：供养　护佑　规训

青年男性在结婚之后，对于"当爸爸"这件事，大多是没有思想准备的。总是仓促之间被告知，要成为父亲了。当孩子来到

这个世界时，青年的角色完成了第一次蜕变——初为人父。此时的父亲，虽然在理性上知道自己当爸爸了，但内心还是会有些不自信，甚至是恐惧的，担心自己不能胜任人生角色的升级。在婴儿特别小的时候，有的男性通常觉得自己搭不上手，而不主动参与对孩子的照顾养育。他虽是父亲，但在家里却像个"隐形人"。待婴儿长大一点，父亲与婴儿有了眼神、语言等交流后，父亲这一角色才会被激发。其实，在更早的时候，需要母亲将父亲拉进养育孩子的活动中，以促进其适应角色，否则，父亲角色意识的唤醒就会更晚。

在婴幼儿期，初为人父的男性，其主要角色功能就是供养、护佑。他要为孩子、妻子以及整个家庭提供居住、生活、消费等所需要的物质、财富，并保护孩子以及家庭成员的安全。在幼儿期，年轻的父亲是孩子的玩伴与教练，会陪孩子长大。当孩子进入学龄前期和学龄期时，父亲则会发挥规训的功能，教育孩子学习遵守一些行为规范，比如什么事情可以做，怎么做；什么事情不能做，做了会怎样等。父亲的理性、乐观、坚强、自制、进取等心理品质也都会传递给孩子。如果没有规训，有的孩子，特别是男孩，就可能会像孙悟空一样大闹天宫，最后受到规则的惩罚。

当然，这是一个理想的或者说标准的父亲角色。生活中较为常见的情况是，有些初为人父的男性并不知道如何做父亲。他们或沉迷游戏，没有心情和精力去关注孩子；或忙于工作而无暇顾家，错失陪伴孩子的时间；或觉得自己还是一个孩子，不知道如何去爱孩子。曾有人回忆："小的时候，爸爸骑车带我外出办完事后，以为我已经上了车后座，就骑车而去，结果发现把我落在了原处。为此，爸爸嘱咐我'别和你妈说'。"那时的父亲可能会粗线条一些，但是当父亲成为祖父后，则会加倍地补偿孙辈，因为这时父亲的角色已经成熟，会无意识地把对孩子的爱传递给孙辈。

中年父亲: 示范　引导　提醒

当孩子步入青春期时,父亲便步入了中年。此时的父亲年富力强,事业上升或小有成就,处于人生的鼎盛时期,会给孩子做出榜样。父亲的示范作用对男孩会特别明显,男孩也会更多地认同父亲,强化自己的性别角色。父亲会尊重孩子,像朋友一样与孩子沟通,为其顺利度过青春期保驾护航,成为孩子的保护者。

当孩子上大学后,父亲会对孩子逐渐放手,但不会放任不管,在必要时还会引导孩子。在亲子关系良好的家庭中,做一些重要决定时,孩子都会和父亲沟通,而父亲也会将自己的思考见解、人生经验传授给孩子,引导其做出最有利的选择。

在孩子参加工作以后,父亲的主动介入会越来越少。不过,在一些关键时刻或预见到孩子可能有麻烦的时候,父亲会及时做出提醒、警示,让孩子避开坑洼,远离危险。此时,不论孩子是否接受,父亲都不会袖手旁观。

老年父亲: 助力　祝福　依赖

在孩子成家立业后,不知不觉中,父亲已慢慢步入老年。此时,父亲虽然体力、精力都在走下坡路,但可以耐心倾听子女的烦恼,未必事事都提供答案,却可以给予子女心理支持。

很多父亲在退休之后,都希望为子女助力,发挥余热,就像朱自清在《背影》中描述的父亲那样,即使在等车的短暂时间里,也想着给儿子买几个橘子在路上吃。有的父亲会放弃舒适的生活而到异地陪伴子女,或帮着子女带孩子。还有的父亲会拿出积蓄来支持孩子购房、投资,希望能够给孩子最大的帮助。

有的父亲或许不能给予孩子太多,但会尽量不给孩子添麻烦。为了避免给孩子带来负担,他们在退休之后依然会去工作,有的生病了也不告诉子女。他们这样做会让子女又心疼又生气。其实父亲只是希望孩子过得好，不想让自己拖累孩子。很多时候，尽管父亲非常希望子女能常回家看看，可子女经常听到的却是"你们过好自己的日子就好，不用管我们"。很多父亲为了不给孩子添麻烦，还会很自律，坚持健身、规律作息，因为他们知道，自己健健康康的，就是对孩子最大的支持。

其实，老年父亲在情感上是比较依赖孩子的。当孩子成家自立门户时，父亲的家就成了"空巢"。此时，父亲是希望孩子能经常和自己联系，有空多陪伴自己的，但他们往往不会亲口表达自己的愿望。不但如此，老年父亲在孩子面前还可能变得拘谨，怕自己言行不当让孩子不高兴。有时，父亲有了想法也不提，除非在心里酝酿了很久、迫不得已，才会小心翼翼地说出来。那个熟悉、霸气的父亲，变得渐行渐远，让子女感到心疼、内疚。

天下的父亲，会有千张不同的面孔，他们的角色也围绕着孩子的成长在不断地变化着。不论父亲的角色怎样变化，他们心底对孩子的爱是永远不变的。

做一个好父亲，需要终身学习，毕生努力，持续地成长。通过角色的不断转变，父亲给孩子开辟道路，打开世界，保驾护航。而作为孩子，对父亲能做的回馈就是，做一个好孩子，做一个好人，身心健康，不负父爱。

冲动是"魔鬼"，
暴怒前如何避免"情绪决堤"

作者｜国家二级心理咨询师、哈尔滨市第二医院精神心理科主任　袁冬梅
文字整理｜衣晓峰　李　盼
审核｜哈尔滨医科大学心理学教研室教授　杨艳杰

常言道，"冲动是魔鬼"。

我们都要学习掌控情绪，不做情绪的"奴隶"！

　　情绪不稳定，到底多可怕？从手握方向盘的"路怒症"，到辅导孩子作业时的鸡飞狗跳，情绪失控往往就在刹那间。"冲动是魔鬼"，即便只是瞬间的失控，也可能导致悲剧的发生……

　　2018年10月，重庆的一辆公交车上，一名乘客因错过下车地点与驾驶员发生激烈争吵，致使车辆失控偏离坠入江中。

　　2021年3月6日，某航空公司的航班上，机长与乘务长因琐事在万米高空挥拳相向，激烈斗殴，当事人双双遭到终身禁飞的处罚。

　　2021年3月15日，福州一名网约车司机因订单问题与乘客骤发矛盾，狂怒之下，开车冲撞乘客……

　　仅仅是一些很小的冲突，却引燃了一系列极端负面情绪的"雷暴"，最终演变成无可挽回的悲剧。因此，学会控制和管理

自己的情绪，是每个人的"必修课"。

学会管理情绪　绝非小事一桩

拿破仑说：能控制情绪的人，比能拿下一座城池的将军更伟大。

情绪具有境遇性特点，当人们遭遇环境中的一些应激事件时，比如第一次登台、第一次当众讲话等场景的时候，往往会伴随紧张、焦虑等情绪，这些情绪通常是不会损害理性思维的。然而，作为一种激情，人们的恐惧、愤怒等情绪则会干扰到自我的理性思维，如果听之任之，冲动行为自然随之而来。假如不能很好地识别和管理情绪，就极可能酿成一些过激的举动。

为什么如今越来越多的人变得焦虑、易怒、无法把控自己的情绪呢？心理学中有个名词，叫做"不合理信念"，是指个体内心中不现实、不合逻辑、站不住脚的信念，即那些绝对化、过分概括化、极端化的歪曲认知（以偏概全、极端化、灾难化）。

例如重庆公交车坠江事件中，乘客与公交车司机抢夺方向盘，只因为自己坐过了站，就必须要马上下车，由此将这件事变得合理化、极端化、随意化，纵容和放大了自己的愤怒，最终使自己的情绪如"脱缰野马"，酿成悲剧。

情绪有必要的情绪，也有自找的情绪。对待必要发生的情绪，最智慧的方法就是与之和平相处。面对自找的情绪，重在及时调整个人认知，走出误区。

在日常生活中，要避免把自己的坏情绪迁怒到家人及亲近的人身上。很多时候，人们承受来自工作、繁杂事物的压力，如果不能很好地进行排解，而将怒气撒到亲人身上，这不仅伤害了他们的感情，也损毁了我们自己躲避的港湾。

负面情绪也是"生活的原色"

情绪通常被分为正面情绪和负面情绪，前者多表现为愉快、欢乐、振奋、轻松、恬静等心态；而后者常表现为焦虑、悲伤、抑郁、愤怒、恐惧等心绪。无论是哪一种情绪，都是生活的原色，我们不要企图去掉任何一种颜色。

但时下，当人们出现负面情绪时，常常选择逃避，而不是正确面对。其实每个人都会有负面情绪，倘若不能正视，过度释放就会带来不好的局面，轻者致使人际关系紧张、工作效率低下，重者因长期紧张、郁闷、不快乐、情绪不安而演变为生理上的疾病。这就是心理学上所说的"心身疾病"，即持续的心理"疙瘩"，若不注意调节，不能解开，就会酿成生理上的疾患。

需要说明的是，负面情绪并非一无是处，任何情绪都像硬币一样，均有自己的两面性。例如，适度的焦虑有助于提高人们的工作效率。

著名的心理医生贝弗莉·恩格尔曾说过："愤怒情绪是一种正常、合理的情绪。承认并理解你的愤怒，可能是你人生中用来成长的一门好课程。"

当负面情绪骤然来袭时，不要一味地觉得太糟糕了，更不要落入恐惧或懊丧的陷阱中，关键在于因势利导，趋利避害，积极思考如何识别并接纳负面情绪，怎样转归到人生正途上，这也是情绪管理的重要一环。

当自己不再一时冲动，也不再完全被情绪左右时，才真正实现了自我情绪的有效管理。尤其是面对他人咄咄逼人的态度时，更要掌控好自己的情绪。只有控制冲动的情绪，我们大脑中的理智才会冷静运行，确保做事周全缜密。

管理好情绪才能管理好人生

以下几点经验和做法有助于管理自己的情绪，不妨借鉴一下——

心理暗示法：通过语言、形象、想象等方式，对自身施加影响的心理过程，即对自己进行积极的自我暗示。

自我安慰法：这种安慰能帮助人们面对挫折，消除焦虑，保持情绪的安宁和稳定，避免精神崩溃，可以达到自我激励、总结经验、吸取教训的目的。例如当自己因暴怒做错一件大事时，不要长久沉浸在沮丧中，而要宽慰自己，"塞翁失马，焉知非福"。从这次的失败中汲取经验，就可以在今后的岁月中不再重蹈覆辙。

适度宣泄法：情绪需要出口及表达。自我表达、心灵自语，能够使自己的劣性情绪逐渐得到释放和缓解；向他人表达，跟家人及朋友倾诉，宣泄自己的坏情绪；向环境表达，通过打球、跑步、瑜伽、冥想等形式，放松心情。值得注意的是，宣泄的同时要增强自制力，不能随意发泄不满或不愉快的情绪。

保持充足睡眠：当睡眠不足时，紧张、焦躁、不安等情绪就会如影随形。

及时求助：当无法正确接纳和抚慰自己的情绪时，就要及时求助于专业的心理咨询机构，接受心理疏导。心理咨询专家会帮助求助者找出不合理信念之所在，即一些绝对化、极端化、粗暴化的错误认知，指点迷津，加以修正。

学会喊"停"：努力识别自己情绪即将失控的信号，如心跳加速、呼吸急促、声调增大、说话语无伦次、大力挥舞拳头……此时要拼命说服自己，迅速离开让自己愤怒的环境，命令自己喊"停"，并冷静 5 分钟，同时做 10 次以上深长呼吸，或者冲个冷水澡，让自己慢慢安静下来。

人的一生中，必然会有各种各样的情绪。既然我们无法完全掌控自己的情绪，就要学会管理情绪、疏浚情绪。当坏情绪即将爆发时，适时给自己冷静的时间。这个时候，你才是情绪的主人，继而才能"喜怒有常，悲喜有度"。只有管理好自己的情绪，才能管理好你的人生。

抑郁症患者家属，
其实你能做的很多

作者｜北京回龙观医院主任医师、教授 杨甫德

大约每 14 个人中就可能有一个人是抑郁症患者！

患者家属是治疗团队中重要的一员！

"优秀"家属应创造条件，帮患者提高生活动力，远离抑郁！

尽管抑郁症常常会出现在一些社会新闻中，但仍有很多人觉得它与自己的生活离得很远。那么，抑郁症是否真的比较"小众"呢？

国际精神疾病流行病学调查显示，抑郁症的终生患病率为 3.0%~16.9%；大多数国家为 8%~12%；亚太地区为 1.1%~19.9%；美国 2 项普查资料显示，抑郁症的年患病率为 5.28%~6.60%；终生患病率为 13.25%~16.20%。中国的流行病学调查发现，抑郁症的终生患病率为 6.87%。

从这组数据可以看出，大约每 14 个人中就可能有一个人是抑郁症患者。之所以我们常常"看不到"他们，也许是他们自己没能及时发现，没有到医院确诊；也许是他们存在"病耻感"，害怕公开病情会引来别人的异样目光；也许是他们不了解这个疾病的危害，还在倔强地自己扛……

如果更多人了解抑郁症只是精神系统的常见疾病，更多人知道它可防可治，更多人能够平等对待、关心关爱抑郁症患者，我们共同为他们营造更"友好"的生活环境，会有 1/14 的人因此而受益。所以，每个人都应该了解抑郁症。

抑郁症的典型症状是长期缺乏动力，表现为不愿意执行日常任务，并深深地陷入自己的抑郁情绪。精神科医师面对患者时，首先会通过药物等手段治疗抑郁症疾病本身。与此同时，还会积极建议患者和家属一起，通过多种辅助疗法提升患者的生活动力，这是抑郁症治疗中的关键一环。经过大量经验总结，目前已经有很多方法被认为是有效的，下面就一一介绍。

加强体育锻炼

体育锻炼是一种自然的方法，可增加体内与改善心境有关的化学物质，从而使抑郁症患者更好地应对抑郁情绪，提升生活动力。

锻炼不需要专门寻找完整的时间，患者可以将锻炼任务分解在一天中的各个零碎时间。每日的锻炼内容可以包括：走路 30 分钟；拉伸运动；听音乐、跳舞 30 分钟；做 5 种不同的运动，每种 10 分钟等。

家属可以在医生的指导下，结合患者情况，帮助他们制订现实可行的锻炼目标，并鼓励患者，使他们更好地完成锻炼任务。随着运动习惯的养成，患者会希望拓展新的锻炼方式，如参加锻炼课程或体能训练，这均有助于改善整体健康状况。

促进人际交流

来自他人的支持能够改善抑郁症患者的情绪，并提升生活动力。让抑郁症患者意识到自己有社交圈，意识到有人关心自己，对寻找患者的生活动机有很大帮助。

对抑郁症患者来说，参加大型聚会或其他社会活动是非常困难的。因此家属可以陪同或鼓励他们先参加一些小型团体活动，如看电影、喝咖啡、参观博物馆等，这类活动不会让患者产生焦虑和孤立感。

远离精神类药物（毒品）、酒精的滥用

精神类药物（毒品）或酒精的滥用将加重抑郁症状。对于服用抗抑郁药的患者来说，毒品、酒精与抗抑郁药的相互作用也会加重抑郁症状，并加大抑郁症的治疗难度。所以，家属需要随时了解抑郁症患者饮酒和用药的情况，如有异常及时与医生沟通，寻求解决方案。

帮患者睡个好觉

抑郁症患者中，失眠是很常见的。而在治疗中，保证睡眠时间和质量又非常重要。当一个人处于抑郁状态时，其能量水平会有所下降。睡眠不足是影响能量水平的一大因素。睡眠时间因人而异，一般以每晚7~8小时的睡眠为宜。患者家属可以关注以下环节，帮助患者睡个好觉：

白天的睡眠时间（午休）不应超过30分钟。不要晚上没睡好，白天来补觉，这样反而会加剧夜间失眠。

努力养成规律的作息时间，每天在同一时间入睡，同一时间醒来。

形成规律的睡前习惯（如洗澡、读书），使大脑和身体放松。

利用光线，白天的自然光线能够提高人的警觉性，而晚上的黑暗环境则提醒大脑进入睡眠状态。

避免"压力山大"

抑郁症患者通常希望能掌控生活中的所有事务，试图将一切都做到完美，当不能实现这一愿望时，就会产生抑郁情绪。减少压力，帮助患者制定切实的生活期望有助于提升动力，具体可参考如下"减压妙招"：

练习放松技巧，如听舒缓的音乐、冥想、深呼吸、瑜伽等。

当感到压力很大、出现焦虑情绪时，可以试试从 1 数到 10 或 20。

当患者出现消极想法时，帮助他们找到积极的一面。可以选择一个积极的"心语"，比如"孩子你是最棒的"，有助于消除消极的想法。

鼓励患者加入社区志愿服务等，这类活动能够让患者感到自己在为这个世界做好事，并且在活动中能够遇到新的朋友，在工作中发现乐趣。

制造机会，让患者与亲朋好友交谈，但应避免与充满消极情绪、经常制造压力的人相处。

挺突然的,
爸妈开始叛逆了

作者 | 四川师范大学附属上东学校心理咨询师　韩　婧
审核 | 北京回龙观医院主任医师　王绍礼

老年人的叛逆,
完全没有预兆与逻辑,
多了几分随意,
潇洒得毫不费力。

网友 1:

自打我爸妈退休后,我们见面的机会越来越少了,他们每天吃饭、唱歌、跳广场舞、打麻将"一条龙"……这不,二老昨晚比了一个"谁更晚回家",结果我爸以半小时险胜!

网友 2:

我爸突然说想文身,我说您怎么了,到了中老年叛逆期吗?他说他想文个点,然后文上穴位的名字!

网友 3:

我爸妈也不让人省心,看直播疯狂网购,用手机看小说经常到凌晨……管都管不住。

活出自我，未尝不可

心理学中有一个词叫做"刻板印象"，是指人们对某一类人或事物产生的比较固定、概括而笼统的看法。

中国的退休父母在大众眼里也被赋予了"刻板印象"：他们年轻时吃苦耐劳，成家后用心经营家庭，将心血全部投注到子女身上，关心孩子的学业、工作；等到孩子工作稳定后便继续关注孩子的婚姻和子女问题；有了孙子孙女后自然要帮助子女照顾孩子和家庭，尽可能让子女安心工作，少一些后顾之忧；等孙子孙女们学有所成，他们才完成了自己的使命。

这个模式是那么的普遍，以至于子女们觉得一切是那么自然，自然到一旦父母没有遵循这个模式，就会觉得他们变得"叛逆"了。然而，子女们却忘记了重要的一点：父母首先是他们自己，其次才是父母。在所有身份中，只有父母这样的身份是一旦拥有便要背负终生的，以至于很多人大半辈子都是"某某的爸爸""谁谁的妈妈"。渐渐地，大家就忘记了，父母还是他们自己，他们也有自己的兴趣爱好，也有自己的朋友，也有喜欢的明星，也有权利去追逐想要的生活。辛苦了一辈子、一直为子女付出的父母想要活出自我，这样的"叛逆"有何不可？

父母"叛逆"的深层原因

面对突然变得"叛逆"的父母，作为子女，首先要清醒地认识到——"叛逆"本身并不是问题，而是在传递一个信号：父母的生活可能出现了一些问题，导致他们不得不采取这样的行为做出一些改变。他们可能是遇到了一些难以解决的情绪问题，但不敢与子女交流，怕本就忙碌的子女为自己操心，或是担心子女无法理解自己的处境，而选择寻求其他方式化解。

当觉察到父母的这种变化时，子女可以明确地告诉他们："我不知道你最近发生了什么事情，但我很好奇你改变的原因，也愿意听你说一说。"这样的做法会给予他们一些安心和信心，父母会感觉他们的需求是被看到的，而被看到这一点本身就为家庭关系提供了很多安全感。

同时，子女可以向父母表明："虽然我是你们的孩子，但我已经是成年人了，我没有你们想象中那么脆弱，我有能力，也有意愿作为家人给你们一些支持和帮助。"这样也更容易使得父母打开心扉，家庭沟通的大门才会进一步打开。

"叛逆"要以健康为前提

虽然子女对于父母实现自我的"叛逆"行为，要予以充分理解和支持，但也要注意父母的"叛逆"行为是否适度。

所谓适度，是要不影响父母的身心健康。比如完全无心去做其他事情，当其他人说一句反对意见时，就会导致父母情绪波动激烈，具有强烈的排他性等。如果这种"不健康的热情"出现在父母身上，子女就需要和父母进行讨论，问一问他们："我看到你最近和以前有些不一样，好像生活中只有看小说、追星、打牌这些事情。我想和你说说话都变得很难，不知道你怎么看？"

子女这样中立的表达，不明确表明对父母行为的抗拒和不喜欢，可以减少父母的抵触，同时引发父母多一些个人思考，大家可以更好地讨论一个适度的原则。此外，在与父母交流时，也可以先抛出对父母身体健康的担心，再与父母共同商讨解决办法。比如，对于熬夜看小说的父母，可以这样说："你追求个人的爱好我是很支持的，但我也担心你因为熬夜、长时间看手机，而影响身体健康。不如咱们互相监督，都十点半准时关灯睡觉，你看好不好？"

"家"是讲情的地方，不是讲道理的地方。当子女看到父母"叛逆"背后的需求，不是一味地摆事实、讲道理或者直接反对他们的行为，而是多一些理解和支持，家庭就会变得更加温馨和谐。

面对死亡，
我们不能总是哭泣

作者｜中国医学科学院肿瘤医院　宋晨鑫

每个人都会经历死亡。怎样上演人生最后的闭幕式，给人生画一个完美的句号，是我们多年来苦苦寻找的答案。

在肿瘤科，医护人员几乎每天都会遇到死亡。当患者离世的时候，最常见的场景就是家属呼天抢地、悲痛欲绝地大声痛哭。而作为医生，也会陷入深深的自责和痛苦当中。

几年前的一天，我在出门诊，来了一位中年女性患者，陪伴她的还有她漂亮的女儿和英俊的女婿。在简单了解她的病史后，我意识到这是一位癌症晚期全身多发转移的患者，已经没有任何治愈的可能了。她现在最需要的就是一张病床，用药缓解一下疾病带来的痛苦，最后安静地离开人世。

患者 50 多岁，是一位很有气质的女性。我试探地问她："您了解自己的病情吗？"她表示很清楚自己的情况，希望我能帮助她缓解一下痛苦。我又对她说："您有可能出不了院。如果可能，能接受回家治疗吗？"她说，此前她已经看过北京几乎所有的知名专家，在被告知已经无法医治后，她到世界各地转了一下，现在已经看淡所有事情，就是想找一个好医院、一位好医生，有尊严地离开人世。

当时我们的谈话时间并不长，但她说的话却强烈地震撼了我。我见过太多患者对人间不舍，为了求医问药不远千里来到北京，找最好的医院、最知名的医生，用最贵的药，目的就是为了生。而她来院的目的竟然是为了死。我当时就决定将她收入院，希望通过自己的努力，让她能够实现自己的愿望——有尊严地离开人世。

对于癌症晚期的患者，治疗其实并不复杂，主要就是对症处理，调理化验异常的各项指标。每天查房跟她交谈的过程，也都非常平静、流畅。她对我充满了信任，会把自己所有的感受都跟我讲。而我也会详细给她讲解造成这些不适症状的原因，以及下一步我会采取什么治疗方案等。

她的女儿对她的照顾也非常细心，每天帮妈妈梳头洗脸，让母亲看起来永远那么精神、漂亮。女婿则会常常找我聊天，了解病情之余，也会跟我谈谈他们家的事情。他们的家庭非常富有，但岳母得了重病，他也很着急。于是，他带岳母去美国看病，可惜没有治愈的办法，索性决定陪岳母和妻子环球旅行，希望大家能够不留遗憾。说到感动之处，这位先生不禁热泪盈眶。他的这份孝心深深地打动了我，让我感到一名医生的责任，争取能够帮助这个家庭。

住院大约 1 个月的时候，患者的身体状态逐渐衰弱，她自己也预感到死亡的来临。但她仍然很平和地跟女儿女婿交谈，交代身后事项，叮嘱他们要过好日子、早日生子等。这一切，我是这么的熟悉，又是那么的陌生！

面对死亡，几乎所有患者都表现出极度的恐惧。患者家属一般都会将亲戚朋友叫来床边，情绪失控地哭上一阵。甚至有的家属会"组团"来找主管医生了解病情，要求用最好的药物、最好的治疗把病人救活。而我们医生，只能很无奈地做一些苍白无力的解释，劝家人放弃进一步治疗……

这些场景每天都在发生，像这位患者一家这样平静的状态，超出了我的预期。患者身旁陪伴她的只有最亲的女儿，还有深爱着女儿的女婿。三个人每天在一起，相互关照。患者尽管身体虚弱，但因为被照顾得很好，看起来仍然很有气质。最终在离世的时候，她体面地、有尊严地、安静地离去。

这名患者的离世平静如水，一切都是那样自然而然、顺理成章。面对死亡，我们不能总是哭泣。既然我们不能逃避死亡，那么就让我们换种心态，用一种优雅的方式为人生画上一个美好的句点吧。

第 4 章

合理膳食

尿酸高了，
怎么"吃"能降下来

作者 | 北京协和医院临床营养科　李融融
　　　　北京协和医院临床营养科　陈　伟

体检发现血尿酸水平升高，该怎么办呢？

何为低嘌呤饮食？

管住嘴很重要

随着生活水平的提高，越来越多的人除了腰围见长、体重增加，尿酸水平也跟着亮起了红灯。

血尿酸水平受诸多因素的影响，包括内因（年龄、性别、遗传、嘌呤代谢、体重等）与外因（膳食、饮酒、环境、温度等）。长期的高尿酸血症会显著增加痛风的发作风险，是导致肾功能损害的重要原因，同时也是肥胖、代谢综合征、糖脂代谢紊乱的重要共病。

积极应对高尿酸血症具有重要的健康意义。由于膳食是影响尿酸水平的主要因素，对于高尿酸血症和痛风患者而言，长期规范地进行包括饮食在内的生活方式管理是非常重要的基础治疗。

中华医学会内分泌学分会、美国风湿病学会、英国卫生质量标准署全部建议，已有痛风、高尿酸血症的患者，具有代谢性疾病和心血管危险因素者，以及中老年人群，应采用低嘌呤饮食。

何为低嘌呤饮食

嘌呤主要来自海鲜、红肉等动物性食品，在肝脏氧化代谢后最终形成尿酸的终产物，由肾脏经尿液排出。低嘌呤饮食可理解为控制海鲜、红肉等动物性食品的饮食方式。

低嘌呤饮食对于控制尿酸水平有多大作用呢？低嘌呤饮食可使血尿酸下降 10%~18%，减少痛风急性发作次数，合并肾功能不全者及高嘌呤饮食摄入者获益更明显。

但需要注意的是，饮食调整只是基础，不能替代用药。反复痛风发作者，必须长期、规律口服降尿酸药物。单纯高尿酸血症者，如尿酸水平大于 540 微摩尔／升，在低嘌呤饮食的基础上，必要时也需配合药物治疗。

该如何实施低嘌呤饮食呢？2013 年《高尿酸血症和痛风治疗的中国专家共识》和 2012 年《美国风湿病学会痛风治疗指南》均推荐，根据嘌呤的不同膳食来源，将各类饮食定性为三个类别，即"避免""限制""鼓励"，从而进行有针对性的干预。

那些需要限制的饮食

海鲜、红肉、动物内脏

患者要避免的海鲜主要是指带甲壳的海鲜，如龙虾、扇贝、牡蛎等。2015 年奥地利风湿病与康复学会曾特别指出，由于鱼油中的单不饱和脂肪酸对改善血脂、降低心血管疾病风险有益，富含脂肪的海鱼（比如鲭鱼、沙丁鱼）对于可能同时具有心血管疾病高危因素的高尿酸患者不是禁忌，依然可以适量食用。

富含嘌呤的红肉、动物内脏必须严格限制。急性痛风发作时，应避免食用。病情稳定的痛风患者或高尿酸血症患者，动物性食品摄入量不应超过 50 克 / 日，大约 1 个鸡蛋大小的肉块。

酒类

酒可显著增加痛风发作，升高尿酸水平，早在 20 世纪 70 年代就已被人们所认识。当然，不同种类的酒与疾病的发作关系不同，啤酒、高度蒸馏酒（高度白酒、威士忌等）具有更显著的危害，患者应该尽量避免；低度的葡萄酒对于尿酸水平影响较小，但仍需严格限量。

美国风湿病学会推荐，急性痛风发作、药物控制不佳，以及慢性痛风性关节炎，这些情况下患者应完全戒酒。病情稳定的患者，每周饮酒天数不宜超过 4 天，男性饮酒量不宜超过每日 2 个酒精单位（1 个酒精单位约合 14 克纯乙醇，相当于低度葡萄酒 100 毫升），女性不宜超过每日 1 个酒精单位。

甜食 / 过甜的水果

甜食的限制往往容易被人们忽略。研究证实，含有添加糖的食物、饮料、糖果，甚至口感较甜的天然水果汁都会升高血尿酸水平。所以，想要控制尿酸水平，千万别忘了把各类甜食、过甜的水果也放到限制名单里。

哪些鼓励多多摄入

乳制品

奶、酸奶、乳酪等乳制品是优质蛋白质的重要来源，且代谢产生的尿酸很少。同时，乳制品中含有的乳清蛋白和酪蛋白可促进尿酸水平的下降，是患者限制动物性食物时重要的营养替代。由于高尿酸 / 痛风患者常常合并超重、肥胖、代谢综合征等慢性代谢病，因此建议选择脱脂或低脂乳制品。

蛋

鸡蛋所产生的嘌呤也很少，限制动物性食物时，鸡蛋是优质蛋白质的重要来源。但由于蛋黄中含有相当的脂肪成分，因此摄入不可过量，可以在每日摄入一个鸡蛋的基础上额外补充蛋清。

新鲜蔬菜

足量吃蔬菜（每日 250~500 克）有利于控制尿酸水平。研究发现，即使是所谓的高嘌呤蔬菜（如菠菜、蘑菇、西蓝花等），也不会提高人体的尿酸水平。这可能与植物来源的嘌呤在胃肠道内水解吸收程度远小于动物来源的嘌呤有关。因此，不必纠结于不同蔬菜中的嘌呤含量，保证摄入蔬菜的总量最重要！

咖啡

咖啡中的咖啡因、绿原酸是强抗氧化剂，可降低尿酸水平。因此，多喝咖啡可促进尿酸水平下降。

水

多喝水，勤排尿，对于降低尿酸水平非常重要。合并泌尿系尿酸性结石的患者，每日饮水应多于 2 升。

迈开腿同样重要

高尿酸血症／痛风患者常常同时合并超重、肥胖、代谢综合征，除了合理饮食，减少精细加工食品、高脂高糖食物的摄入，即在管住嘴的同时还要迈开腿，积极控制体重尤为重要。

推荐高尿酸血症患者积极进行有氧运动，同时配合肌肉抗阻训练。对于已经合并痛风性关节炎的患者，急性期可适当制动，随着症状缓解，可在康复运动专家的指导下合理运动。这样更有助于尿酸的长期管理。

吃点益生菌保胃肠健康?

这样做，少交智商税，效果还更好

作者 | 北京大学公共卫生学院营养与食品卫生学系　张召锋
审核 | 浙江医院营养科、消化科主任　郑培奋

为了拥有健康的肠道菌群，近年来人们不断把目光投向益生菌。很多商家投其所好，把益生菌当作"万能神药"大肆宣传，引得无数中老年人以及家长争相购买。益生菌真如广告描述的那么神奇吗?

要不要补充益生菌

许多人希望通过补充益生菌来改善胃肠道健康。在实际的临床应用中，益生菌也常被用于肠易激综合征、炎症性肠病的辅助治疗，在婴幼儿使用抗生素或者治疗腹泻、便秘时，医生也会慎重地加用益生菌。

然而，美国胃肠病学协会（AGA）发布的临床指南指出，对于大多数消化系统疾病，没有足够的证据支持使用益生菌。

益生菌对健康的作用具有菌株特异性和个体差异性，不存在一种"万能"的益生菌菌株适用于每个人和所有健康状况的改善。研究发现，不同种类的益生菌基因组差别较大，即便是同种益生菌的不同菌株之间也存在差异性；同一株益生菌在不同个体肠道中的定殖也不同。益生菌菌株能否在人体肠道中定殖，很大程度

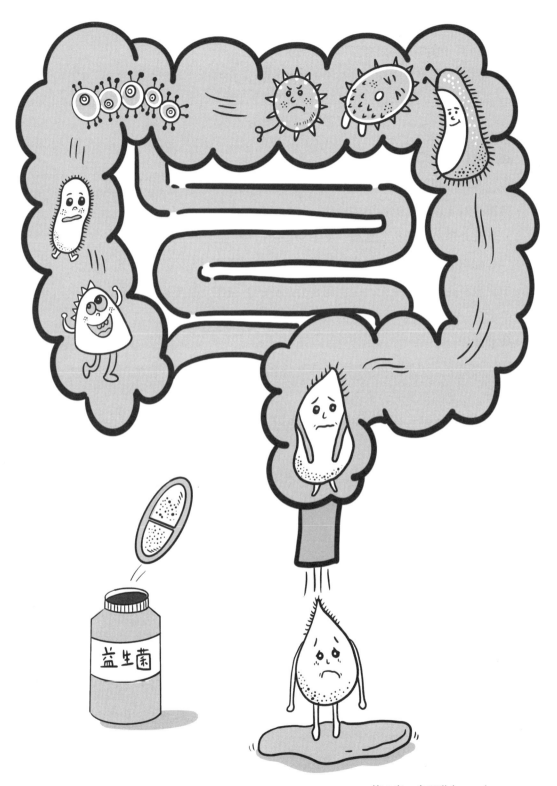

上取决于个体肠道中固有菌群的组成和结构。

因此，消费者应尽量听从专业医生的建议，理性选择益生菌产品，不要盲目购买。

益生菌和益生元

益生菌和益生元，虽然只是一字之差，却是截然不同的两种物质。益生菌是对肠道有益的活菌的总称。益生元是指既能够选择性地促进肠道内一种或几种有益菌生长繁殖，又不能被肠道消化和吸收的物质。

提醒大家，在重视益生菌的同时，别忽略了益生元的重要作用。要知道，没有足够的益生元，益生菌是会死掉的。益生元是支撑益生菌活下来的养分，只有肠道内有充足的益生元，益生菌才能大量繁殖，进而维持肠道健康。

市面上，益生菌和益生元的种类繁多。益生菌大都包含乳酸菌和双歧杆菌。常见的益生元分为两种：

功能性寡糖：如低聚果糖、木寡糖、半乳寡糖、异麦芽寡糖、大豆寡糖、松木寡糖、乳果寡糖等。

膳食纤维：如菊粉、水溶性膳食纤维、聚葡萄糖等。

其中，低聚果糖、木寡糖、菊粉和水溶性膳食纤维是益生菌产品中常添加的益生元。

选对益生菌，别交智商税

对于益生菌产品的选购，有以下两点建议：

最好选择复合型益生菌产品，也就是益生菌与益生元的结合性产品。比如在双歧杆菌中添加了低聚果糖，这种组合可以让所补充的双歧杆菌增加 10~100 倍，比单一补充益生菌的效果强很多。

选择含有两种及以上益生菌的产品。研究显示，多种益生菌相结合的功效大于一种益生菌的功效。

对于乳酸菌饮料，消费者在购买时应注意区分产品类型。我国相关标准规定，乳酸菌饮料产品标签应标明活菌（非杀菌）型或非活菌（杀菌）型，选购时可以通过标签标示进行区分。活菌型乳酸菌饮料在贮藏、运输过程中若脱离冷链，会导致乳酸菌活菌数下降且影响口感。消费者购买后应及时饮用或尽快放入冰箱冷藏。酸奶也如是，购买后应根据保质期合理保存，以保证其中的菌株活性。

"吃菌"不如"养菌"

增加肠道中的有益菌有两种方法，一种是直接摄入益生菌或益生菌含量丰富的食品（如泡菜、豆豉等），另一种是吃有益菌喜欢吃的食物，帮助它活下来、活得好。

补充益生菌的最大问题是，胃是强酸性环境，益生菌耐酸性很差，进入人体后活下来的概率非常低，能顺利到达肠道起作用者更是少之又少。而且，益生菌菌种稳定性不强，在常温下容易死亡。益生菌产品从被生产出来到被消费者购买，在这个过程中其实已有部分菌群死亡。因此，与其摄入外来的益生菌，不如增殖体内的有益菌。也就是说，"吃菌"不如"养菌"。

补充益生元是最好的"养菌"方式。我们从饮食中可以获得足够的益生元。只要每天多吃蔬菜、水果、大豆制品、粗粮等食品，摄入 30~40克膳食纤维，就可以"喂饱"体内的益生菌。当然，如果你偏爱肉类食品，不喜欢吃蔬菜、水果、粗粮等，或者在旅行、出差中无法保证享用新鲜的蔬果，那么在你吃的益生菌中最好加入益生元，这样才能保证益生菌在你的肠道里活下来、活得好。

临期食品的"便宜"能捡吗

作者 | 华东理工大学食品科学与工程系教授　刘少伟

中国农业大学食品科学与营养工程学院副教授　范志红

审核 | 上海交通大学医学院营养学教授　蔡美琴

"原价 50 元，现价 10 元 3 件"

临期食品真是打折的价格、不打折的美味吗?

不论是线下超市还是线上网店，打折促销临期食品已经成为一个热门趋势。很多超市专门设置了临期食品专柜，还出现了专门销售临期食品的小超市。那么很多人要问了：临期食品安全吗? 这个"便宜"能捡吗?

临界期限有 6 级标准

临期食品是指即将到达食品保质期，但仍在保质期内的食品。2012 年 1 月 27 日，国家市场监督管理总局发文明确要求，食品经营者对即将过期的食品应向消费者做出醒目提示。也就是说，到了保质期临界期限的食品，需要告知顾客并单独出售。

北京市工商局也向外界公布了"食品保质期临界"的 6 级标准：

标注保质期 1 年或更长的，临界期为到期前 45 天（比如罐头、糖果、饼干等）。

标注保质期 6 个月到不足 1 年的，临界期为到期前 20 天（比如方便面、无菌包装的牛奶、果汁之类）。

标注保质期 90 天到不足半年的，临界期为到期前 15 天（比如一些真空包装并冷藏的熟食品、速食米饭之类）。

标注保质期 30 天到不足 90 天的，临界期为到期前 10 天（比如一些灭菌包装的肉食品、鲜鸡蛋等）。

标注保质期 16 天到不足 30 天的，临界期为到期前 5 天（比如酸奶、一些点心等）。

标注保质期少于 15 天的，临界期为到期前 1~4 天（比如牛奶、活菌乳饮料、主食品、未灭菌熟食、未灭菌盒装豆制品等）。

价格打折，安全不能打折

临期食品不就是快要过期的食品吗？买东西的时候，人们更多习惯挑选日期新鲜的，还会有人故意去买临期的？虽说价格优势很吸引人，但吃了不会有什么问题吗？很多人最担心的，就是临期食品的安全性问题。

临期食品不是过期食品，它属于安全食品的范围。临期食品是可以吃的。它只是快要到保质期了，但还在保质期内，只要储存得当，食品的品质是有保障的。

食物大体上可以分为两类：长保质期食物和短保质期食物。长保质期食物一般可以存放几个月到几年不等。即便到了保质期，只要储藏条件符合要求同时没有开封，且外观看起来没有明显变化，还是能安全食用的。特别是那些保质期较长的真空包装粮食、罐头、方便面、饼干之类。

而鲜牛奶、新鲜果汁、现做蛋糕或面包、冷鲜肉等短保质期食物，通常需要冷藏保存，保质期一般在 3~30 天不等。这类食物的保质期通常比较严格，只要过了保质期，微生物超标的风险会增加，那就不要吃了，这一类的临期食品也请谨慎购买。

挑着买，捡到"真便宜"

买临期食品并不是不健康的生活方式。没有超过保质期的食物，只要是在靠谱的超市或其他正规渠道购买的，就不用担心安全问题。只要你能及时消费掉，就不吃亏。只是在"捡漏"的时候，一定要擦亮眼睛。

有些食品营养价值不高，比如薯片等高油、高盐、高糖的加工食品，不要在低价诱惑下一次买太多。

富含油脂的坚果类零食，如果不是真空／充氮包装，时间长了容易产生令人不愉快的哈喇味，还是尽量购买新出厂的比较好。

如果价格差不多，建议购买多个小包装，而不是买一个大包装的临期食品。毕竟因贪吃受损的，还是你自己的健康。

各种农贸市场销售的熟食，包括肉类和豆制品，要特别小心保质期被修改，吃之前要好好消毒杀菌。

如果发现室温保存的食物还差一周就到期了，买回来几天又吃不完，建议放在冰箱里冷藏，或是干脆不买，避免浪费。

专坑老年人的五大饮食误区

作者 | 四川大学华西医院老年医学中心副主任　黄晓丽

四川大学华西医院老年医学中心医师　刘龚翔

四川大学华西医院临床营养科营养师　薛　宇

审核 | 四川大学华西医院老年医学中心主任　吴锦晖

老年人群可能会产生一些错误的膳食观念，

从而限制了他们的营养摄入，

最终将其引向营养不足甚至是营养不良。

我国已经进入老龄化社会，60岁以上老年人口达2.64亿，65岁以上老年人口达1.9亿。老年人较普通人群有着不同的特点。随着年龄的增长，人体各器官均会出现整体性的功能下降，同时伴发各种急慢性疾病、老年综合征。特别是营养不良，老年人已经成为高危人群。

老年人是慢性疾病的高发人群，这些慢性疾病往往与长期膳食结构不合理有关，一方面可能是由于缺乏对老年人如何进行合理膳食的指导，另一方面，我们传统文化中的一些陈旧观念也禁锢着老年人的膳食选择。

久而久之，老年人群就产生了许多错误的膳食观念，限制了他们的营养摄入，最终将其引向营养不足甚至是营养不良。

下面就跟大家一起来解析一下老年人中常见的膳食误区。

误区一　千金难买老来瘦

由于生活水平的提高，许多人中年"发福"，同时有了各种慢性病，因此大家常说"千金难买老来瘦"。

解析：体重下降往往意味着体内脂肪和肌肉组织的同步减少。对于老年人来说，在维持生活质量和机体功能方面发挥重要作用的肌肉组织的减少，往往会更加明显，有人甚至出现肌肉减少症（肌少症）或肌少症性肥胖。这就是为什么有些老年人实际体重下降了，看起来却胖了的原因。

一些老年人认为"千金难买老来瘦"，对自己体重的下降并不在意，甚至刻意减少体重，这就增加了肌少症的发生风险，严重影响到生活质量，表现为老年人易跌倒、自理能力差、免疫力下降、易生病，甚至寿命缩短。

与其说"千金难买老来瘦"，不如说"千金难买老来寿"。这要求老年人在日常膳食中注意保证充足的能量与蛋白质摄入，同时吃动结合，保持适量的有氧运动和抗阻运动，维持和改善肌肉减少的情况和营养状况。另外，老年人应规律监测体重，保持体重（体质量）指数（BMI）在 20~26.9 千克／米^2，小腿围应 ≥ 31 厘米，正所谓"小腿越粗，寿命越长"。如发生明显的体重变化，尤其是非自愿性体重下降，应及时就医。

误区二　告别肉类多吃素

由于传统习俗、陈旧观念、文化信仰以及合并疾病的影响，不少老年人认为动物肉类、海鲜等是"发物"，会加重或诱发疾病。

解析：如果老年人觉得吃素食会更好，在膳食结构上就容易出现动物性食物摄入不足的情况。而动物性食物却是机体获取优质蛋白质的重要来源，富含机体需要的必需氨基酸，如长期摄入不足，会导致营养不足、肌少症甚至营养不良。

建议老年人每天至少食用 1 个鸡蛋、1 盒牛奶（乳糖不耐受者可选择酸奶或舒化奶）。在食物选择上多选择鱼、虾等水产类及禽类（白肉）等，或是大豆及大豆制品等富含优质蛋白质的食物。每天应摄入肉类 50~100克，鱼虾 50~100 克，且三餐应规律，午餐和晚餐进食的肉类量要大体相当。

误区三 担心血糖爱粗粮

患糖尿病的老年人容易过度控制饮食，尤其是碳水化合物类主食的摄入。有的老年人相信粗粮对糖尿病有好处，长期坚持进食粗粮。

解析：糖尿病是老年人的常见病、多发病，老年人如未能得到良好的疾病膳食指导，常常会因为担心血糖增高而过度控制饮食。长期过度进食粗粮，很容易引发消化不良。

我们需要明确的是，良好的血糖控制目的是为身体健康，而过分控制饮食会导致机体发生营养风险。因此建议患有糖尿病的老年人适当增加多种食物的进食量，每一餐保证食物的多样性，每天进食的食物种类在 12种以上，每周进食的食物在 25 种以上。

同时，要养成良好的饮食习惯，三餐及加餐都定时定量，每天 2~3次加餐，加餐以水果、坚果等为主。进食时充分咀嚼食物，每口咀嚼10~20 次。在食物搭配上，主食粗细搭配，多选择谷类、薯类及杂豆类混合性食物，适当选择大豆及其制品替代动物性食物。建议增加新鲜蔬菜和水果的摄入，至少 500 克 / 天。

误区四 清淡饮食控血脂

合并心脑血管疾病或高脂血症的老年人，常常被嘱咐饮食要低盐低脂，所以为了身体健康，荤腥不吃，油盐不进。

解析：清淡饮食是建立在食物多样化的基础上的，要求合理搭配营养，将动物性食物、食用油和盐限制在合理范围内，避免过多使用辛辣调味品。尽量保持食物的原汁原味，味道清淡平和，营养丰富，容易消化。

食物中油脂及盐的含量过低，会明显影响食物风味。长此以往，油脂、盐以及食物摄入不足，可导致老年人电解质紊乱、营养不良。长期油脂摄入过低，也容易诱发便秘，影响食欲，更易导致营养不良。

盐和油并不是健康的敌人，适当食用不会损害健康。建议老年人每天用油 25~30 克，尽量选择食用植物油，避免动物油。全天用盐不超过 5克（大概一啤酒盖的量），合并高血压的老人应将盐控制在 4 克以内。

误区五　营养都在汤里面

中国自古就有喝汤的饮食文化。营养都在汤里面，是不少人心中根深蒂固的观念，甚至喝完汤就把里面的肉、骨头、炖料等当作渣子扔掉。

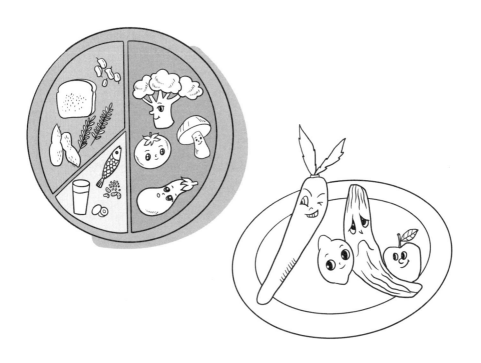

解析：从营养学角度看，汤的营养价值并没有人们想象中那么高。这其实是一个误区。

日常生活中，很多人喜欢鱼汤、骨头汤、肉汤，熬制过程中虽然会溶解出少量的蛋白质，但同时也会溶解脂肪和嘌呤。而烹饪过程中，为了使味道鲜美，汤里还会加入较多的盐。如果弃肉喝汤，会浪费更多营养物质，不仅不能摄取足够、优质的营养，还可能摄入过多的嘌呤、脂肪与盐。这对于许多合并高脂血症、高尿酸血症或糖尿病的老年患者来说，是不利于健康的。

建议合并高尿酸血症或痛风的老年人避免食用肉汤，其他老年人在饭前可以少喝一点汤（素菜汤更佳），多吃一点汤中的肉。

孩子怎么总饿？
吃啥能长高

作者｜湖南省儿童医院消化营养科医师　李灿琳　　副主任医师　刘　莉

审核｜上海交通大学医学院营养学教授　蔡美琴

在给娃做饭这件事上，

问题总是一箩筐。

吃完饭没多久就饿？ 先看看热量够不够

吃完饭没几个小时，肚子又开始咕咕叫……不少家长发现，孩子虽然吃得不少，但饿得却很快。

实际上，不同年龄段的孩子每天所需的热量是不一样的，男孩与女孩也有一定差别。

一般来说，男孩每天需要多少热量呢？

6~8 岁：1 400~1 650 千卡（1 千卡 =4.18 千焦）

9~11 岁：1 750~2 050 千卡

12~17 岁：2 050~2 500 千卡

女孩每日所需热量如下：

6~8 岁：1 250~1 450 千卡

9~11 岁：1 550~1 800 千卡

12~17 岁：1 800~2 500 千卡

所以，对于每天究竟该吃多少，家长除了要看孩子的小肚子能不能装下以外，还可以参考上述热量值。

早餐、中餐、晚餐应提供谷薯类、新鲜蔬菜和水果、鱼禽肉蛋类、奶类及大豆类等四类食物中的三类及以上，尤其是早餐。同时，一日三餐还要合理分配。早餐、午餐、晚餐提供的热量和营养素应分别占全天总量的25%~30%、35%~40%、30%~35%。如果按食量来分配，那么三顿饭的比例以3：4：3为宜。

从进餐时间来说，早餐最好在6：30—8：30吃完，午餐以11：30—13：30为宜，晚餐则要在17：30—19：30结束"战斗"。

想"保质保量"又不发胖？巧妙搭配很重要

不少家长听过，每天应平均摄入至少12种食物，每周平均摄入至少25种食物。可问题来了，这么多种食物，怎么才能既"保质保量"又不发胖呢？

答案其实很简单。前面提到的谷薯类、新鲜的蔬菜和水果、鱼禽肉蛋类、奶类及大豆类这四类食物，是我们需要重点关注的对象。

谷薯类 谷薯类包括米、面、杂粮和薯类等，可用杂粮或薯类部分替代米或面。孩子平时上课时间长，建议准备一些消化较慢的主食，如馒头、花卷、面包、面条、玉米、杂粮豆粥、番薯等，避免长期进食同一种主食。

蔬菜、水果 每天至少摄入3种以上新鲜蔬菜，一半以上为深色蔬菜（深绿色、红色、橙色、紫色蔬菜等），适量摄入菌藻类食物，有条件者可每天摄入1种新鲜水果。

鱼禽肉蛋类 优先选择水产类或禽类，畜肉以瘦肉为主，每周摄入1次动物肝脏（20~25克）。

奶类及大豆类 平均每天需摄入200~300克牛奶或相当量的奶制品，

如鲜奶、酸奶、奶粉或奶酪等。此外，每天须摄入各种大豆或大豆制品，如黄豆、豆腐、豆腐干、腐竹、豆腐脑等。蛋类和奶类可在三餐中分别摄入，也可集中于某一餐摄入。

家长可以经常换一换搭配方式。比如，将畜肉与禽肉互换，鱼与虾蟹互换，各种蛋类互换等等。烹调以蒸、炖、烩、炒为主，尽量减少煎、炸等方式。

另外，孩子处于生长发育阶段，家长应注意为其提供富含钙、铁等营养素的食物。

富含钙的食物有奶及奶制品、豆类、虾皮、海带、芝麻酱等。富含铁的食物有动物肝脏、瘦肉、动物血、木耳等，同时搭配富含维生素C的食物（如深绿色的蔬菜和水果）可促进铁的吸收。富含维生素A的食物，如动物肝脏、海产品、蛋类、深色蔬菜和水果等，可以帮助孩子保护视力。

如果日常三餐不能满足身体所需营养，可在医生或营养师的指导下，有针对性地选择微量营养素强化食物，如强化面粉或大米、强化酱油或强化植物油等。

晚餐放开吃、拿饮料当水……这些做法很"坑"娃

白天，孩子埋头学习，家长则在认真工作，到了晚上，一家人终于聚在一起，这时怎能少了一顿丰盛的大餐呢？

实际上，把晚餐做成"大餐"并不可取。晚上相对来说消耗少，进食过多会导致发胖，不利于健康。各种慢性疾病，如糖尿病、高血压、胰腺炎等都和晚餐过饱有关系。对于孩子来说，晚餐的原则应该是补充白天没有吃到的食物，让一天摄入的营养更为均衡。

生活中，也有的孩子"无糖不欢"，甚至将饮料当水喝，这种做法同样不可取。白开水是最健康的"饮料"。建议6~10岁的孩子，每天喝

800~1 000 毫升水，11~18 岁的孩子，每天喝 1 100~1 400 毫升水。天气炎热或运动出汗较多时，要注意增加饮水量。饮水应做到少量多次，不要等感到口渴时再喝。可以在每个课间喝 100~200 毫升水。

对怎么吃毫无头绪？抓住这些关键词

想让孩子吃得营养、健康，不妨记住以下关键词：

保持：在食物多样化的基础上，保持谷类食物作为热量来源的主体，即不低于 50%。

适当：适当摄入肉类食物，可多吃一些鱼、虾等水产品。

增加：除了谷类和肉禽类，还要增加蔬菜、水果的摄入，做到餐餐有蔬菜，天天吃水果。

三减少：减盐。"盐"值过高，危害不少，提倡每人每天控制在 5 克以下。减油。目前家庭烹调用油摄入量普遍过高，须减少用油量，每天控制在 25~30 克为宜。减糖，尤其要减少含糖饮料的摄入。

下面，以 9~10 岁儿童为例，说说一日三餐具体该怎么吃。该年龄段的孩子每日所需热量为 1 600~1 800 千卡，三餐可以这样分配。

早餐：牛奶 200 毫升，煮鸡蛋 1 个，玉米馒头 1 个，苹果半个。

中餐：米饭（大米 100 克），胡萝卜土豆烧牛肉，韭菜豆腐干，蒜蓉空心菜，丝瓜菌菇汤。

晚餐：红豆饭（大米 75 克，红豆 20 克），清蒸鲈鱼，荷塘小炒（荷兰豆、莲藕、水发木耳、甜椒），清炒小白菜，紫菜虾皮汤。孩子饿得快，家长可以准备一些健康零食，包括原味的酸奶、小袋的无盐坚果、干果、新鲜水果或者一片全麦面包等。

碳酸饮料、糖果、膨化食品、炸鸡、烤串等食物虽然味道好，但为了健康着想，还是让孩子远离它们吧！如果实在想吃，记住四个字：浅尝辄止。

最后，送给家长和孩子们一个健康口诀：

早餐要合理，课间可加餐；

午餐要丰富，晚餐要适量；

常吃粗杂粮，蔬果要多样；

蛋奶每天吃，豆类不可少；

饮水须足量，少喝甜饮料；

少吃洋快餐，饮食要清淡；

吃动两平衡，健康一辈子。

合理膳食不只是会"吃"！
采买洗淘、清洁存放、公筷分餐一个不能少

作者｜北京大学公共卫生学院　张　娜　马冠生
审核｜北京大学公共卫生学院营养与食品卫生系教授　马冠生

要做到合理膳食，从选购、准备，到烹调、进食……方方面面都须多多留意。

"慧"选食物，吃什么要有计划

在购买食物之前，我们应考虑好家庭成员的营养需求和喜好，提前做好一周的家庭膳食计划，进而确定选购食材的种类和数量。选购食材时，要考虑平均每天摄入 12 种以上食物，每周 25 种以上。

主食　除了选择常吃的米、面，还应选择全谷物、杂粮、豆类和薯类等。

蔬菜　每类蔬菜的营养特点各有千秋，建议深色蔬菜应占到蔬菜总量的一半以上。

水果　富含维生素、矿物质、膳食纤维，还有植物化合物。以三口之家为例，每周可以采购 4~5 千克的水果，首选应季水果。

动物性食物　蛋白质含量普遍较高、质优，氨基酸组成更符合人体需要、利用率高，同时富含脂溶性维生素、B 族维生素和

矿物质等。在选择顺序上，首选没有腿的鱼，次选两条腿的禽类，最后选四条腿的畜类。

奶类　富含优质蛋白质，且钙吸收利用率高，液态奶、酸奶、奶粉、奶酪都是不错的选择。

有孩子的家庭，可以让孩子参与食物选购。在这个过程中，家长可以给孩子介绍食物营养的知识，潜移默化地提高孩子的营养素养。

知道了该如何选择食物的种类，还要学会看配料表，了解食品最主要的原料是什么。如含乳饮料的主要配料是水，其蛋白质含量只有牛奶的1/3左右，含糖量却比较高。看配料表就可分辨出哪些是乳饮料，哪些才是真正的奶制品。

看营养成分表可以帮助我们了解包装食品提供的能量、蛋白质、脂肪、饱和脂肪、碳水化合物、糖、钠等营养成分的含量，及其占营养素参考值的百分比。我们应尽量选择低糖、低钠、营养密度高的食物。

清洁备餐，食物存放要质控

选择好食物之后，食物的清洁、制备和储存同样至关重要。老话儿讲："不干不净吃了没病"，这是缺乏科学依据的。

首先，用流水反复冲洗食物，才能保证食物的清洁、干净，特别是生吃的食物更要清洗干净。

其次，生熟食物不能混放。生畜肉、生禽肉、生水产品和蔬菜根等可能会带有致病微生物。在切菜、配菜的过程中，一定要注意生熟分开。处理生的食物应该用专用的菜刀、砧板和容器等，避免交叉污染。

再次，食物储存要得当，切勿将冰箱当保险箱，储存食物时间不宜过长。合理的储存方式和储存时间有助于保持食材的新鲜和卫生。储存粮食时，注意干燥、避光、低温和通风。储存蔬果时可采用冷藏的方式，时间不宜过长。动物肉类和水产品等可冷冻储存，不要反复冻融，以免增加食品安全风险。剩菜剩饭放置过久会产生亚硝酸盐，尽量现做现吃。

巧手厨娘，多蒸煮炖少煎炸烤

蒸煮炖等烹饪方式可以最大程度保留食物原有的味道和所含的营养素。将食材挂糊、上浆后，用旺火快炒、滑炒等方式，适合大多数菜肴的烹制，也有助于降低食物中营养素的破坏。而油炸、油煎等烹饪方式容易破坏营养素，烧烤、熏制还会增加致癌物质的产生，应避免或减少此类烹饪方式。

值得注意的是，在烹饪的过程中无论采用何种方式，都应确保食物完全煮熟。

我国居民膳食中盐、油的摄入量已超出推荐量。油、盐、糖摄入超标会带来明确的健康危害，因此应合理限制。平时推荐使用油壶、盐勺等计算和控制家庭中油、盐的摄入，在烹饪过程中还应注意减少糖和隐形盐如酱油、酱等的添加。

享受食物，文明进餐更时尚

虽说"一家人不分彼此"，但用自己的筷子给别人夹菜可不妥。

公勺公筷、分餐份餐是实现合理膳食和健康生活的良好手段。公勺公筷、分餐有助于降低飞沫和细菌、病毒的传播，防止传染病。份餐有助于节俭节约，减少食物分量，帮助管理体重。

每个家庭都应树立文明、健康、理性、绿色的消费理念，培养按需购买、小份量备餐、不浪费食物的好习惯，做营养健康和合理膳食的支持者、倡导者。

回家吃饭，规律进餐更健康

一日三餐、定时定量、饮食有度　我们应尽量安排好一日三餐的时间和食物量，两餐间隔以 4~6 小时为宜。学龄前儿童除了保证每日 3 次正餐外，还应安排吃两次零食。

吃好早餐　我们每天都应吃营养充足的早餐。早餐食物应包括谷薯类、蔬菜和水果、动物性食物、奶豆坚果这 4 类食物。

合理安排午餐和晚餐　午餐要吃好，晚餐要吃少，建议至少在就寝前 2 小时进食。

回家吃饭，少在外就餐　家庭烹调的餐食更新鲜，更安全，更健康。如果要在外进餐，应尽量选择食品安全状况良好，卫生信誉度在 B 级及以上的餐饮服务单位。在外就餐还应注意食物多样，荤素搭配，适量点餐，不铺张浪费。

每个人都是家庭健康的守门员，重视自己和家庭的日常膳食管理，才能让家人在享受美味的同时打好健康基础。

吃盐越少 ≠ 身体越好

作者｜四川大学华西医院心脏内科主任医师　杨　庆
审核｜北京医院心内科教授　汪　芳

科学减盐，

健康生活。

从世界卫生组织到各国的膳食指南，均提倡要低盐饮食。

食盐由氯和钠组成，是食物烹饪或加工食品的主要调味品。世界卫生组织推荐健康成人每人每天摄入的食盐量不应超过 5 克，低盐饮食则要求每人每天的食盐量不超过 3 克（或酱油 15 毫升）。除在饮食烹调中减少食盐用量外，还不能食用那些用盐腌制的含盐量高的食品，如咸鱼、咸肉、咸蛋、腐乳、咸菜等。

中国人习惯了"重口味"，一日三餐吃盐较多，容易引发高血压等疾病。很多人为了预防和控制高血压，日常生活中开始严格奉行低盐饮食。那么，吃盐真的越少越好吗？低盐饮食是否适合所有人？

运动量大，需要盐分

一方面，低盐饮食确有益处。但是，我们对低盐饮食真的完全了解吗？只要日均摄盐量少于 5 克就不会有问题吗？

答案显然没那么简单。

首先，低盐饮食并非对所用人都适用。比如一些低血压患者。我接诊过的病人就有经常感到身体疲惫、头晕、恶心的，检查身体并没发现什么问题，就是血压有点低。只要平常盐的摄入量稍微多点，症状就能缓解。

还有一部分群体不仅不能采用低盐饮食，反而需要摄入比推荐量还多的盐分，比如运动量大的儿童青少年。

我上周门诊看了一个病人，是个刚参加完高考的男生。他说自己最近常常感到头晕，家人担心是不是心脏出了问题。因为这个男生之前患心动过速，已经做了射频消融手术，有可能复发。我结合问诊和检查结果仔细研究了一番，发现男生术后恢复良好，心脏并无问题。那他为何会时常头晕呢？经仔细问诊我得知，他酷爱打篮球，几乎每天下午都要在小区篮球场打两小时的篮球。

像这名男生这样，高温之下剧烈运动，活动量大，流汗较多，如不及时补充一些盐分来维持电解质平衡，很容易中暑。人一旦中暑，就会出现头晕的情况。

所以，经常在高温下运动、工作的人，需要摄入更多盐分，避免中暑。

血压高低，看敏感性

其次，并不是所有人都需要通过低盐饮食来预防高血压。

虽然有研究证实，增加盐的摄入可引起血压升高，但血压升高幅度会呈现个体差异，不同的人对盐的敏感性不同。

在摄入同样多盐分的情况下，有的人血压只升高一点，有的人血压却升得较高（可能存在尿钠排泄障碍）。这类摄入盐后血压升得高的人群，医学上称为"盐敏感者"。

"盐敏感者"需要严格控盐，一旦吃盐过多，就容易患上高血压。如果已患有高血压，则会使血压升高。其中的原理，应该是"盐敏感者"从尿中排掉过多的盐会比较困难，多余的盐吸收水分进入血液，使血容量增加，致使血压升高。

"盐敏感者"的检出率因地域、种族不同而不同。中国人不但盐吃得多，而且对盐很敏感。我国一般人群中"盐敏感者"有20%~40%。在原发性高血压患者中，"盐敏感者"占比高达60%。老年人、肥胖人群、糖尿病患者、代谢综合征患者中"盐敏感者"占比也较多，绝经后女性的血压对盐的敏感性也会增加。

不是"盐敏感者"的人群，其实并不需要刻意坚持低盐饮食。当然也不能无限制地多吃，毕竟"盐多必失"嘛！

吃盐太少，也有问题

很多人只知道低盐饮食是主流，但不知道低盐饮食并不是越低越好。

我曾接诊过一名患有冠心病的婆婆。婆婆同时患有高血压。社区医生再三嘱咐她要坚持低盐饮食。她在网上查了资料，发现盐吃多了确实会产生很多问题。所以她在饮食上格外注意，外卖不点，餐厅不去，自己每天烧的菜也都非常清淡，几乎不放盐。

这些饮食习惯婆婆倒能扛住，但她的老伴就为难了。老伴不会做饭，只能跟着一起吃。时间一长，天天喊头晕、恶心、乏力。婆婆带着老伴一同来找我看病，两个人在我面前唇枪舌剑，互不相让。一个抱怨对方"虐待"，另一个则说对方"装怪"。

其实大爷可能真不是"装怪"，他很可能患上了低钠综合征，表现为头晕、恶心、乏力、食欲不振等。食盐的主要成分是氯化钠，在人体内可分解成钠离子和氯离子，分别发挥着不同的作用。尤其是钠离子，对我们身体保持整体的液体平衡，运输氧气和营养物质，以及维持神经细胞的电脉冲等过程都必不可少。

我们每天必须摄入一定量的食盐，保证足够的钠含量，才能维护体内物质的平衡。

温馨提醒

　　研究表明，我国是世界上食盐摄入量较高的国家之一。长期高盐饮食对身体的伤害是毋庸置疑的，普通人在日常生活中还是有必要控制好食盐量。但具体情况要具体分析，盐并不是洪水猛兽，钠也是人体必需的营养素之一。饮食讲究均衡、适量。无论吃什么东西，最好都要适量吃，吃太多和吃太少都不好，包括盐。

野菜的营养价值，
真不是你想的那样

作者｜中山大学孙逸仙纪念医院临床营养科　林秀红
审核｜上海交大医学院营养系教授　蔡美琴

春夏时节，野菜飘香。

马路边，田野上，

正冒芽的野菜等着你采。

挖野菜的乐趣，你懂的！

吃野菜呢？尝鲜即可！

野菜，也称野生蔬菜，通常是指在野外自然生长、未经人工栽培的，根、茎、叶、花或果实等用作蔬菜食用的野生或半野生植物。

野菜在我国有着悠久的食用历史。我国的野菜种类有成百上千种，按质地，可分为草本植物、藤本植物、木本植物；按食用部位，可分为茎菜类、叶菜类、花菜类、果菜类、根菜类和菌类等六大类。

论营养价值，野菜的共同点在于水分多，含有65%~95%的水分。深色野菜富含胡萝卜素、维生素C、核黄素，矿物质（如钙、钾、镁）的含量也较高，膳食纤维比较多，植物化学物质（如黄酮类）含量丰富等。由此可以看出，野菜的营养成分与栽培的蔬菜大致相同，只存在含量上的些许差别。

鲜香野菜知多少

大家经常食用的野菜，主要有哪几种呢？

荠菜：大家最为熟悉的一种野菜，属十字花科植物，又名菱角菜、麦地菜、枕头草、护生草等。每年三四月份是最为鲜嫩、适宜食用的时候。荠菜吃法很多，比较常见的是荠菜饺子、荠菜馄饨、荠菜包子、荠菜春饼及荠菜豆腐羹等。需要注意的是，只有幼嫩的荠菜可以食用，开花后不建议食用。

蕨菜：又名蕨儿菜、龙头菜，最常见的吃法是焯水后凉拌或者炒肉丝。

苋菜：特点是含有丰富的赖氨酸，可提高食物蛋白质的营养价值。烹调方式可炒可做汤，也可烫后凉拌。

马齿菜：又名马齿苋、长寿菜、马蜂草、马蜂菜、五行草等。可炒食、凉拌或做馅，用开水焯过后与蒜泥凉拌，也可食用。

苜蓿菜：也叫金花菜、草头，是我国古老的蔬菜之一。特点是含有丰富的铁、B族维生素及维生素K，可作为治疗缺铁性贫血、恶性贫血和止血时的辅助食品。苜蓿用油炒后，趁热进食，味道鲜美；冷却后进食，其味亦佳。其汁清沁心脾，尤其适合在天气炎热时佐膳。

蒲公英：又叫婆婆丁。食用蒲公英时，先把蒲公英洗干净，不用焯水，直接放香油、辣椒、盐、醋等调味品拌匀即可，也可蘸酱或蘸汁吃。这样不仅能最大程度保留蒲公英的营养成分，还能真正品尝到它的鲜味。此外，蒲公英还能与绿茶、甘草、蜂蜜一起泡茶喝。

苦菜：亦称苦荬，含有丰富的胡萝卜素和维生素，焯烫后凉拌或切碎做馅包饺子，可减轻一些苦味。也可以炒肉、做汤。

水芹菜：又叫水芹、河芹。水芹以嫩叶和叶柄作蔬菜食用，香脆爽口，还能解腻。

鱼腥草：洗净，去掉老根，用盐腌制 5~10 分钟后，加生抽、醋、香油拌匀，最后加入爆炒出香味的干辣椒段和香菜段，凉拌佐餐，能增进食欲，促进消化。

柳芽：可以泡茶，也可以用开水冲泡后再放凉，加上麻油、食盐、葱蒜、香醋拌匀当菜吃。或将柳芽晒干，到夏天用豆油炸着吃，都很鲜美。

清明菜：又名佛耳草、寒食菜、白蒿子。传统吃法是将嫩苗洗净沥去水分后，捣烂为泥，滤取鲜汁液与糯米粉拌匀，加入白糖、鲜橘皮细丝等调料，制成圆饼蒸熟后食用。如果嫌制作麻烦，也可在做汤时，把清明菜切碎直接倒入汤中提味。

香椿：香椿树的嫩芽，季节性强，可食用周期短，素有"树上蔬菜"的美誉，带有独特芳香，价格一度相当昂贵。使用前先用沸水焯烫约 1 分钟，才可烹饪。

尝鲜指南请收下

不难发现，很多野菜在烹饪前都要经过浸泡、水焯，这是为什么呢？一方面是因为这样会使口感更好，不会留下苦涩味。更重要的在于，部分野菜中可能含有天然毒素，必须经过浸泡、水焯等去毒处理，在炒熟煮（蒸）透后才可食用。这也说明，随意采摘、进食野菜存在一定的风险。

事实上，每年春天，全国各地都会出现误食野菜中毒的案例报道，严重者甚至危及生命。除了上面提到的去毒措施，我们还需要注意以下几个方面：

对不熟悉、不认识的野菜，不要采摘，避免误食有毒野菜。

有些野菜是草本植物，采摘时不要连根拔起，这样它还能带根继续生长。也请注意不要过度采摘野菜，以保持野菜的可持续生长，保护生态环境。

采摘野菜时，避开污染区，如化工厂、污水、公路、垃圾填埋场等区域，避免食用污染野菜引起中毒。即使是公园里的野菜，也可能为了控制绿化病虫害进行过打药消杀处理，灌溉也达不到饮用水的标准，所以不建议食用。

尝鲜即可，不要贪吃。老人、婴幼儿、孕产妇、哺乳期妇女、过敏体质人群，尽量不吃或少吃野菜。

食用野菜后如有不适，应及时催吐，并携带剩余野菜和呕吐物就近就医。

现在荠菜、苜蓿菜等野菜已经进行大规模人工种植了，若想尝鲜，最好到正规菜市场或超市选购新鲜野菜，现买现吃，不要长时间存放，以免因储存不当造成变质。

这些疑惑你有吗

野菜真是纯天然、更健康、更营养吗

事实上，大部分野菜虽是自然生长的，但并不算绿色食品。现代社会已经让许多地方的水源、土壤中含有过量的重金属和其他有毒有害物质。这些物质可能会被野菜吸收，并在植物中富集。汽车排放的尾气、空气中的污染物也会在野菜叶片表面沉积。长在公路、工厂附近的野菜，受到污染的风险会大大增加。它们看上去干净鲜嫩，但如果食用的话，可能会对我们的健康造成危害。

营养方面，虽然很多野菜的膳食纤维、维生素C含量比栽培的蔬菜高，但因为野菜比较苦，且存在环境污染的潜在风险，大家在食用前会先浸泡、焯水，而经过处理后，野菜本身的营养物质也会流失，营养价值并不见得就比普通蔬菜高。加上野菜内草酸、生物碱的含量比较高，会影响人体对营养物质的消化吸收，因此野菜并不存在营养上的优势。

传说中吃野菜能抗癌，还有人说野菜致癌，谁有理

部分野菜的提取物中，确实含有微量的抗癌成分，如水芹菜中含有的芹菜素，鱼腥草中含有的槲皮素等。也有些野菜含有致癌物，如蕨菜含有的原蕨苷，香椿含有的硝酸盐（保存不当或进入人体后转化为亚硝酸盐）等。但含有抗癌成分不等于能治疗癌症，含有致癌物也不等于会引起癌症。植物中含有的天然抗癌或致癌成分，其实含量极低。按照目前国人的饮食习惯，一年只会偶尔吃几次野菜，摄入量少，并无太大影响。

那些声称野菜中含有的激素（如马齿苋中的去甲肾上腺素）、神经递质（如荠菜含有的乙酰胆碱）能治疗慢性病的说法，也是同样的道理。

一吃野菜就腹泻是在排毒吗？还要不要继续吃下去

如果出现吃后腹泻这种情况，建议就不要再继续吃野菜了。这很可能是因为个人本身消化功能不好，如果继续长期吃野菜，会造成营养不良、骨质疏松等后果。

野菜适合尝尝鲜，偶尔变一变口味。千百年来野菜都只是野菜，而没有升级成普通蔬菜或药材，说明它们并不完美。而老祖宗在亲身实践后流传下来的家常菜，才是更适合日常食用的。

你吃的每一口食物，
其实也在为免疫力添砖加瓦

作者 | 中国疾病预防控制中心营养与健康所　赵文华　丁心悦　刘开琦　许晓青

研究膳食营养能为我们揭开哪些谜底？

膳食营养竟然与慢性病防控有关？

研究显示什么样的膳食模式更健康？

在人体内，免疫系统始终保持着警惕，防御外来侵入、清除衰老或损伤细胞、保持自身稳定、监测入侵或危险的迹象等。营养是机体免疫功能的重要影响因素。流行病学研究表明，营养缺乏会降低机体免疫功能，增加感染风险。而合理的膳食、充足的营养是免疫系统强大的根本。

营养与免疫——"常青"的研究主题

营养与免疫相关研究的历史由来已久。

营养对人体免疫影响的发现可追溯至 15 世纪。1497 年，葡萄牙航海家发现，即使在粮食供应充足的情况下，很多长时间出海的船员，其皮肤、黏膜、皮下组织和内脏等会有出血现象，这一病症曾被称为"坏血病"。直至 1933 年，研究者成功合成了维生素 C 才发现，维生素 C 缺乏是导致"坏血病"的根本原因。

虽然，这并不是针对营养与免疫的直接研究，但食物摄入不足与营养素缺乏可导致相关疾病已得到证实。

食物摄取是影响人体营养状况与健康水平的直接因素。早在19世纪末，已有研究发现机体营养状况与免疫功能的相关性。此后的许多研究也通过探索特定的营养素或食物与血浆免疫指标水平的关系，或对免疫相关疾病风险的影响，证实了膳食营养素对机体免疫的作用。

炎症和氧化应激与动脉粥样硬化、冠心病、糖尿病和代谢综合征等各种慢性病的发病机制密切相关，且是较早期的病变指标。除营养与免疫关系的研究外，从1996年起，关于营养对炎症或氧化应激反应影响的研究也成为新的热点，对食物及其有效成分对人体免疫功能的影响的研究也陆续开始。2004年，研究人员开始关注膳食模式与人体免疫的关系，发现膳食模式与炎症和内皮功能障碍标志物的相关性。随着相关研究的不断深入，以及人民生活水平和健康需求的提高，膳食营养对免疫的作用引起了广泛关注。

膳食模式——探秘免疫功能的重要入口

由于某些营养素间高度相关，且单个营养素的影响往往较小，很难直接研究其对免疫的作用。营养素摄入水平常常由多种食物组合决定，潜在地受膳食模式影响。

膳食模式是综合考虑了不同食物和食物组的种类、摄入量、频率和比例的一个变量，可用以评估整体膳食结构中食物与营养素之间的相互作用。

国内外有多项研究探寻膳食模式与人体免疫功能的关系，并提供科学证据。这些研究认为，膳食模式可以调节多种炎症标志物的水平，直接影响免疫系统，也可以通过调节代谢指标间接影响免疫系统。

例如，研究显示，以蔬菜、水果、鱼类、五谷杂粮、豆类和橄榄油为

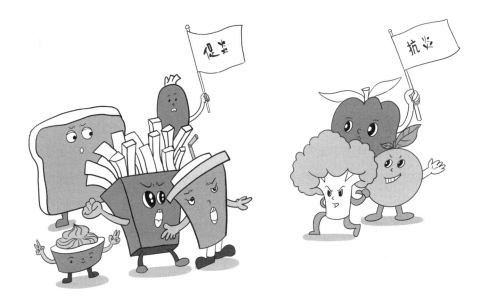

主的地中海膳食模式，可减少炎症反应并改善内皮细胞功能，可减少慢性全身性炎症，并对代谢综合征、心血管疾病和其他慢性炎症性疾病的风险有着积极影响，增强人体抗氧化能力等。

健康膳食——对慢性病防控意义重大

随着我国社会经济快速发展，慢性病负担日益加重，已成为社会发展的重大阻碍。国务院新闻办公室 2020 年 12 月 23 日发布的《中国居民营养与慢性病状况报告（2020 年）》显示，目前我国 18 岁及以上居民高血压患病率为 27.5%，糖尿病患病率为 11.9%，高胆固醇血症患病率为 8.2%，我国居民因慢性病导致的居民死亡占总死亡的 88.5%。

炎症和氧化应激与动脉粥样硬化、冠心病、糖尿病和代谢综合征等多种慢性病发病密切相关，故可将炎症因子和氧化应激标记物水平作为慢性病发病风险的前期标记。

而营养干预对于慢性病防控具有重要意义。

国内外多项关于营养（包括营养素、食物或膳食模式）对体内炎症因子和氧化应激标记物浓度作用的相关文献显示，遵循地中海膳食模式等健康膳食模式，增加摄入维生素、必需脂肪酸、某些必需氨基酸、以酚类化合物为主的植物化合物、膳食纤维，摄入适量的瘦肉、鱼虾、新鲜蔬菜和水果、大豆、坚果等，均可降低血浆炎症因子和氧化应激标志物水平。而反式脂肪酸、胆固醇、含糖饮料摄入过多等不健康饮食习惯，可导致血浆炎症因子和氧化应激标记物水平升高。

系统研究表明，以多吃全谷物、新鲜蔬菜和水果、低脂乳制品，少吃红肉或加工肉类、精制谷物和加工食品，膳食富含多不饱和脂肪酸为特征的膳食模式，对多种健康结局有益。

因此，建议人们可以从健康的食物组合变化开始，逐步改善日常不良饮食习惯，找到适合自己的同时又促进健康的膳食模式，从而为健康带来更大益处。

"外卖胃""弹簧胃""压力胃"……对号入座，远离这些个"渣"胃

作者｜上海交通大学医学院附属仁济医院　周澄蓓
审核｜上海交通大学医学院附属仁济医院消化科教授　房静远

脾胃不好，百病丛生。该是打响"保胃战"的时候了……

胃，是个神奇的器官，功能强大。

消化第一站

胃是我们人体消化、储存食物的第一站，也是全身营养和能

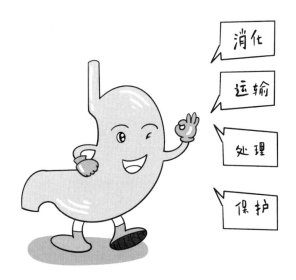

量的发动机。在享受每一顿美味大餐后，我们的胃就开始它兢兢业业的消化工作，一日3次（甚至更多），完成它神圣的使命。

运输始发地

当食物进入胃后可以刺激胃的蠕动，使胃液与食物充分混合，胃的蠕动将食物转化为食糜等糊状物，并将其运输至十二指肠和小肠，完成后续的消化、吸收工作。

处理中转站

我们的胃会分泌胃酸、黏液、胃蛋白酶原、胃泌素、内因子等，也可吸收少量的酒精和水。我们在摄入食物以后，胃壁细胞会适当分泌消化液中和食物。其中胃液与胃蛋白酶相互协同，能促进食物中的蛋白成分在胃内进行初步分解或消化。

强大保护伞

胃内的高酸环境使许多细菌无法存活，保护其免受外敌侵袭。

胃，有9怕

重口味

高盐饮食，长期吃腌制（咸菜、腌菜、咸鱼、腌肉等）、熏制、烧烤、霉变、油辣冰烫的食品，抽烟，喝浓茶、浓咖啡、烈酒等——这些重口味的饮食会伤害我们的胃。

快餐胃

狼吞虎咽，吃饭过快，会使口腔咀嚼食物不充分，影响胃的消化功能。

外卖胃

许多外卖添加了过多油脂或其他添加剂，给胃造成巨大的负担。建议大家少吃外卖，尽量自己烹饪，避免摄入过多不健康的物质。

压力胃

胃很容易受到我们情绪的影响，负面情绪如焦虑、烦躁、紧张、抑郁、压力，会使胃肠动力异常，引起不适，表现为早饱、饱胀、食欲不振、打嗝等。此时，大脑又会放大这些不适感，形成恶性循环。而较为亢奋的情绪，如厌恶、愤怒、极度喜悦则可导致胃肠高动力反应，容易引起胃酸分泌增加，使胃肠蠕动不协调，造成胃食管反流、胃炎，甚至消化性溃疡。

药物胃

有些朋友出现胃痛的时候，经常自己抓起止痛药就吃，殊不知。许多止痛药都会损害胃黏膜，如阿司匹林、布洛芬、吲哚美辛等。解热镇痛药也对胃黏膜有严重的损害，最常见的就是胃溃疡。另外，长期服用抗生素也会对我们的胃造成轻度损伤。我们应在医生的指导下服用上述药物。

空腹胃

我们的胃也有昼夜节律，白天分泌胃酸多，晚上需要休息。如果我们长期不吃早饭，那么早上分泌的胃液无法用来消化食物，就可能消化胃自身的黏膜，危害很大。因此，应养成每天吃早餐的好习惯。

弹簧胃

暴饮暴食、经常吃撑、饥饿或饥一顿饱一顿等，其实都是伤胃的行为。当我们大吃大喝时应该考虑一下胃的感受，此时食物不断刺激胃酸分泌，黏液层会不断更新中和胃酸，保护胃黏膜。但这并不代表我们可以肆意妄为。经常暴饮暴食会超出胃的消化吸收能力，而长期吃撑会明显影响胃的排空能力，加重胃蠕动时的负担，使消化功能下降，导致饱胀、打嗝、恶心、呕吐等不适。

低温胃

胃也格外害怕冷空气的来袭。天气突然转凉会使胃酸分泌增加，胃发生痉挛收缩，引起疼痛。这就是许多人一到秋冬季节就感到胃不舒服的原因。我们要注意保暖，睡觉时腹部不要着凉，饮食宜温不宜寒。

细菌胃

幽门螺杆菌是我们常见的与胃病密切相关的细菌，它的感染可致胃炎、胃溃疡，甚至胃癌。平时生活中我们可能会通过吃饭、亲吻、嘴对嘴喂食等途径发生人与人之间的传染，建议大家用餐时使用公筷、公勺，避免相互传染。

"胃"健康要避误区

误区一：胃病很常见，有胃病吃药就行

其实许多胃病患者，特别是胃癌患者，在早期阶段都是没有症状的。并且，许多胃病的症状都是相似的，表现为腹痛、饱胀、打嗝、早饱、恶心等。因此，千万不要以为只是消化不良，自行用药治疗，这极有可能耽误疾病的早期发现和治疗。

误区二：胃会被越撑越大，越饿越小

我们时常听到有些姑娘边吃边说"再吃胃就要被撑大了！"许多人都认为我们的胃像一个气球，越吹越大。我们的胃真像气球一样脆弱吗？长期吃撑或饥饿真的会改变胃的容量吗？

胃的形态因其中含有食物的量而不同，且具有非常好的伸缩能力。当我们进食时，胃会出现容受性舒张，即胃的容积变大而容纳食物；当食物排空后，胃又会恢复原来的形态。胃壁内的肌间神经丛会不断发放电冲动，维持胃处于一个轻微收缩的状态。因此无论是吃撑还是饥饿的状态，都不存在将胃撑大或缩小的问题。

误区三：吃饭时不能喝水，这样容易不消化

许多人认为吃饭时喝水会冲淡胃液。实际上，我们每天都会不知不觉地摄入大量水分，喝水对胃液的浓度或成分不会有显著影响，也不会影响消化功能。吃饭时适量饮水，还可以将食物软化水解，为其他食物提供消化空间。至于饭前喝还是饭后喝，也没有差别。不过，若在饭前喝水或汤，

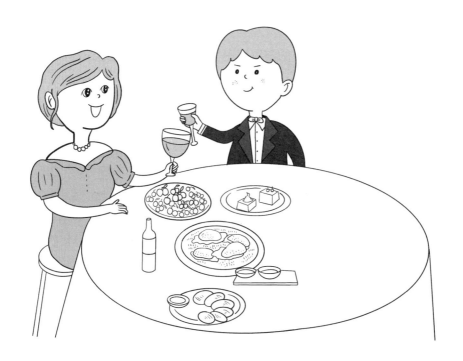

可能会增加我们的饱腹感，有助于控制饭量。

误区四：喝粥养胃

这种情况因人而异。粥属于半流质食物，对于胃动力不足、胃溃疡、刚做完内镜诊疗、刚开放饮食的患者，喝粥可以适当减轻胃的负担，但并无明确的养胃功效。由于煮粥所需时间较长，容易流失许多营养物质，因此普通人如果长期喝粥，易导致营养摄入不足。真正的养胃需要从饮食、作息、运动、情绪等各方面进行综合调理。

第 5 章

全民健身

跑步伤不伤膝盖?
真相来了

作者 | 陕西省商洛市中心医院骨科　郭一帆

审核 | 北京体育大学运动医学与康复学院院长　倪国新

跑步伤不伤膝盖?

这可是跑步爱好者的终极之问。

　　天气渐好,公园里、街边马路上跑步的人越来越多。这项几乎没有门槛的运动,一双跑鞋,迈开双腿,轻轻松松就在碎片时间里锻炼了身体。可不少跑者在热情高涨准备投身于跑步事业时,总不免要被浇上一盆"冷水"——跑步伤膝盖!

跑步真伤膝盖吗

　　在常识中,大多数人会默认一点:走路比跑步对膝盖的冲击要小。事实也是如此,实验数据证明,蹲跪动作才是膝关节的大敌。预防膝盖出问题,首先要避免膝关节的大幅度屈曲。但跑步对膝盖的冲击力也不小,那就索性不运动,珍"膝"要紧?

　　没这么简单!有研究发现,奔跑的动物比久坐不动的同类具有更厚、更健康的膝盖软骨。

　　这又是什么理儿?

打个比方吧，你买辆车停在车库里不开，就是在爱护车子吗？人体的关节也是一样，经常运动，能让关节软骨受到适当的刺激，促进新陈代谢，促进关节滑液的流动，起到润滑和营养的作用，让你的关节"更坚强"。

事实上，国际期刊《骨科与运动物理治疗杂志》也曾发表文章，对跑步伤不伤膝这个争议话题给出了一个阶段性的研究结果。

健身跑步者的关节炎发生率为3.5%，而久坐不动人群的关节炎发生率为10.2%。对于普通健身跑步人群来说，跑步对膝盖是有益的。"跑步百利唯伤膝"的说法，并不对！

能跑不等于会跑

虽然跑步的时候，膝盖受到的压力比走路大，但跑步动作步幅大、脚与地面接触时间短。

如果你采用正确的跑步姿势，跑步并不会对膝盖造成多大的威胁。

一个事实是，能跑不等于会跑。正确跑步的要点赶紧学起来：

热身很重要

跑步爱好者膝关节受伤最普遍的原因是，在肌肉和韧带都没有达标的前提下，就开始长时间、高强度地跑步。

不管做任何运动，一定量的热身都是前提，必不可少。跑前热身尽量以动态拉伸为主。热身的目的是让原本处于静止状态的身体，慢慢进入并达到能够适应跑步强度的状态。推荐大家跑前做的动态拉伸有屈膝下蹲、开合跳、侧压腿。

正确的跑姿

跑步伤不伤膝盖，重点还是看姿势，不恰当的姿势会增加身体对于膝盖的压力。理想的跑步姿势其实很有讲究，还真不是迈开腿就行。

你应该身体前倾，膝关节前屈，方便调动大腿肌肉，起到缓冲作用。同时加大髌、股关节接触面积，有助于平均分配压力，减少摩擦。落地时重心应离支撑脚较近，降低关节拉扯力度。

跑后恢复

跑步后做做放松，目的是让肌肉在经过剧烈的跑步运动后得到充分放松，缓解紧绷、酸痛感，加快肌肉的恢复，减少肌肉因劳损过度而引起的伤痛。

跑后恢复一般选择静态拉伸，主要针对刚刚用到的肌肉群，包括小腿拉伸、股四头肌拉伸、腹股沟拉伸等。动作要求缓慢有节奏，每个动作持续 20~30 秒。

掌握跑步的这些知识点

一双跑步鞋　跑步一定要穿跑鞋。跑鞋结合了跑步这项运动的特殊性，采用和其他运动鞋不一样的设计，并且带有独特功能，其中最主要的功能就是能够减轻脚着地时的振动，减少对脚和膝盖的冲击。对于新手而言，跑同样的距离，踩地蹬地的次数和负荷都更多，更需要一双合适的鞋。

合适的体重　严重肥胖者并不是跑步的适宜人群。建议将你的体重指数（BMI，体重千克数除以身高米数平方得出的指数，即体质量指数）降到 25 千克 / 米^2 以内，这样能减少体重给膝关节带来的压力。

喝水问题　如果只是跑步 1 小时，喝水即可。1 小时以上，甚至 90 分钟以上的训练，才需要补充电解质等功能饮料。许多人为了减肥坚持不补充水分，这可得不偿失。

进食时间　如果跑步已经成为你的日常，那么跑前 2 小时不要吃东西。也就是说，最适合的跑步锻炼是在饭后 2 小时开始。理由是胃排空的时间是 2 小时，胃没有排空就跑步，容易引起不适。

最后还要明确地告诉你，伤膝盖的问题不在跑步，而在于你！所以，别再拿跑步伤膝的说法当借口了，让我们一起愉快地奔跑吧！

你的"日行一万步",
无效步数有多少

作者 | 四川天府新区公共卫生中心　王　芳
审核 | 黑龙江省体育科学研究所　王　钢

空调、WiFi、西瓜

夕阳西下

肥胖的人在沙发……

每到夏日,你是不是也面临体重涨势喜人的尴尬?

明明知道运动可以对抗超重,但作为一个运动"特短生",跑步嫌累,球类不会,健身房嫌贵。有没有技术要求不高、不需要设备、机动灵活、易于坚持、老少咸宜的运动呢?

有!那就是:健步走。

走路是每个人每天必不可少的运动,如果能好好把"走路"这件事利用好,坚持住,不仅有益身材,还能预防高血压、糖尿病、心脑血管疾病等,可谓一举多得。

走路姿势不对可能会变胖

说出来你可能不信,很多人的走路姿势是不正确的。比如低头含胸,耸肩驼背,脚掌拖地,过度扭臀摆胯,不摆臂或摆臂幅度过大，内外八字……

除了走路姿势，迈步方式也是有讲究的。多数人迈步的时候，是小腿发力，带动大腿再到躯干前进。这种走路方式也不能算错，只能说会导致小腿粗。并且，臀部肌肉因为没有正确参与发力，也得不到锻炼。

正确的迈步方式是怎样的呢？臀部先发力，胯部往前摆，带动腿往前。

听起来有点抽象？

大家可以站起来，试着这样做：立定，一条腿不用力，用手抓住大腿处的裤子，向上提，找找下肢运动方式和腿部不发力的感觉，然后在走路的时候努力去实现和保持这种发力方式。采用这种发力方式的人，通常腿不会太粗，而且有助于锻炼臀部肌肉，练出小翘臀哦！所以开始走路之前，我们得先看看姿势对不对：

抬头挺胸，肩膀往后舒展。

上半身笔直，尽量向上伸展脊柱。

臀部发力，带动腿部向前。手臂前后自然摆动，幅度适中。

姿势不要太刻意和僵直，放松一点。

日行一万步，有多少无效步数

来，一起大声喊出健康生活方式的口号："日行一万步，吃动两平衡。"

一万步！你是认真的吗？

课代表举手了：《中国居民膳食指南》不是推荐成人活动量为每天6 000步吗？

没错，但《中国居民膳食指南》里的"6 000步"是对有效步数的要求，而口号里的"一万步"是对总步数的要求。

有调查显示，成年人每天的生活步数平均有2 000~3 000步，比如上个厕所、送个文件等，这样的步数是达不到锻炼目的的。也就是说，

"日行一万步"中，包含至少 1/3 的无效步数。

那怎样才算是有效步数？国家卫生健康委曾发布的《中国成人身体活动指南》指出，有效步数是指需要至少达到 4 千米 / 小时的中速步行速度产生的步数。这样的运动强度才能起到锻炼效果。

按照成人的平均步速来计算，也就是 100~120 步 / 分的速度下产生的步数（特殊人群除外），大约每秒走两步。运动时应达到心率加快，身体有热感或稍稍出汗，能交谈但不能唱歌的状态。

当然，走路时也不能一味图快，要防止运动过量。在运动的时候，可以找个伴儿一起锻炼，运动的同时可以说说话。如果发现什么时候喘得不能跟对方交谈了，就说明运动过量了。

这个我们称作"谈话测验"。此外，在运动时，健康人还可以根据运动时的心率来控制运动强度，一般心率在每分钟 150~170 次减去年龄为宜。

对于普通成年人来说，锻炼身体，6 000 步的有效步数只是最低目标。如果是减肥人群，每天一万步有效步数是少不了的哦！

别拿没时间当借口，不信看下面

走多久也是很有讲究的。一口气走完 6 000 步（这里都是指有效步数），和每次走 5 分钟，拼拼凑凑一天 6 000 步，效果是不一样的。

科学的建议是，6 000 步可以分次走并进行累计，但每次应不少于 10 分钟，才能产生健康效益。对于想减肥的人，尽可能一次完成，效果更好。

当然，"三天打鱼，两天晒网"也是不行的。如果不能每天坚持完成，那一周至少需要有 5 天来完成这个目标。

如果没有时间或者没有场地健步走，也可以用其他运动来代替。以 4 千米 / 小时的速度步行 10 分钟的运动量，作为一个"千步当量"，来看看其他运动如何替代步行吧。

骑自行车 7 分钟 =1 千步。

做健身操 6 分钟 =1 千步。

打太极拳 8 分钟 =1 千步。

练瑜伽 7 分钟 =1 千步。

上下楼梯 6 分钟 =1 千步。

打乒乓球 7 分钟 =1 千步。

打羽毛球 6 分钟 =1 千步。

慢跑 3 分钟 =1 千步。

跳绳 3 分钟 =1 千步。

蛙泳 2 分钟 =1 千步。

看到这里，再拿"忙""没时间""没场地"当借口就不行了，毕竟其他不行，"原地蹲起 5 分钟，每天 6 次"总是很好实现的吧？

实在不行，多做家务也可以：

手洗衣服 9 分钟 =1 千步。

扫地、拖地板 9 分钟 =1 千步。

和孩子玩游戏，中度用力 8 分钟 =1 千步。

做饭 13 分钟 =1 千步。

洗碗 15 分钟 =1 千步。

所以，困扰于啤酒肚的男士们，你看家里的家务活和带娃工作是不是可以承包一下？

职场人士每天工作完只想补觉，做不到每天运动，怎么办呢？这就只能退而求其次，利用周末了。一周累计进行 150 分钟中等强度的有氧运动，就算是及格了。

走路怕伤关节？你不走更伤

研究数据显示，在经常不运动、坚持走 6 000~10 000 步、职业运动员三类人群中，关节受伤害最多的是职业运动员，排列第二的是经常不运动的人。走路损伤关节的比例非常小，只占2.5%。

只要掌握正确的健步走姿势，并且量力而行，正常人每天走6 000~10 000步，对关节基本不会造成磨损（有基础疾病的人除外）。

最后，健步走时还要注意这些：

尽量避开高温、寒冷的时间，出汗多时适当补充水和盐。

不要在饥饿或饱餐后马上运动。

选择安全平整的道路，穿合适的衣裤，选择适合于步行的运动鞋。

运动前先进行热身（比如先慢走几分钟再加快速度），运动后不要立即停止，应逐渐减慢速度。

有基础疾病的人群，需要医生评估后才能进行运动。

健走时出现持续加重的不适感觉，应停止运动，及时就医。

如何跑出健康和快乐

作者 | 北京积水潭医院急诊科主任医师、教授　赵　斌

我是一名医生，不可不关注健康；我也是一位跑步爱好者，对跑步与健康的关系，有更加深刻的理解。带着双重身份，从以下三方面与大家聊一聊健康乐跑。

什么样的跑步才是健康乐跑

跑步的形式多种多样，有极速跑、慢跑、长跑、短跑、山路上跑、平地上跑等。

从本质上讲，跑步是人的天性。在远古时期，没有农业，物质也不丰富，为了生存，人类需要以打猎为生。当与动物周旋的时候，若人不会跑步或不能跑步，要不就是一无所获，要不就是反被动物攻击。所以，跑步就是为了人的生存和防护而衍生出来的，当然歪打正着，跑步也强健了人类的体魄，锻炼了心肺功能。在有了农业，有了畜牧业以后，吃的问题有了保障，人类对跑步的需求开始下降。

进入到现今以高科技为主流的社会，人们只需动手就可以解决各种生活需求的时候，跑步更是被边缘化了。所以今天能坚持跑步的人，反而成了另类人群，或被人羡慕，或不被人理解。

任何事物都是不进则退！医学有一个术语：失用性萎缩。也就是说，正常的身体组织长期不用就会发生病理上的改变。跑步

本来人人都会，对身体的心肺功能、四肢肌肉的协调性和力量都有帮助。如果长久不跑，人的心肺功能就适应不了跑步时突然增加的耗氧量，表现为呼吸频率、心率加快；四肢肌肉组织也就会有乳酸的堆积，产生酸痛感。

跑步带来的不适感，也导致了人们更加畏惧跑步，忘记了跑步是人类曾有过的一种本能。

跑步的第一关就是克服对跑步的畏惧心理。虽然这时跑步与动物搏斗无关，却与身体健康有联系。跑步是本能，本能就是一种习惯，就像每天吃的三顿饭，要持之以恒。

跑步也是与大自然的亲密接触。如果跑，就像我们的老祖宗那样，选择户外跑，迎着和风细雨，嗅着鸟语花香，做到人与自然的融合。跑步，要听从身体的感受，选择适合自己的速度和距离。当我们有一天能与别人乐此不疲地分享跑步的感想，就说明一定是进入健康乐跑的境界了。

健康乐跑的好处有哪些

我是从 2006 年开始跑步的。刚开始的我，一口气跑不下来 400 米，慢慢地能跑到 4 000 米，围着体育场不停歇地跑上 10 圈。跑步，我坚持了 10 年。跑步以后，我的脂肪肝没了，甘油三酯指标也恢复了正常，曾经的肚腩不见了踪影，气色也好了不少。跑步之初，设立的强身健体目标，基本实现了。

到了 2016 年，靠跑步锻炼身体已经不是我唯一的目标了。自信、愉悦、挑战自我、与大自然亲密接触成了我跑步的动力。跑步的长度也一路"爬坡"，5 千米、10 千米、半程马拉松、全程马拉松。2020 年，我 60 岁了，可每个月还能跑上 20 多天，月跑量在 250 千米左右。

以前总觉得，人老先老腿。我坚持跑步 10 多年，并没有因为年龄的增长，动摇我跑步的信心，而是越跑越带劲。

当然，作为一名医生，我知道自然规律不可违背，总会有那么一天，我不能跑了，但我不会后悔，因为在我能跑的年纪，跑步曾经带给我快乐。

跑步是意志力的磨练，苦与乐的转换，精神品格的再造，身体与自然的统一，快乐生活的良药。如果没有这十几年的跑步经历，即使是医生，我也不敢把跑步描述得如此美好，那会误人子弟。但今天我有了这样跑步的体验，想分享给大家，希望你们有所收获。

健康乐跑需要注意什么

这个问题更像是一个专业技术问题。医生的专业我懂，可对于跑步这个专业，我还是个业余者。但在前面我也谈到了，跑步是人类的天性，那就与时间、地点、天气没有什么关系，随时、随地都可以跑。我最初是在下班之后的晚上跑，地点是校园的正规跑道，所以不在意马路上人多人少的问题。2020 年疫情来了，校园不让进了，我只能在街道上跑。清晨空气新鲜，车少、人少，是马路跑的最佳时机，于是我又改成清晨马路跑。一年 365 天，我跑过严冬，跑过酷暑。唯一让我忌惮的天气就是扬沙雾霾、倾盆大雨和冰天雪地。只要路面安全，我就不会放过每一次跑步机会。

我现在每一次跑的距离都在 10 千米以上，所以跑之前会感受一下自己的身体状况，是否过度疲劳，是否有不适等。如果有，可以尝试跑上几分钟，若疲劳感没有加重，不适感消失，可以继续跑。反之，应放弃跑步。

为了避免肌肉、韧带的损伤，我虽然跑得不快，但会在跑前、跑后做一些简单的拉伸。跑步姿势因人而异，我的跑步姿态不好看，也曾经试着纠正，但习惯成自然，跑着跑着就恢复到原来的状态，以后也就放弃了。跑步姿势到位，给人一种美感，也可避免受伤。可老是纠结于跑步的姿势，难免会影响跑步。这么多年，我没有因为跑步姿势造成任何肌肉和韧带的损伤。

而相比于刚才谈到的跑步注意事项，我感觉有双适合自己的跑鞋至关重要。这些年，我脚趾甲脱落了几次，可能与鞋和脚不匹配有一定关系。根据不同的场地，如塑胶跑道、马路、山路，选择适合的跑鞋是非常有必要的。我的经验是，要买适当宽松一点的鞋。一分钱，一分货。不要在买鞋上，克扣必要的资金。

健康乐跑是一项随心所欲的运动，随心才能乐，运动才能健康。

上面就如何跑出健康、跑出快乐谈到的三个问题，都是自己的经验体会，是对是错，自然责任自负。

但跑步使健康获益是大概率事件，在长期的跑步中体验到内心的愉悦，享受到放飞自我的快感也是一个不争的事实。

当然，跑步的快乐一定是要跑。这种跑是建立在坚持、自律、付出、吃苦的基础上，除此之外还要听从内心的召唤，关注身体的感受。如果健康跑不以这些为前提，讲再多的大道理，也是纸上谈兵。

拯救"手机脖"，
3个动作为颈部减负

作者 | 云南省玉溪市疾病预防控制中心　罗珠珠　陈黎跃
审核 | 黑龙江省体育科学研究所研究员　王　钢

世界上最遥远的距离，莫过于你就在我面前，而我却在看手机！
偶尔抬起头，想要扭一扭小脖颈……啊！好痛！有没有一瞬间，觉得恐怕
自己的脖子已经比发际线更早进入衰老期了？

长期加班伏案，每天忙追剧、刷某宝，无论吃饭、睡觉、工作、通勤，甚至蹲厕，现代人一刻都离不开手机。看手机可能是很多人每天早上睁眼做的第一件事，也是很多人每天晚上睡觉前做的最后一件事。

只是慢慢发现，看手机获得的快乐和回报越来越少，带来的痛苦和困惑却越来越多。比如，为什么我们都成了"低头族"？为什么好好的脖子就成了"手机脖"？

玩着玩着，就会撑不住

手机改变了我们的生活，也改变了我们的……脖子。你知道吗？在我们低头时，前屈极限（下巴碰到胸骨的状态）只能是45°。如果前屈幅度达到30°时，就会严重影响到颈椎。说得更形象一点：低头玩手机，相当于头顶25公斤的重物。时间久

了，你的肩颈就有撑不住的时候。

想要了解一下自己的肩颈负重到了什么程度？来，先跟着我做个动作吧：

含胸时，做一个深呼吸，感觉你的胸腔可以打开多少。然后舒展你的身体，在抬头挺胸的姿态，再次做一个深呼吸。

感觉有什么不一样？

有人会说："哇塞！我感觉我的呼吸变得更深，更有力度了。"

答对了！当你体态正确的时候，感知到的会是不一样的世界！

人的肩颈就像人体的十字路口，在身体结构中有着至关重要的作用。头部的运动和上肢胸部的运动，都与你的肩颈部"关系重大"。

即便只是一个深呼吸，当你含胸时，肺部受到挤压，没有很好地舒张开，导致呼吸不顺畅。长此以往，可能会使胸廓变形，胸腔容积缩小，正常呼吸活动的幅度都会受到限制，最终影响到肺活量和呼吸的通气量。

不分时间地点场合的"埋头苦看"，必然会给你的生活带来麻烦和危险，难道你不怕？

拯救"手机脖"，斜方肌说了算

斜方肌，它从我们的颈部一直向下延伸到中背部，就像一个漂亮的披肩。根据其肌纤维走向，分为上、中、下三束。它的作用简单说，就是在日常活动中帮助我们扭转肩胛骨、耸肩、收肩、挺背等。

在低头时，上斜方肌承担了整个头部的重量，被迫长期保持拉伸状态。加上如果本来也不强壮，仿佛一个瘦弱的人每天负重几十千克，还得不到休息，时间长了就容易造成肌肉僵硬，相关肌肉间不平衡，最后导致肩颈劳损，出现疼痛。

如果长时间含胸，肩胛骨向下压迫胸腔，后背的下斜方肌等肌肉群长时间没有"参与工作"，久而久之，后背的肌肉变得更加无力，会形成圆肩、驼背。

这3个动作为"打工人"减负

认识了斜方肌，接下来就要了解它，看看它喜欢什么，不喜欢什么。下面这3个动作，做好了能有效调动斜方肌，为你的肩颈减负！

动作1：放松式

做这个动作时，无需用手牵拉，只要运用自身的力量，缓慢而有控制地进行对抗，这样才最安全，脖颈也不会受伤。

动作分解：单侧肩膀下沉，头往相反的方向拉伸，眼睛正视前方，保持几秒钟。

然后脖颈回旋，眼睛看向斜上方，回旋时拉伸，保持几秒钟。再回收下颌，看向斜下方，保持几秒钟。别小看这一组动作，它真的可以使斜方肌的上、中、下三个部位，都得到拉伸放松。

动作2：肘绕肩式

这个动作要求你，用盘腿的姿势先坐下。如果身体坐不正直，可以在坐骨下方垫上几本书或者硬物，帮助做到挺胸拔背。因为放松肩颈的时候，肩颈以下的所有位置都要正位，肩颈才能得到正确的锻炼。就像盖楼一样，如果下面都是歪的，那越往上盖，楼房就会越歪。

动作分解：首先让坐骨坐实，手指放于肩上，持平。手肘向前划，手肘相碰。手肘向上画圆，向上时鼻吸气，肋骨始终绷紧，绷住力量，不要向前突，手背在头后相逢。手肘向下，"喝"字吐气，放松。做这个动作时，脖颈始终向上，肩的力量始终向下，脖颈才能更好地延展。

动作3：投降式

动作分解：双手抬平，屈肘，五指张开。吐气向下，肩胛下沉，向下用力，反复几次。

这3个动作可以被视为"护脖秘籍"，建议天天常抓不懈，同时改掉低头习惯。一段时间后，相信会有神奇的事情发生！

人老腰先老，
就怕"举高高"

作者 | 北京中医药大学东方医院推拿理疗科副主任医师　国　生
审核 | 北京中医药大学东方医院主任医师　曹建春

人老腰先老，说的就是这么个瞬间——宝宝热情地扑过来，想要亲亲抱抱举高高。

亲过，勉强抱过，举高高？试试吧！哎呦，我的老腰！

腰痛如"过电"，谁痛谁知道

人，最不能病的地方，就是腰！腰肌一劳损，腰椎间盘一突出，顿时觉得生活开始张牙舞爪。

某个清晨，一个翻身，腰和腿像是"过了电"，之后就被要求"这病就该躺着"。腰痛来袭时的痛苦，只有痛过的人才懂。粗略统计，全世界有80%的成年人或多或少都被腰痛折磨过，老年人更是深受其害，长期遭受腰酸背痛之苦，一忍再忍，直到腰痛成为人生伴侣！

每一个今天承受着的果，都有着昨天的因。这些症状大多是因为年轻时在工作、生活中不注意腰背部的保养，甚至只是忽略了一些细节问题，如坐姿不当、风寒刺激等，落下了腰背部隐隐作痛的病根。

第 5 章　全民健身　　│ *209*

拿什么拯救你，我的老腰！专家说：如果你还年轻，请不要忽视身体反馈给你的信号！比如工作后肌肉酸痛，或者经常出现扭伤等，不少人觉得凭着年轻忍一忍就能挺过去，就这么留下了腰酸背痛的隐患。等到上了年纪，人腰部的肌肉、韧带及骨骼都开始走"下坡路"了，这时才想到"拯救老腰"，怕是不怎么好办了！

做推拿图省心，避开六大雷区

老年朋友的腰痛这么普遍，举不起孙子、孙女事小，影响生活质量事大！

78岁的李大爷就经常出现腰酸背痛的症状，他试着走进了家附近的一个私人推拿馆。几次推拿后，李大爷备感轻松，便欣然成为这个推拿馆的常客。

但好景不长，最近一次推拿后，李大爷突然觉得腰部疼痛变得剧烈了，只好前往医院接受检查。医生给出的诊断为：第三腰椎横突骨折。

这到底是怎么回事呢？原来，骨密度检查结果提示，李大爷患有严重的骨质疏松。这类老年患者在接受推拿治疗时，若刺激的力量过大，很容易导致骨折。

一提到腰酸背痛，很多老人为了便利为了省心，会第一时间想到做个推拿。但问题是，所有人都适合做推拿吗？

专家说：不是所有腰酸背痛都可以通过推拿解决！以下六类人，推拿要慎重：

患有严重骨质疏松，或骨折未痊愈者。

有卒中病史，血管狭窄或患有"三高"者（高血压、高血糖、高血脂）。

急性脊髓损伤或急性软组织损伤伴有炎症者。

有骨关节或组织肿瘤者。

局部有破损或皮肤病患者。

患有严重心、脑、肺病者。

时常觉得腰酸背痛的人，建议先到正规医院接受相关检查。医生明确病情之后，会给出专业的建议，并告知是否可以接受推拿、按摩治疗。尤其是老年人，排除推拿的禁忌非常重要。

日常尽孝按一按，分享四个方法

推拿，其实是中医的外治法之一。其手法用于日常保健，效果很不错，能有效缓解那种隐隐约约的不适，促进全身功能恢复，调整脏腑，疏通经络，预防疾病。

特别是老年人，不时做做推拿、按摩，可以舒筋活血，通经活络，不仅能帮助全身放松，还可以提高免疫力，降低其他疾病的发生风险。

动心了吗？所以不妨学几招！做子女的，为父母尽孝的机会来了！在家里试着给父母按一按，帮助他们推拿穴位、经络进行日常保健。真要赶上父母腰酸背痛的时候，也可以一展身手。

下面推荐四个缓解腰背痛症状的推拿方法。

按揉腰背

用手掌掌根在后背脊柱两侧肌肉最丰厚处，做轻柔和缓的环旋运动。注意手要按住肌肉后再略微施加一定的压力，自觉手的揉按能带动皮下的肌肉，不要在皮肤上摩擦。在一固定点按揉数十秒后，将手向下移一手掌宽的距离，自上而下操作，直揉到臀部。左右两侧各做 3~5 分钟。

捏脊

把双手的拇指与食指相对，将脊柱旁边肌肉最丰厚的地方提起，边提边撵，可以根据老人的接受程度，来决定手指用力的大小。建议从腰骶部开始，自下而上直到大椎穴为一次操作，共操作 6 遍。操作时需要注意，请用指腹对称提捏，切忌用指尖抓拧，以防抓伤皮肤。

点按背俞穴

将双手拇指指腹放在脊柱左右各旁开一指半的地方（膀胱经背俞穴），用一定的力量点按，并持续约 30 秒，接着向下移一个椎体再次点按。如此操作直至腰骶部。如遇到疼痛敏感或者触及有条索的部位，可以适当加长按压时间。腰部经常疼痛，可以着重点按肾俞穴和大肠俞穴。这两个穴位分别位于第二腰椎和第四腰椎棘突下，后正中旁开 5 厘米的地方。

提拿四肢

双手五指沿肢体从上到下的方向依次提拿肌肉，在酸痛最明显之处可重点提拿。中医有句话叫"腰背委中求"，提示可以点按委中穴（位于膝后区，腘窝正中，腘横纹的中点），疏通膀胱经的经气，从而缓解腰部疼痛的症状。

远离骨质疏松，
争当"硬骨头"

作者｜华中科技大学同济医学院附属协和医院骨科副教授　黄　玮

审核｜国家体育总局运动医学研究所主任医师　周敬滨

预防骨质疏松就像"存钱"，"多存少取"才不会出现骨量"赤字"！

预防骨质疏松，吃钙片、喝奶就够了吗

　　骨质疏松是一种可预防的疾病，并不是随年龄增加不可避免的结果。曾有医学专家说过："老年性骨质疏松是一种儿科疾病"，这句看似荒唐的话，其实蕴含着科学道理。尽管骨质疏松大多是在人年老时才出现，但骨质疏松的预防却要从儿童时期就开始，并且非常重要。

　　如果把身体的骨量比作人体中的一座"骨矿岛"，那么在成年之前，这座岛的容积是不断地自然增加的，也就是身体的骨量在不断增多，当达到"峰值骨量"后就不再增加了。这个峰值大多数人都发生在 30 岁左右，具体会根据遗传、激素、环境因素而有一些差异。

　　之后，随着年龄的增长和绝经后女性激素水平的变化，身体的骨量开始下降。一方面人体的这座"骨矿岛"自然扩增停止，另一方面这座"骨矿岛"还开始出现"水土流失"，最终就造成了骨质疏松。

　　值得注意的是，"峰值骨量"越高，人体的"骨矿岛"容积

越大，那么到老年时发生骨质疏松症的时间越晚，程度也越轻。

预防骨质疏松主要抓两方面：一方面是"开源"，尽量让"峰值骨量"最大化；另一方面就是"节流"，尽量减少骨量的丢失。具体可从以下六个方面入手：

摄入足够营养。各个年龄段的人都需要注意每日摄入足量的蛋白质、钙和维生素 D。最好从饮食中摄取，酌情加用补充剂。推荐每日蛋白质摄入量为 0.8~1.0 克 / 千克体重。摄入充足的钙，对获得理想骨峰值、减缓骨丢失、改善骨矿化和维护骨骼健康都大有裨益。牛奶、大豆、坚果、深色蔬菜等都富含钙，其中牛奶最为推荐。市面常见的纯牛奶中的钙含量约为 100 毫克 /100 毫升，因此每天坚持喝 300 毫升牛奶，再加上其他食物的补充，钙摄入达标还是很容易的。

多晒太阳。除了补充钙，还需要有充足的维生素 D 才能促进肠道的钙吸收，而多晒太阳可以促进体内维生素 D 的合成。一般建议 11：00—15：00，尽可能多地暴露皮肤于阳光下晒 15~30 分钟。当然，也要注意避开强光，以免皮肤被晒伤。

坚持科学运动。任何年龄段的人，预防骨质疏松都需要坚持科学运动。对于青少年、儿童，身体处于生长期，运动对骨量积累有很大帮助，尽量让"峰值骨量"最大化。有研究表明，跑跳运动（如打篮球、踢足球、打排球等）对骨量累积效果更佳。对于成年人来说，推荐规律的身体负重锻炼（比如跑步、各种球类运动等），一周锻炼 5 次，每次锻炼 30 分钟 ~1 小时，锻炼能增强肌力，提高神经、肌肉反应能力，降低跌倒风险。

戒烟，限酒，避免过度饮用咖啡和碳酸饮料。已有大量相关研究表明，这些不良生活习惯会导致骨密度下降并增加骨折风险。

尽量避免使用会增加骨丢失的药物，如糖皮质激素。有报道称，使用低至 2.5~7.5 毫克 / 天的泼尼松或等效治疗时，即可出现骨折风险上升。

预防跌倒。中老年人应注意跌倒的预防，避免脆性骨折的发生。以下这些人群更易跌倒：年龄大于 65 岁者；曾经发生过跌倒者；肢体活动障碍、步态不稳者；听力、视力下降者；贫血者；体位性低血压患者；服用影响意识行为药物（如镇静催眠药）者；营养不良者；虚弱、头晕者；缺少照顾者；意识不清者；睡眠障碍者等。

怎么知道自己骨质疏松了，腰疼腿疼是信号吗

并非所有的骨质疏松都有症状，因此才有人将其称为"静悄悄的杀手"。很多患者都是在发生了骨折后才发现自己有骨质疏松。

不过，疼痛有时也是骨质疏松的信号，骨质疏松患者可出现腰背疼痛或全身多个部位疼痛。但同时也要注意，并非出现腰痛、腿疼，就一定是骨质疏松。

那么，如何才能确认已经发生骨质疏松了呢？

第一种就是出现脆性骨折，也就是骨质疏松性骨折，这也是骨质疏松严重的后果之一。脆性骨折一般都是自发性或由轻微创伤导致。对于这种轻微外伤，正常人是不会发生骨折的，但是在骨质疏松患者中却很容易出现。骨折部位常见于脊柱、髋部、手腕等。

第二种就是通过骨密度检查。骨密度检测是目前临床上诊断骨质疏松的金标准。那么哪些人群需要做骨密度检测呢？以下问题（表 5-1），只要其中有一题回答结果为"是"，就提示存在骨质疏松症的风险，建议进行骨密度检查。当然，即使题目全部回答"是"，也不意味着您已经患有骨质疏松，具体需要咨询专业医师。

表 5-1　骨质疏松风险自测表

	编号	问题	回答
不可控因素	1	父母曾被诊断有骨质疏松或曾在轻摔后骨折？	是□ 否□
	2	父母中一人有驼背？	是□ 否□
	3	实际年龄超过 40 岁？	是□ 否□
	4	是否成年后因为轻摔后发生骨折？	是□ 否□
	5	是否经常摔倒（去年超过一次），或因为身体较虚弱而担心摔倒？	是□ 否□

	编号	问题	回答
不可控因素	6	40 岁后的身高是否减少超过 3cm 以上？	是□ 否□
	7	是否体质量过轻？（BMI 值少于 19kg/m²)	是□ 否□
	8	是否曾服用类醇激素？（例如可的松，泼尼松）连续超过 3 个月？（可的松通常用于治疗哮喘、类风湿关节炎和某些炎性疾病）	是□ 否□
	9	是否患有类风湿关节炎？	是□ 否□
	10	是否被诊断出有甲状腺功能亢进或是甲状旁腺功能亢进、1 型糖尿病、克罗恩病或乳糜泻等胃肠疾病或营养不良？	是□ 否□
	11	女士回答：是否在 45 岁或以前就停经？	是□ 否□
	12	女士回答：除了怀孕、绝经或子宫切除外，是否曾停经超过 12 个月？	是□ 否□
	13	女士回答：是否在 50 岁前切除卵巢又没有服用雌 / 孕激素补充剂？	是□ 否□
	14	男性回答：是否出现过阳痿、性欲减退或其他雄激素过低的相关症状？	是□ 否□
生活方式（可控因素）	15	是否经常大量饮酒（每天饮用超过两单位的乙醇，相当于啤酒 1 斤、葡萄酒 3 两或烈性酒 1 两）？	是□ 否□
	16	目前习惯吸烟，或曾经吸烟？	是□ 否□
	17	每天运动量少于 30min？（包括做家务、走路和跑步等）	是□ 否□
	18	是否不能食用乳制品，又没有服用钙片？	是□ 否□
	19	每天从事户外活动时间是否少于 10min，又没有服用维生素 D？	是□ 否□

已经骨质疏松了，补钙还有用吗

如果您已经确诊了骨质疏松，也不用太担心和焦虑，通过规范的治疗可以稳定或增加骨密度，同时减少骨折风险。很多人可能认为，治疗骨质疏松就是补钙。补钙当然有用，但这不是治疗措施的全部。骨质疏松症的治疗，包括以下三个主要方面：

第一是基础治疗。基础治疗除了前面提到的骨质疏松的预防措施，另外还有骨健康基本补充剂的摄入，也就是我们常说的补钙。补钙其实是补充两种成分，一个是钙剂，另一个是能够促进身体吸收钙的维生素 D。一般来说，钙剂和维生素 D 可以通过正常的饮食摄取，当饮食摄入不足时，可给予额外补充。目前市面上有很多种钙剂及维生素 D 的营养补充剂，还有两种成分混合的制剂，都可以选择和服用。但对于骨质疏松症患者来说，单纯补充钙剂和维生素 D 远远不够，应与其他抗骨质疏松药物联合使用。

第二是抗骨质疏松的药物治疗。有效的抗骨质疏松药物可以增加骨密度，改善骨质量，显著降低骨折的发生风险。一般来说，抗骨质疏松的药物主要分为两大类，分别发挥骨量"开源"和"节流"的作用。所谓"节流"，就是减少骨量的丢失，该类药物称为骨吸收抑制剂，如双膦酸盐、降钙素、雌激素、选择性雌激素受体调节剂等。所谓"开源"，就是增加身体骨量，这类药物称为骨形成促进剂，比如甲状旁腺激素类似物。也有些药物同时具有"开源"和"节流"的作用，比如锶盐类药物。此外，一些中药制剂也具有抗骨质疏松的作用。抗骨质疏松的药物治疗和其他慢性病一样，需要长期、个体化治疗，因此对于不同的患者，用药方案也各不相同，需要在医生的指导下用药。

第三是康复治疗。针对骨质疏松症的康复治疗主要包括运动疗法、物理因子治疗、心理干预措施及行动辅助等。

运动疗法不仅能够预防正常人出现骨质疏松，对于已经患有骨质疏松的人，则具有治疗作用。运动疗法不仅可增强肌力与肌耐力，改善平衡、协调性，提高步行能力，还可改善骨密度、维持骨结构，降低跌倒与脆性骨折的风险等。

物理因子治疗主要是通过使用相关的康复理疗仪器来进行骨质疏松的治疗。比如脉冲电磁场、体外冲击波、全身振动、紫外线治疗等可增加骨量；超短波、微波、经皮神经电刺激、中频脉冲等可减轻疼痛；神经肌肉电刺激、针灸等可增强肌力、改善肢体功能。

科学合理的心理干预措施也非常有必要。患者只有科学认识疾病，消除恐惧，才能更好地配合治疗。

行动辅助主要是针对行动不便者，可选用拐杖、助行架等辅助器具，以提高行动能力，减少跌倒发生。

产后回不去的肚子，
可能不是因为胖

作者 | 华中科技大学协和东西湖医院康复科　郭　丹

本以为宝宝出生后，新手妈妈隆起的腹部会有朝一日恢复往昔的平坦。可是等了一个月、三个月、半年……肚子还是顽强地保持着松垮的状态！这个时候，你可能需要考虑一个专业问题：腹直肌分离。

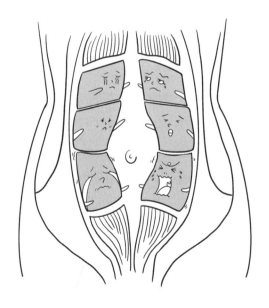
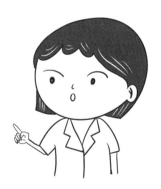

问题出在哪？腹直肌分离

妊娠时，尤其是到了妊娠晚期，增大的子宫会使腹壁扩张延伸，两侧的腹直肌会从腹中线——也就是腹白线的位置，向两侧分离。正常情况下，产后腹壁会逐渐恢复，腹直肌会再向中线靠拢，通常半年到一年即回到原先位置。

但如果女性的腹壁本身薄弱或者遇到双胞胎、胎儿过大、羊水过多或者多次生产等情况，产后半年腹直肌仍然不能回到原先位置的，称为腹直肌分离。

不要以为腹直肌分离仅仅就是不美。松弛的腹部肌肉不能马上恢复到原有的形态和位置，从外表上看，腹部松弛隆起，影响美观。更重要的是，腹直肌分离还会导致核心肌群无力、腹腔内器官下移等问题。同时，腹直肌拉长无力可致骨盆前倾，腰酸腹软，走路无力。严重者可影响盆底肌，使其松弛，可出现咳嗽时漏尿，甚至出现腹疝。

更让人头疼的是，如果不主动训练，促进腹直肌分离恢复，腹直肌分离的间隙会逐渐被脂肪组织填充。哎，腹部出现明显的松垮褶皱，凸起的肚皮怕是不好收回来。

一分钟自测，四步搞定

天哪，别说了！想都不敢想！

好奇自己到底是不是腹直肌分离？

新手妈妈们可以跟随以下步骤进行一分钟自测：

平躺在地面上，屈膝踩地，放松腹部。

一手在头后，一手手心面向头，手指放在下腹（肚脐下）正中间（腹直肌的连接点上）。

先轻轻抬起头部，然后一点点抬起上身。让手指感觉到腹肌，在肚脐下3~5厘米的地方，反复感觉腹肌的空间。

一部分人会感觉手指陷入腹肌中，两边的腹直肌明显包裹着手指。确认在这个缝隙里能插入几个手指，小于 2 指的人可以进行腹部练习。大于 2 指的人，能插入的手指越多，说明腹直肌分离得越严重，要严禁后弯和卷腹部练习及下腹的扭转，及时找专业医生进行腹直肌分离调整。

真是分离，还能"团聚"吗

如果通过上面测试，发现自己存在腹直肌分离，该怎么办呢？还能恢复正常吗？

前期合理使用束腹带，可以防止脏器下垂！但切忌绑太紧，这会加大腹压，造成盆底肌损害。注意！束腹带不能代替腹直肌、腹内外斜肌的主动恢复。腹直肌分离的恢复，腹横肌与腹内外斜肌的训练才是真正的重点。

请看专业康复医师给出的建议：

腹式呼吸激活腹横肌。

在专业医生指导下，按照腹横肌、腹内外斜肌的走向，激活各肌肉后，再通过对腹直肌的拉伸刺激，促使腹直肌分离的修复。

配合相应的核心运动，锻炼核心肌群。

通过针灸及康复推拿进行治疗。

如康复治疗无法解决，那就需要手术治疗了！

重回少女腰身的必杀技

存在腹直肌分离的妈妈们，经过修复后还存在脂肪堆积、腰腹部凸出的问题，或者通过检测排除了腹直肌分离，想尽快重回孕前身材，怎么做呢？答案就是，你们需要专业的产后康复训练！

产后运动康复不仅能帮助新妈妈恢复身材，还对怀孕后改变的胃肠、膀胱及血液循环等都有重要的作用。产后 42 天 ~6 个月内是产后恢复的黄金时期，不论是自然顺产还是剖宫产的妈妈，有一定运动量的运动最好是在坐完月子后再进行，先确认自己的健康没有问题，务必循序渐进、量力而为。若是产后伤口较大或者剖宫产者，则需要推迟运动时间。

产后运动的两个阶段

第一阶段　从产后 3 天 ~3 个月，主要包括腹部肌肉运动、骨盆腔底部肌肉训练、腿部肌肉运动、胸部运动等。第一阶段的运动最好在床上做，根据自己的身体状况决定运动量的大小，以不累、不痛为原则。

第二阶段　从产后 3 个月 ~6 个月，这一阶段主要进行全身肌肉力量的恢复训练，并进一步加强腹部和骨盆腔底部肌肉锻炼，运动量根据个人体能而定。

特别推荐以下动作

抬头：吐气并只将头抬起地面，同时双手温和地将腹直肌往中线推，然后缓慢低头并放松。

骨盆时钟运动：屈膝仰卧，想象下腹有一个时钟的面，肚脐为 12 点，耻骨为 6 点。开始温和地在 12 点和 6 点间来回运动，然后在 3 点钟至 9 点钟来回运动，最后以顺时针 12 点、3 点、6 点、9 点再返回到 12 点方向运动，然后反方向运动。

仰卧臀桥运动：屈膝仰卧，骨盆后倾，然后将骨盆抬离地面。可保持臀桥姿势，并交替屈曲和伸直上肢。

四足爬跪抬腿运动：双手和膝关节着地，先骨盆后倾，然后慢慢抬起一侧下肢，抬起高度不能高于骨盆，保持骨盆后倾，然后让下肢慢慢下降。

下蹲运动：背部靠墙站立，双脚与肩同宽，背靠墙下滑，髋和膝屈曲，然后再滑回上方。

肩胛骨后缩：可在俯卧位，肩关节外展，肘关节伸直，然后做肩胛骨后缩的动作。如果俯卧位有难度，可以换坐位，做肩胛骨后缩的运动。

盆底肌训练：不管是否表现出盆底肌无力症状，盆底肌肌肉训练都是一项有价值的产后康复训练方式。

写在最后——辣妈养成的五句箴言：

孕期合理饮食，控制体重。

产后及时复查，出现子宫复旧不良、腹直肌分离等，及时处理。

产后早开奶，管住嘴，迈开腿。

合理利用束腹带，但不依赖束腹带。

激活你的腹直肌、腹斜肌。

第 6 章

肿瘤防治

怎样才能远离癌症？
答案藏在生活里

作者｜复旦大学附属肿瘤医院肿瘤预防部主任医师　郑　莹

世界卫生组织（WHO）曾经发布，根据现在已经获得的科学知识，有近50%的癌症是可以预防的。而这些可预防的癌症中，80%都与生活方式有关。

要降低癌症风险，关键在于改变生活方式，减少和避免癌症危险因素的暴露。

癌症与生活方式息息相关

大量科学研究证实，癌症是一种多因素的疾病，与遗传、环境、生活方式等许多危险因素有关。每个个体的情况不同，患癌的风险也就有相当大的差异。

有些与癌症密切相关的因素是人的行为造成的，由于有了这些行为，人的癌症风险会显著上升；而改变这些行为后，癌症的风险明显下降。因此，科学家把这些与癌症相关的因素称作生活方式危险因素，也叫可预防的因素。这些因素是可以改变的，会使个体的癌症风险上升或下降，因而显得非常重要。

按照目前科学研究进展，最重要的癌症相关生活方式危险因素分别是吸烟、饮酒、膳食营养、体力活动。这些因素与人的日常生活息息相关，通过养成良好的生活方式可以降低个体的癌症风险。

吸烟

吸烟是研究最透彻的生活方式因素。吸烟，以及使用任何形式的烟草制品，比如水烟、雪茄、咀嚼烟草等，都会增加癌症的风险。

大量人群研究证实，吸烟直接导致了 22% 的癌症患者死亡，其中包括肺癌、食管癌、喉癌、口腔癌、口咽癌、肾癌、膀胱癌、胰腺癌、胃癌和子宫颈癌等。吸烟使人体细胞 DNA 发生突变，而 DNA 突变导致基因损伤，这正是癌症发生的基础。

与不吸烟的人相比，吸烟者死于肺癌的风险高 20 倍左右，如果戒烟的话，死于肺癌的风险就会大幅降低，随着戒烟时间延长，风险几乎与不吸烟者相等。此外，被动吸烟也会升高癌症的风险。二手烟和一手烟一样，会危害人体细胞，启动致癌机制。

饮酒

大量饮酒是许多癌症的危险因素，包括口腔癌、喉癌、口咽癌、食管癌、肝癌、结直肠癌和乳腺癌等。饮酒越多，癌症的风险越高。俗话说，烟酒不分家。如果饮酒的同时还重度吸烟，上述癌症的风险则成倍增加。有研究表明，少量饮酒和偶尔一次性大量饮酒也会导致女性最常见的乳腺癌风险明显增加。

肥胖

世界卫生组织国际癌症研究机构在 2014 年宣布肥胖是癌症的独立危险因素，每年全球约 48 万例的新发癌症可归因于超重和肥胖，肥胖导致结直肠癌、乳腺癌、肾癌、子宫内膜癌等的风险显著增加。

营养

更为复杂的是膳食营养与癌症的关系，由于涉及食物种类繁多，加上食物处理和烹调的方法、食物搭配、营养结构、膳食习惯，乃至食品污染物等因素，所以需要非常多的研究提供证据。

据世界癌症研究基金会估计，选择健康的食物和膳食结构可以预防30%~40% 的癌症。对不同的食物选择、膳食结构、营养状况与癌症风险研究，主要结论是：不健康的膳食结构，特别是高热量、高脂肪、高蛋白、少蔬菜和水果的饮食增加结直肠癌的风险；高盐饮食、常吃烧烤和腌制食品增加胃癌的风险；长期食用霉变的食物会导致肝癌的发生等。而摄入新鲜的蔬菜、水果、富含纤维素的粗粮可以降低癌症的风险。可以明确的是，膳食营养与癌症的确有关，"癌从口入"是真的，而通过改善饮食来预防癌症也是可以做到的。

活动

有规律地进行体育锻炼和体力活动能够降低癌症的风险，降低的程度与运动量和运动时间相关。有学者对欧美 144 万人持续跟踪 11 年，分析他们的健康资料发现，坚持锻炼可以降低 13 种癌症的风险，其中有 7 种癌症风险降低了 20% 以上。这些癌症是食管癌、肝癌、肺癌、肾癌、贲门癌、子宫内膜癌与白血病，全球高发的结直肠癌和乳腺癌的风险也分别下降了 15% 和 10% 左右。

科学家的综合结论是：坚持锻炼可以降低 7% 的癌症风险。

降低癌症风险，要从点滴做起

对于个人来说，日常生活的点滴改变就可以降低癌症风险！已经被普遍接受的、可以通过改变生活方式来降低癌症风险的方法，总结起来有以下几个方面。

不吸烟，避免二手烟

吸烟是癌症最重要的危险因素，可以通过改变自身行为来加以预防。关键在于认识到吸烟的危害，积极行动起来。吸烟者要戒烟，不吸烟者要尽量避免二手烟、三手烟。同时，要积极支持和促进控烟的立法，让所有家庭和公共场所都变成无烟的清洁空间。

不饮酒，或者少饮酒

饮酒增加癌症的风险，与饮酒量密切相关。对于个人来说，由于遗传背景和生活环境的差异，饮酒带来的癌症风险是不同的。如果是以预防癌症为目的，最好是滴酒不沾。每个人还应了解自己癌症、心脑血管疾病的家族史，结合其他危险因素，权衡饮酒的利弊。

选择健康的饮食

一日三餐与防癌息息相关。对于如何选择健康的饮食，中国营养学会发布的《中国居民膳食指南》给出了具体、明确的建议，概括起来是：食物多样，谷类为主；多吃蔬菜和水果、奶类、大豆；适量吃鱼、禽、蛋、瘦肉；少盐少油，控糖限酒。只要遵循指南的推荐，坚持不懈地调整自己的膳食结构和饮食习惯，就可以大大降低癌症风险，并保持健康、充沛的体力。

坚持锻炼，保持健康体重

我国全民健康生活方式的宣传口号是："管住嘴，迈开腿，吃动两平衡"。除了选择健康的食物，还应该坚持锻炼，保持健康的体重，有效降低癌症风险。

每天坚持30分钟以上的中等强度的体育锻炼。找到一种自己喜欢的运动方式，比如快走、跑步、游泳、骑自行车等。每天运动，持之以恒。

养成定期测量体重的习惯，监测体重变化。简单的评价健康体重的方法是将男性身高减去100，女性身高减去105，单位是千克，就是适宜体重。更精确的方法是计算体质量指数（BMI），判定自己是否处于健康范围内，并据此制订膳食和运动计划，将体重维持在健康范围。

只要坚持不懈地改善生活方式，一定能够降低癌症的风险。这些方法不仅能降低癌症的风险，还能有效降低心脑血管疾病和糖尿病等其他慢性疾病的风险。

降低癌症风险并不难，只要你行动起来！

体检发现结节，
都是肿瘤吗

作者｜中国抗癌协会乳腺癌专委会副主委、

天津医科大学肿瘤医院乳腺肿瘤三科主任　张　瑾

天津医科大学肿瘤医院甲状腺颈部肿瘤科主任　郑向前

天津市肺癌诊治中心主任、天津医科大学肿瘤医院肺部肿瘤科教授　王长利

随着影像学手段和检查技术的进步，发现小结节变得越来越容易。

越来越多的人也被迫开启了"结节人生"。

那么，结节是否等同于癌症？需不需要尽快手术切除呢？

乳腺结节，不疼不痒更应注意

乳腺结节并不是一种单独的疾病，而是一种症状，是在影像学检查中发现的乳腺内的一种形态学改变。乳腺超声、乳腺 X 线检查都可以发现乳腺结节。由于乳腺位于体表，所以结节和肿块更容易被发现。

大多数乳腺结节都是良性疾病，包括乳腺增生、乳腺囊肿、乳腺纤维腺瘤等。但我们依旧不能忽视其恶性的可能，特别是不疼不痒的小结节。

一旦发现乳腺结节，无论是在日常自检还是医生触诊时发现，都应进一步完善 B 超、X 线等影像学检查，以便判断乳腺结节

的性质。乳腺超声与 X 线优势互补，是目前国际上公认的乳腺影像检查"黄金组合"。

乳腺 X 线检查对以钙化为主要表现、肿块不明显的乳腺癌的检出具有无法替代的优势。对于较为年长者及乳腺腺体疏松的患者诊断效能较高，可作为 40 岁以上女性每年 1~2 次的常规体检项目。但当乳腺的脂肪少、腺体多时，病变有可能被隐藏。

超声具有良好的软组织分辨力，能够清晰显示乳房及胸壁各层结构，特别是对致密型乳腺能够发现数毫米的小肿块，并确定病变的解剖部位和层次，且无辐射，适合任何年龄女性。尤其对年轻人或乳腺较为致密的人群更具有意义。

目前在乳腺 B 超报告中，最常使用的是 BI-RADS 分级评估。这是目前最常用的评估乳腺结节良恶性的方法。

乳腺结节 BI-RADS 评估为 2 级及以下者，一般是良性病变，每年复查一次即可；分级为 3 级的结节，可以每 3~6 个月复查一次，观察结节变化，若短时间内结节明显增大或分级提高，一定要提高警惕；若结节分级在 4 级或以上，则需要进一步检查，必要时行穿刺活检以明确性质。

需要提醒大家的是，对于乳腺结节性质的诊断，往往看一次门诊或做一次检查是不够的，通常需要做一系列检查来明确诊断。

建议女性每月都要进行乳房的自检。一般可以在月经来潮后的第7~14 天进行。如果是已经绝经的妇女，可以每月选一个相对固定的时间自检。面对镜子重点观察乳房两边是否大小对称，是否出现发红、溃烂、乳头溢液、肿块等异常，皮肤及乳头是否有凹陷或凸起。

部分乳腺结节的大小会随着月经周期发生几毫米的细微变化，月经过后会缩小或自行消失。对于没有乳腺癌家族史的年轻女性，如果在月经期前发现了乳腺结节，可以在月经结束后进行复查。如果月经结束后，结节还没有消失，建议去医院检查。

需要特别提醒的是，由于部分肿瘤早期没有明显症状，难以及时察觉，所以自检不能替代必要的体检。未育、月经初潮早或停经晚、行经时间大于 40 年的绝经后人群，都属于乳腺癌高危人群，建议在医生触诊基础上，增加乳腺 X 线、B 超检查，如伴有乳腺癌家族史，建议同时做乳腺磁共振检查，如果发现了乳腺结节，一定要根据医生的建议定期复查或进行治疗。

甲状腺结节，不以大小分良恶

目前颈部彩超已经可以发现毫米级别的甲状腺结节。良性甲状腺结节多由甲状腺功能亢进症、甲状腺功能减退症、甲状腺炎等问题引起。恶性甲状腺结节中最常见的就是甲状腺癌。

发现甲状腺结节后，如果检查显示未达到恶性的诊断，医生往往会提示需要定期观察，注意结节的变化。

甲状腺结节 80% 以上都是良性的，一般情况下对人体健康没有明显的影响，只需要定期观察就可以。良性结节一般不需要手术，只有出现了吞咽困难、呼吸困难等压迫症状，或者结节比较大影响到美观，才需要外科处理。

对于检查考虑甲状腺癌的患者，大多数微小甲状腺癌（直径小于 1 厘米）发展较为缓慢，甚至部分低危的患者可以定期观察而不做手术。如果在定期复查中，发现结节在短时间内迅速增大或者在结节大小不变的情况下出现可疑的淋巴结转移，说明病灶仍在进展，则应该及时予以外科治疗。

需要注意的是，甲状腺结节的大小并不能作为判断良恶性的唯一标准。大结节也可能是良性肿瘤，小结节也可能是甲状腺微小癌。比如直径小于 1 厘米的甲状腺微小乳头状癌，近 20 年来发病率上升了 25%。因此除了大小之外，还需要重点关注 B 超报告上的 TI-RADS 分级，4 级及以上的结节需要高度重视，经过专业医生判断或病理证实的高危患者，应尽快进行相应治疗。

同时，观察结节变化也不能只盯着大小，还应在 B 超检查中持续关注以下指标。首先，边界是否清晰。良性甲状腺结节的边界一般都是清晰的。其次，回声是否均匀。一般回声不均匀的结节，其恶性可能性高。再次，血流。恶性结节大多血流信号丰富。最后，钙化。钙化可能会是恶性的表现。

即便是恶性结节，如果是单发、低危的甲状腺微小癌，也不提倡一切了之。在充分考虑患者意愿和心态的前提下，可以选择暂不手术，采取密切观察随访。

肺结节"磨玻璃"样结节须重视

胸片难以发现 1 厘米以下的病灶，但低剂量 CT 甚至可以发现 3 毫米以下的肺小结节。高检出率在帮助人们提升肺癌早期发现率的同时，也让大家在治疗方面产生一定困扰。

困扰一：查出肺结节，需要先吃消炎药吗？

良性肺结节和肺癌的共通点是二者均是通过 CT 等影像学检查发现的肺部阴影病灶。但肺结节并不等同于肺癌，多数肺部小结节是肺部受到损伤之后，自我修复所产生的瘢痕。肺结核、肺慢性炎症、肺陈旧性病灶等肺部良性疾病都可以表现为小结节，其中炎性病灶占有一定比例。

年龄大、肺部有基础疾病史的人群，也非常容易在体检中发现肺结节。还有一部分肺结节是良性的肿瘤。

因此医生在接诊后，会根据检查资料进行初步分析。如果是首次在体检中发现了肺部小结节，体检中没有发现其他问题，通过影像学资料大多数能够初步判断性质。如果医师考虑炎性病灶的可能性大，往往会建议进行一段时间消炎处理，再复查 CT、观察病灶是否变化。如果病灶变淡、缩小甚至消失，则基本排除了肿瘤的可能性，也避免了过度医疗。

除了消炎之外，根据肺部小结节的大小和性质，医生还会建议每 3 个月、6 个月或一年进行一次复查，如结节没有明显进展、没有异常增大，一般被认为是良性病变或恶性度低的结节，根据医生建议继续定期观察即可。

困扰二："磨玻璃"指的是什么？

根据肺结节密度的不同，一般可分为高密度的实性肺结节和相对低密度的亚实性肺结节。磨玻璃结节属于亚实性肺结节的一种，在肺部 CT 影像上表现为密度轻微增加，但密度增加程度小于实性改变，不会遮挡住肺内血管和支气管纹理。因其在影像学上呈现出隐隐约约的棉絮状虚影，被称为磨玻璃样结节。

磨玻璃样结节一般恶性概率较高，病理证实为肺腺癌的概率较高，因此对于首次发现的肺磨玻璃结节需要密切随诊，及时请专科医生对此进行评估。

困扰三：肺结节那么小，手术也可以小一点吧？

虽然肺结节很小，但为了避免病灶残留，根据规范治疗指南的要求，依据病变位置、大小、病变的特征，有时需要做肺叶切除，以及一定范围的淋巴结清扫。所以，即使是小结节，切除肺组织范围可未必小。

幸运的是，得益于科学技术的快速发展，再加上近年来早期发现、早期诊断的患者增多，肿瘤的治疗模式也已逐渐步入"微创、高效、保功能"的个体化诊疗阶段。当前肿瘤外科治疗理念已经转向个体化、精准化，更强调为患者选择合适的手术切口，尽可能保留正常脏器功能，减少机体损伤。

95%的肺结节都是良性病变，
但仍须警惕

作者｜中国医学科学院肿瘤医院胸外科主任医师　薛　奇

整理｜中国医学科学院肿瘤医院　张国超　张晓丹

在胸外科门诊，差不多有一半以上的人是因为肺部结节来就诊的。

很多人因此非常焦虑和担心，严重影响了他们的工作和生活。

那么，这肺结节到底是什么，它和肺癌有什么关系呢？

国家癌症中心发布的最新统计数据显示，我国每年新发肺癌数78.7万，每年因肺癌死亡的人数超过63万。平均每分钟就有一个人因肺癌去世，并且女性患肺癌的比例越来越高。

60%的人都有肺结节

近几年，随着诊疗技术的不断发展，特别是CT检查在体检中的广泛应用，肺癌的早期筛查率得到了明显提高，与此同时，也发现了越来越多的肺部结节。特别是2020年以来，受新冠肺炎疫情影响，很多人接受了胸部CT检查以排除感染，结果意外发现了肺部结节，甚至部分患者的肺结节被诊断为肺癌。

从医学角度讲，肺结节是指影像学表现为直径≤3厘米的局灶性、类圆形、密度增高的实性或亚实性肺部阴影，可为孤立性或多发性。统计数据显示，60% 的人都会查出肺部结节，而查出来的这些肺结节中，95% 的肺部结节都是良性病变，只有 5% 左右的肺结节会是肺癌。

但我们需要注意的是，在中国，肺癌仍然是发病率和死亡率最高的肿瘤。

发现肺结节应该怎么办

很多人一看到自己肺部有小结节，就想赶紧手术切除，以免除后患。我们对待肺结节的态度应该是重视，但也不是所有肺部小结节都要进行治疗，而是要具体情况具体分析。

如果是非常小的肺部小结节（首次发现不超过 1 厘米），通常是不需要进行任何处理的，定期观察即可。

需要特别关注的一种结节是磨玻璃结节，如果在连续的 CT 观察中都能监测到，并且在 1~2 年内都变化不大，我们就要高度怀疑这个肺结节是早期的肺癌。但不用太紧张，之所以观察很长时间结节变化都不大，是因为肺癌在这个阶段的发展是非常缓慢的，等发展到能转移和威胁人生命的阶段要十几、二十年甚至更长时间。所以在这个阶段有充分的时间观察，而不用急于治疗。

相反，如果发现肺部的磨玻璃结节在随后的 CT 观察中短期内出现了明显的变化，比如增长得特别快，或明显缩小甚至消失，或位置、形态发生改变，那这个结节基本就是良性的，有可能是炎症或肺内的出血。

需要注意的是，观察并不意味着忽视不管，通常需要进行定期复查，具体多久复查一次要根据结节的大小、性质等来定。对于首次发现的 1厘米以下的肺结节，一般建议先以观察为主，3~6 个月后复查 CT，并坚持随访。至于检查的方式，首选低剂量的螺旋 CT。

什么样的结节该手术

观察是好事，但却让很多患者难以真正放心。毕竟身体里面埋着一个"不定时炸弹"，时刻都有可能"爆炸"，让人难免想"切之而后快"。

如果在观察过程中，结节确实逐渐变大了，通常考虑是恶性的可能性比较大，这时可以通过手术切除。早期肺癌的手术治愈率几乎可以达到100%。

现在大家对手术切除比较关注的一个问题是能不能做微创。事实上，微创手术对医生来说已经不是什么高难度技术，三甲医院现在肺结节90%以上都可以做到微创切除。

但需要科普的是，很多患者和家属会望文生义，认为微创手术就是损伤很小的手术，可以在门诊完成或者没有太大的手术风险。实际上，微创在不同科室、不同操作中的意义是不同的。

对于胸外科的肺部手术，微创手术是相对于之前的大切口开胸手术来说的。过去的胸科手术要切一个很长的切口。现在随着科技的发展，医生将摄像镜头和一些专门的手术器械引入胸外科手术，使得手术切口可以很小。由于摄像头的引入，使医生对局部观察得更加清晰，因而手术也比之前操作更加精细。但这样的微创手术依然是要在全身麻醉下进行的，依然要打开胸腔，切除范围也不一定小，所以肺部微创手术还属于大型手术，患者一定要住院，在手术室完成。

由于微创手术对胸壁损伤小、内部操作精细等特点，大大缩短了患者术后的住院时间，大部分微创肺切除患者手术后2~3天就能出院了。

最后跟大家再次强调，肺结节并不可怕，可怕的反而是病急乱投医。摆正心态很重要，不恐慌，不忽视，第一时间到正规的专科医院就诊。

这个癌症来得静悄悄，

80% 患者确诊已是中晚期

作者 | 北京大学肿瘤医院胃肠肿瘤中心　步召德　季　鑫
审核 | 北京大学肿瘤医院院长、教授　季加孚

超过 80% 胃癌患者确诊时为晚期。

晚期胃癌患者 5 年生存率低于 10%。

难道胃癌来临，就没有征兆吗？

胃癌有没有办法早期发现？

远离胃癌，我们能做点什么呢？

　　根据 2020 年统计数据，全球每年新发胃癌病例约为 108.9 万人，死亡病例约 76.9 万人。

　　我国是世界上胃癌发病率和死亡率均较高的国家之一。每年新发胃癌病例约 47.8 万人，约占全球的 46%。每年胃癌死亡人数约 37.3 万人。胃癌发病人数居恶性肿瘤第四位，胃癌死亡人数恶性肿瘤第三位。因此，胃癌是危害我国人民健康的主要恶性肿瘤之一。

胃癌患者确诊时多为晚期

　　我国胃癌患者死亡率一直居高不下，其中一个重要原因就是

我国胃癌患者在诊断时已属晚期。

我国胃肠联盟数据显示，在我国胃癌患者中，有不到 20% 的患者属于早期胃癌，超过 80% 的胃癌患者属于局部进展期胃癌或者晚期胃癌。不同分期胃癌患者的治疗效果和预后有着显著的差异。

一般来说，早期胃癌患者经过胃镜治疗或者手术治疗以后，5 年生存率超过 90%；而进展期胃癌患者经过治疗后的 5 年生存率为 40%~70%；晚期胃癌患者的 5 年生存率则低于 10%。由此可见，早期诊断、早期治疗对于胃癌患者非常重要。

推广胃癌的早期筛查、早诊早治，不仅可以降低患者的经济负担、降低社会成本，还可以改善胃癌患者的治疗效果，降低胃癌复发转移的概率。

胃癌四大高危因素，您要留意

目前，通过研究我们发现，胃癌的危险因素有很多，而针对这些危险因素进行控制，如改变不良的生活习惯，就可以有效降低胃癌发生的风险。影响胃癌发生的因素主要包括以下几个方面。

不良饮食习惯

首先，按时规律的饮食习惯可以有效降低消化道疾病和恶性肿瘤的发生。因此，规律进食、三餐营养均衡、合理搭配十分重要。同时，尽量避免暴饮暴食，少食辛辣、刺激性食物。另外，饮食过快、喜食过热食物也会导致食管和胃黏膜损伤。长期胃黏膜损伤也会诱发胃癌的发生。

其次，建议少吃高盐食品、腌制食品以及烧烤食品。高盐食品摄入后，会引起胃黏膜损伤，破坏胃黏膜的保护作用，使致癌物质更容易接触胃黏膜上皮，也增加了胃癌的发生风险。而腌肉、咸菜、腊肉以及其他腌制食品中含有大量苯并芘、亚硝胺等致癌物质，长期摄入也会增加胃癌的发生概率。

同时推荐多摄入新鲜水果、蔬菜。摄入蔬菜、水果与胃癌的发生呈负相关，这可能与水果、蔬菜富含维生素 C 和 β-胡萝卜素有关。水果、蔬菜中富含的维生素 C 能在胃中抑制含氮亚硝基化合物的合成，而 β-胡萝卜素具有抗氧化能力，可以在小肠转化成维生素 A，进而维持细胞生长和分化。这两类维生素可能是通过阻断致癌因素、增加细胞修复能力，来实现降低胃癌风险的。

吸烟饮酒

研究表明，吸烟与胃癌风险增加相关。与吸烟者相比，戒烟者或从未吸烟者胃癌风险更低。而且戒烟者随着戒烟时间越长，患胃癌风险越低。烟草散发的烟雾和焦油中含有多环芳烃、亚硝基化合物、环氧化物、尼古丁等多种致癌物。这些致癌物进入呼吸系统后会进一步吸收入血，会对包括胃在内的全身各处组织器官造成损伤。

此外，致癌物还可以随着唾液进入胃，直接刺激、损伤胃黏膜，引起黏膜下血管收缩、痉挛，胃黏膜出现缺血、缺氧症状。长此以往，会增加胃癌发生的风险。

如果自身不吸烟，但长期处于吸烟环境，被动吸入大量二手烟，危害同样很大。因此，为了自身以及周围人的健康，应尽早戒烟，并且远离二手烟的危害。

同样，饮酒也会引起胃黏膜的损伤，增加罹患胃癌的风险，戒酒可以降低胃癌的发生风险。

感染幽门螺杆菌

研究表明，幽门螺杆菌慢性感染与胃癌风险增高相关。感染幽门螺杆菌会导致胃部出现炎症反应以及胃壁黏膜上皮细胞的损伤。长时间的炎症刺激和损伤，会增加胃黏膜细胞恶变的概率。因此，根除幽门螺杆菌感染，可以有效降低胃黏膜损伤、炎症和胃癌的发生率。

遗传和环境因素

相关数据显示，胃癌也具有遗传倾向。有胃癌家族史的人患胃癌风险高于无家族史者。另外，整个家族存在相似的生活习惯和饮食习惯，会导致家族中很多人更容易患同一种疾病。

综上所述，改变不良的生活习惯，远离胃癌的危险因素，可以有效降低胃癌的发生风险。存在上述危险因素的人群要定期进行胃癌的体检和筛查，这对于胃癌的早诊、早治具有重要意义。

建议存在幽门螺杆菌感染的人群；既往患有慢性萎缩性胃炎、胃溃疡、胃息肉、手术后残胃、肥厚型胃炎等癌前疾病的胃癌高风险人群；长期吸烟、饮酒人群；有家族史人群都应该定期进行胃镜检查、肿瘤标志物检查、幽门螺杆菌感染检测等胃癌筛查项目，尽早发现胃癌，实现胃癌早诊、早治。

出现五大症状，提示胃癌来"敲门"

胃癌的临床症状往往没有特异性。胃癌的症状与慢性胃炎、胃溃疡、胃息肉等胃部良性疾病的症状有很多相似的地方。而且，早期胃癌患者往往没有任何不适症状。当肿瘤发展到一定阶段时，患者才会出现临床症状。

胃癌发展到一定阶段，常见的症状主要有上腹胀痛、消化不良、食欲减退、反酸或胃部灼热、体重下降等。有少部分患者会出现黑便或者呕血。如果出现了上述症状，要提高警惕，及时到医院就诊，明确这些症状产生的病因。针对不同的病因，采用不同的治疗方式。一般来说，胃部的良性疾病多数可以通过药物治疗来达到缓解症状、治疗疾病的目的。而对于胃部恶性肿瘤，则需要通过手术治疗、药物治疗和放射治疗等方式，进行综合治疗。

甲状腺癌真的是"好癌"吗？
要不要手术

作者｜北京协和医院基本外科副主任医师　徐协群
审核｜北京协和医院基本外科教授　林国乐

在国内，甲状腺癌患者越来越多。多数患者会选择及时手术切除癌肿。整体而言，甲状腺癌预后很好，生存率也比较高，对人体的风险和危害也比较低，所以不管是专业人士还是普通大众都将甲状腺癌称为"好癌"。可有人就提出来了，既然是"好癌"，还用治疗吗？

"好癌"具备的条件

近年来，甲状腺癌患病人数的增加，主要是因为微小乳头状癌的检出率增加了。微小乳头状癌是指大小不超过 1 厘米的甲状腺癌。所谓"好癌"，首先要满足的条件就是大小不超过 1 厘米。此外，"好癌"还应该是低风险的甲状腺癌。

哪些是低风险的甲状腺癌呢？肿瘤不超过 1 厘米，没有淋巴结转移和远处转移，肿瘤没有突破甲状腺包膜到甲状腺外，没有侵犯气管、喉返神经以及甲状腺周围组织，穿刺病理不是高危类型。

手术的负面影响

低风险的乳头状甲状腺癌的传统治疗方法，就是全部或部分切除甲状腺，包括乳头状微小癌（直径小于 1 厘米）或者更大的乳头状癌。手术做完后，患者往往需要终身服用甲状腺激素来替代治疗，有的时候还需要进行放射性碘 –131 治疗。

目前，很多人存在一个误区，认为手术在很大程度上减轻了患者的痛苦，所以甲状腺癌的治疗首选手术。然而，最近的研究表明，与患者的症状和认知相比，医生可能低估了甲状腺癌手术治疗的负面影响。

在甲状腺切除术后，患者经常会出现吞咽或发声方面的不适。一些患者也会受到持续性疲劳和不良心理的影响。疲劳通常是由于切除甲状腺后甲状腺素水平异常导致的。心理方面的困扰，主要包括对癌症复发的恐惧。这种恐惧可能会在手术治疗后持续数年，而且高达 48% 的甲状腺癌患者术后会产生这种恐惧，患者的生活质量受到严重影响。患者对治疗及其效果的不确定性和对检查结果的预期，会加剧担忧和焦虑心理。例如，甲状腺球蛋白有时可以作为判断肿瘤是否复发转移的指标，需要定期检测。患者在甲状腺球蛋白的检查结果出来之前，会忐忑不安，紧张焦虑。

更好的治疗选择：积极监测随访

日本外科医生士宫崎骏（Akira Miyauchi）向传统的甲状腺癌外科治疗模式提出了挑战。1993 年，他开始对日本库马医院的甲状腺癌患者进行积极监测研究，为期 22 年。所谓积极监测就是主动对甲状腺癌患者进行密切随访，而不是直接做手术，除非有疾病进展的证据或患者的意愿发生了变化。

目前，人们对低风险甲状腺癌积极监测随访的兴趣正日益增加。日本同行的研究中有 1 179 名患者接受了积极的监测，并接受了平均 47 个月的随访，没有发生甲状腺癌死亡，没有患者发生远处转移。1 179 名患者中的 1 085 名（92.0%）避免了甲状腺切除术，只有 51 名患者（4.3%）

在没有甲状腺癌进展的情况下，因个人意愿，最终进行了甲状腺切除术。这个研究表明，患者对选择监测随访的长期接受度很高。

日本的这个小组还深入研究了这些患者的心理认知情况。他们发现，尽管超过 1/3 的患者报告说会担心自己的癌症，但有 83% 的患者对接受积极的监测感到满意。他们的担心程度以及担心的比例随着时间的推移而下降。

该研究发现，患者的担心来源于对癌症进展的担忧或需要手术治疗的恐惧。他们还担心，由于恶性肿瘤进展会引起一些症状，或接受手术治疗可能出现一些并发症。笔者将这项研究发现与甲状腺癌患者接受手术治疗的研究论文进行间接比较，发现积极的监测不一定会加剧与癌症相关的担忧。

满足哪些条件可以暂时不手术

"癌症不发展，是不是可以不用手术？"对于这个问题，虽然目前国外的研究给出的建议是对于低风险的甲状腺癌，可以先观察、积极监测，不一定非得做手术。

然而，中国有中国的国情，与国外历史和文化背景不同，人们对健康、疾病康复的诉求也不同，需要综合考虑。

另外，即便暂时不做手术，并不等于什么也不做——对于患者来说，就需要充分知晓自己的病情，积极配合医生进行随访，与医生进行积极有效的沟通；对于医生来说，重要的是除了需要知晓甲状腺癌诊断、治疗和随访的重要性，还要充分知晓患者对支持性治疗的需求。

低风险甲状腺癌如果能够满足以下条件，可以考虑暂时不手术，但是要密切观察：

肿瘤小于 1 厘米。

没有淋巴结转移或远处转移。

肿瘤没有突破甲状腺包膜到甲状腺外，没有出现气管、喉返神经以及甲状腺周围的侵犯。

穿刺病理不是高危类型。

没有甲状腺癌家族史。

无青少年或童年时期射线暴露史。

患者心理压力不大，能积极配合。

患者有接受随访的意愿，自身健康状况允许，有条件接受随访。

最终做不做手术，还需要医生认真评估患者的情况，与患者充分沟通，量身定制治疗方案。

吃不对会得癌？
如何远离吃出来的癌症

作者 | 中国医学科学院肿瘤医院胰胃外科病区主任　田艳涛

癌症与不良的生活方式有密切的关系，其中就包括每天少不了的一日三餐。听人说，有些癌症就是吃出来的。到底是不是这么回事儿呢？

吃是一门学问

俗话说"民以食为天"，吃确实是一门学问，享受美食是一件很快乐的事，但我们也要吃得科学、吃得健康，才能远离疾病。

远离烫食　很多人喜欢食物"趁热吃"，这是一个很不好的习惯。长期吃烫食，会对食管黏膜和胃黏膜造成损伤。长期受到高温的伤害，食管和胃黏膜发生癌变的风险大大增加。

少喝高度酒　高度白酒会对食管造成烧灼。这种损伤与烧伤类似，同样会让黏膜上皮受到损伤，甚至引发癌变。

推行公筷、公勺　中国的饮食文化博大精深，也有很多餐桌礼仪。帮他人盛汤夹菜本是出于热情，但如果不使用公筷、公勺，就容易导致幽门螺杆菌的传播。本身感染了幽门螺杆菌的人，如果用自己的筷子给同桌的人夹菜，病菌就会趁机传播。感染幽门螺杆菌后，胃癌的发病率会升高 4~6 倍。因此，推行公筷、公勺势在必行。即便是在家吃饭，也建议使用公筷、公勺，每个人最好都有自己的固定餐具。

筷子要勤换　现在大多数家庭都使用竹筷子，如果盛放筷子的器具里边有积水，或者放在通风不良的地方，长此以往会发生霉变，而霉变产生的黄曲霉素会诱发肝癌。因此，筷子清洁、消毒、防霉很重要，建议每3个月最好更换一次。

不吃发霉的食物　花生米及其他粮食在储存时要特别注意防潮，以免霉变。一旦发生霉变就不能再食用，因为食用被黄曲霉素污染的食物不仅会导致肝功能的损伤，甚至会引发肝癌。

少点外卖　外卖食物大多重油重盐，食材也很难保证新鲜，长期食用肯定对健康不利。此外，外卖食物大多使用塑料餐盒包装，遇高温会有有害物质析出。这些都会给胃肠道健康带来隐患。

不嚼槟榔　嚼食槟榔与口腔癌的发生直接相关。槟榔属于粗纤维食物，易导致口腔黏膜损伤，长期嚼食就会造成口腔黏膜癌变。

少吃剩菜　每天做饭吃饭，难免会有一些剩余，这些剩饭剩菜到底能不能留着，下一顿接着吃呢？我们中国人的传统是勤俭节约，这是美德，但是剩饭剩菜最好不吃，尤其是被"动"过的。饭菜被唾液污染后，就会加速变质，尤其是蔬菜类，亚硝酸盐的含量也会急剧上升，不宜再继续食用，而应果断丢掉。如果炖的肉菜一顿吃不了，应该提前盛出来，及时放进冰箱，留到下顿再吃。及时放入冰箱是为了避免被细菌污染，而不必等待饭菜完全变凉再放入冰箱。

胃病有时是"情绪病"

在我们生活不注意的情况下，出现了一些胃部不适的症状，比如烧心、反酸、打嗝，甚至腹泻等症状，我们首先要想一想自己有没有什么不好的生活习惯，最近有没有什么烦心事？

我们都深有体会，那就是在心情不好的时候，吃饭会没胃口。这是因

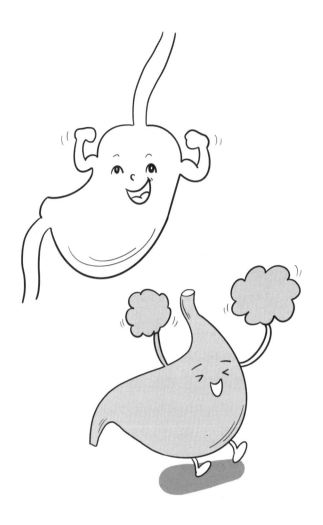

为不良情绪会通过神经体液反射，让胃黏膜分泌一些炎症介质。长期情绪不佳，这些炎症介质就会长期存在，进而造成胃黏膜的糜烂，甚至溃疡。

曾经有一个科学实验，研究人员将一只山羊和一匹狼拴在一起，近在咫尺却够不到彼此。3 小时之后，研究人员给山羊做胃镜发现，它的胃黏膜表面弥漫的全是出血点。在狼的虎视眈眈之下，羊的内心极度恐惧，这种不良情绪在短短的几个小时之内就造成了胃黏膜弥漫性出血。

由此可见，一旦胃不舒服，第一反应不应该是找药吃，而是先调整生活节奏和情绪。

相反的，积极乐观的情绪对于胃病的治疗大有裨益。临床发现，同样的胃癌分期患者，接受同样的治疗，积极乐观配合治疗的患者，预后要远远好于终日郁郁寡欢的患者。

因此，无论对于预防疾病还是治疗疾病，都需要我们有健康的心态、乐观的情绪，积极面对人生中的困难与遭遇。

如何识别癌症的预警信号

目前中国胃癌患者中大约 20% 是早期。这些早期患者中，真正有症状的只是很少的一部分，大部分早期胃癌都是通过体检发现的。也就是说，绝大多数胃癌患者早期没有任何症状。

不过，我们可以明确哪些人是胃癌的高危人群。通过对高危人群的定期检查，就可明显提升早期患者的检出率。

胃癌的高危人群包括胃溃疡患者、慢性萎缩性胃炎患者、长期不良饮食习惯者、胃癌家族史者。建议一般人从 40 岁开始，每 3~5 年做一次胃镜检查，高危人群起始年龄应适当提前，并缩短检查间隔。

此外，烧心、反酸、打嗝、腹泻、黑便、恶心呕吐，可能是消化道肿瘤的信号，尤其是伴有体重减轻、呕血便血等。一旦出现上述症状应及时去医院检查。

胰腺癌被称为"癌王"，自然病程仅 3~6 个月，可见其恶性程度之高。患者在早期往往不会有什么明显的症状，等到一旦出现症状往往已是晚期。对于突然出现的血糖升高，我们要高度警惕胰腺肿瘤的可能。此外，长期饮酒者、慢性胰腺炎患者、胰腺癌家族史者，一旦出现腹部甚至背部的疼痛要高度警惕胰腺肿瘤的发生。平时注意避免暴饮暴食，少饮酒，少喝咖啡，对胰腺癌的预防亦有帮助。

远离这种致癌的细菌，
从一日三餐开始

作者 | 中国医学科学院肿瘤医院胰胃外科病区主任　田艳涛
整理 | 中国医学科学院肿瘤医院胰胃外科　胡海涛

教您一招，不仅让餐桌更加文明有礼，而且还能有效预防一级致癌物——幽门螺杆菌。

那么答案是什么呢？两个字，分餐！

分餐古已有之

分餐并非"舶来品"，我国古代一直就有分餐制的传统。在中国历史上最有名的饭局——鸿门宴中，《史记》是这样描述的："项王、项伯东向坐；亚父南向坐；沛公北向坐，张良西向侍"，可见秦汉时期就是分餐而食。

在出土的汉墓壁画《宴饮观舞图》中，我们可以看见席地而坐，一人一案的宴饮场景。在出土的文物中，也有一张张低矮的小食案。

唐宋时期，随着桌子椅子的流行，合餐制开始取代分餐制。直至明清期间合餐制基本取代分餐制。

《红楼梦》中出现的贾府宴饮场面都是众人围坐一桌共同用餐的场景，便是这种餐饮文化演进的一个缩影。

而在新冠肺炎疫情的大背景下，分餐制成为了主流的呼声。在一项媒体调查中，85.4% 的网友支持公筷使用，但只有 3.8% 的网友表示家里一直有用公筷的习惯，可见分餐制亟须在人群中推广。

在政府层面，关于分餐的政策规定相继出台，2020 年 12 月 31 日，商务部办公厅印发《餐饮服务单位新冠肺炎疫情常态化防控技术指南（第二版）》，其中明确要求"餐饮服务单位应提供'一菜一公筷、一汤一公勺'，或者'一人一公筷、一人一公勺'服务"。可以说分餐制是国家倡导，民心所向，势在必行。

这种致癌菌 50% 的人已中招

幽门螺杆菌，英文简称为 Hp，寄生在人体的胃里，被世界卫生组织列为一级致癌物，是诱发胃癌的一个重要因素。

人的胃里有一层黏膜，用来保护胃不被胃酸所腐蚀，而幽门螺杆菌专门破坏这层胃黏膜，使得胃酸和病菌趁虚而入，久而久之引发慢性胃炎、胃黏膜萎缩，甚至引起胃癌。

研究显示，感染幽门螺杆菌的人群要比其他人群胃癌发病率高 2~4 倍。所以面对幽门螺杆菌，千万不可大意。

那么有人会问，幽门螺杆菌有这么容易感染吗？据研究显示，在我国人群中幽门螺杆菌的阳性检出率占到 50% 甚至更高！

人是幽门螺杆菌的唯一宿主，主要通过人与人之间的口－口、粪－口进行传播。不幸的是，所有人群都为易感人群。也就是说，一旦和你同桌吃饭的人感染了幽门螺杆菌，同时又没有做到分餐的话，同桌的每一个人都可能被传染。

避免感染，从分餐开始

我们已经知道，幽门螺杆菌会通过口－口途径进行传播，如果我们能够做到分餐，就可以阻断其传播途径，纵使幽门螺杆菌再狡猾，也无计可施。

因此，我们倡导吃饭时做到分餐，餐具一人一套，不要混用，有条件的尽量自带碗筷。家中筷子应勤用开水烫洗，并三个月左右更换一次，同时要让自己以及周围的人都保持一个好的饮食习惯，包括手卫生，饮食用公筷、公勺等，有效阻断幽门螺杆菌的传播。

那么，如何知道自己是否感染了幽门螺杆菌呢？很多人在感染幽门螺杆菌后并不会有特别的不适，有些人则表现为消化不良、腹痛、腹胀、反酸、嗳气等非特异性的症状。其实只需要我们去医院做一个碳-13或碳-14呼气试验，吹一口气，即可明确自己是否感染了幽门螺杆菌。

万一检查发现感染了幽门螺杆菌，也不必过分惊慌。从感染幽门螺杆菌到罹患胃癌是一个慢性、长期的过程，只要我们做到早发现、早治疗，就可以有效根治幽门螺杆菌，避免疾病进展。

治疗的过程也非常简单，口服三联药物两周左右后就可能根治，之后需要到医院复查幽门螺杆菌。如果依旧提示感染，就需要遵医嘱使用四联甚至是五联药物进行治疗。

分餐看似复杂，其实体现了主人对客人的尊重，对健康的重视。分餐，隔离了病菌的传播，但不隔离亲情与友情。每个人维护好自己的生活小环境，就是在为全社会的健康大环境做贡献。

多一双公筷，多一分安心。您夹起的是尊重，收获的是健康！

这种癌症可防可治

作者｜山东大学第二医院结直肠肛门外科 喻 苗
审核｜西安交通大学第一附属医院普外科教授 孙学军

结直肠癌也叫大肠癌，是指来自大肠黏膜上皮的恶性肿瘤，包括结肠癌和直肠癌。

这几年结直肠癌的发病率上升了不少。2020 年全球癌症统计数据显示，结直肠癌的发病率高居全球恶性肿瘤第三位，更是位列恶性肿瘤死亡人数的第二位。近年来，我国结直肠癌每年新发病例接近 60 万。

研究证明，在各种环境因素中，结直肠癌的发病与饮食因素关系最密切，发病率与食物中的高脂肪消耗量呈正相关。另外，也可能与微量元素缺乏、生活习惯改变有关。

从遗传学观点来看，可将结直肠癌分为遗传性和非遗传性。前者的典型例子如家族性结肠息肉综合征和家族遗传性非息肉病结直肠癌。后者主要是由环境因素引起基因突变。

其他高危因素，如结直肠腺瘤性息肉患者。一般认为大部分结直肠癌起源于腺瘤，故将腺瘤性息肉看作癌前病变。还有溃疡性结肠炎患者，这种情况多见于幼年起病、病变范围广而病程长者。此外，乳腺癌、卵巢癌、子宫内膜癌的患者患上结直肠癌的危险性也会增加。

高发人群

30~40岁有消化道症状者，尤其是有便血、大便频数增加、黏液便及腹痛者。

结直肠癌高发区，主要是大城市的中老年人。

有结直肠癌癌前病变者，如结直肠腺瘤、溃疡性结肠炎、血吸虫病患者。

有结直肠癌家族史、家族性息肉病史以及遗传性结肠病者。

有盆腔放疗史者。

有胆囊或阑尾切除史者。

值得关注的是，过去90%的患者都发生在40岁以上人群中，而近年来发现，这一癌症已悄悄"盯"上了30多岁的年轻人。

早期症状有哪些

早期结直肠癌症状多不明显，大部分结直肠息肉和癌肿在变得相当大之前并没有症状。因此建议对没有症状的人群进行筛查，提早发现这些赘生物或息肉。

结直肠癌最常见的症状是不明原因的排便习惯改变，如出现排便次数增多或者便秘和腹泻交替发生。大便性质的改变，比如排便时出血，大便时有少量条状黏液黏附。

右侧结肠癌因为部位离肛门较远，对肛门的刺激不大，故大便频率改变不多，主要表现为腹胀、贫血和时感隐痛，如疼痛明显并且已发现肿块，则已非早期。这时您就需要赶紧去找医生检查。腹痛和无法解释的贫血、体重下降可能是癌症进展的表现。

确诊要靠"一指三检查"

出现上述不适者可就诊于消化内科或者普通外科结直肠肛门外科专业。确诊需要做"一指三检查"。

一指，即最重要的肛门指诊，可以直接触及肿块及检查盆腔转移状况，对直肠癌是特别有效且简易的检查方法。

三检查指的是乙状结肠镜、电子结肠镜和钡灌肠造影。乙状结肠镜可做活体组织检查，适用于直肠及乙状结肠部位癌肿的检查；电子结肠镜可检查更远部位的结肠癌；钡灌肠造影，可查整个结肠的癌肿。

其他检查包括粪便常规检查、肿瘤标记物（如 CEA 和 CA199 测定）、直肠腔内超声检查、CT、MRI 等。

筛查时间和间隔记仔细

定期体检有助于早期发现癌前病变，而积极治疗癌前病变对阻断结直肠癌很有效。绝大多数结直肠癌从良性息肉、腺瘤发展而来，良性肿物经过及时处理，如肠镜下切除等，可实现完全治愈，这样就不会给结直肠癌"可乘之机"了。

即使没有任何危险因素存在，也应该从 40 岁开始每年进行肛门指诊和大便潜血的检查。50 岁开始应进行结肠镜检查。如果正常，每 5 年复查一次。一般有危险因素的人应每 3~5 年做一次结肠镜检查。

结直肠癌高危人群应进行全结肠和直肠检查。结肠镜检查是最好的方法。一般来说也需要每 5 年复查一次。第一次检查的时间要根据危险因素来定。如果家族中有一人以上在 50 岁之前有结直肠癌，那其他成员应该在 40 岁开始筛查（或比诊断年龄早 5 年开始）。如果父母任意一方有家族性多发性息肉，则应该在 12~14 岁开始筛查。

有结直肠癌或息肉家族史或有结直肠癌或腺瘤样息肉个人史的应该做结肠镜检查。任何息肉都应该切除，并且每隔 1~3 年复查。如果检查正常，

可以 3~5 年做一次结肠镜检查。有乳房、卵巢或子宫癌的女性，应该在
40 岁开始每 3~5 年做一次结肠镜检查。

　　最后想告诉大家，即便结直肠癌可防可治，也不可轻敌，科学饮食、
生活规律、按时体检，就可以御敌于无形。很简单吧，做起来！

第 7 章

口腔健康

人未老，牙已衰！
8招应对"中年牙齿危机"

作者｜上海交通大学医学院附属第九人民医院口腔预防科主任　陈　曦
审核｜上海交通大学医学院附属第九人民医院口腔预防科主任医师　冯希平

人到中年，

连从不放在心上的牙齿，

也开始遭遇"中年危机"。

　　从全国范围的口腔健康流行病学调查结果来看，我国近90%的中年人有牙龈出血的症状，平均每个人口腔中近14颗牙齿有牙龈出血的现象。中年人口腔内牙石检出率高达96.7%。平均每个人口腔内超过20颗牙齿有牙结石。也就是说，只有不到10%的中年人牙周健康。在近90%患龋病的中年人中，仅有10%的人主动治疗了龋病，超过半数的龋齿最终被拔除，超过30%的龋齿留于口中，没有得到妥善治疗。

　　到底是什么原因导致了这种状况呢？究其原因，主要是中年人对保护牙齿的方法了解不多，口腔保健知识仅仅停留在"糖的摄入和口腔中的细菌是引起龋病的主要原因"上。

　　调查结果显示，虽然绝大部分人每天都刷牙，但是能做到每天刷牙两次的人仅占全部人群的47.8%，还不到一半。每100

个人中，只有 2 个人有每天使用牙线的好习惯。过去一年中做过牙齿洁治的人群仅有 7.9%。

此外，调查结果显示，27.9% 的中年人有吸烟的习惯。而烟草中的毒素会长期反复地刺激口腔黏膜和牙周组织，提高口腔癌和牙周疾病的发生概率。

如何有效预防口腔疾病，避免口腔健康的"中年危机"呢?

使用水平颤动法有效刷牙

刷牙是日常生活中控制牙面菌斑最为有效和便捷的方法，我们推荐使用水平颤动拂刷法刷牙（见后文）。这个方法可以有效地帮助我们清洁牙面的细菌，保证牙齿和牙龈的健康。

选择牙线或牙间刷清洁牙缝隙

使用正确的刷牙方法虽然能够有效地清除牙面的细菌，但是牙齿邻接的部位（牙缝）却很隐蔽，刷牙无法清洁。因此，使用牙线或牙间刷进行

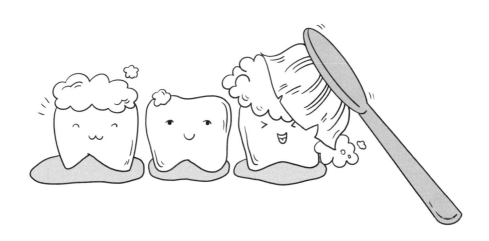

牙齿相邻缝隙的清洁是非常必要的。

早晚刷牙，饭后漱口

遵循"一日 2 次，一次 2~3 分钟"的原则早晚刷牙，并且配合牙线或牙间隙刷的使用，清除牙间隙中的食物残渣和菌斑。晚上睡前刷牙比早上更为重要，同时饭后要漱口。进食后，口腔内有大量的食物残渣，它们为口腔细菌带来了丰富的营养。饭后漱口本身无法完全清除口腔细菌，但减少了食物残渣在口腔内逗留的时间，减慢了细菌增殖的速度。

使用含氟牙膏预防龋病

氟是维护口腔健康所必需的一种微量元素，还能够帮助牙齿更加坚固，减少牙齿龋坏。牙膏里加入氟，可以在牙齿表面形成保护层，从而起到保护牙齿、预防龋病的作用。

专业用氟，保护牙齿健康

定期（每年 2~4 次）去口腔专业机构，由专业人员根据情况局部使用高浓度的氟化物，达到更好的防龋效果。

每年至少洁治一次

牙石是牙齿表面细菌的钙化物，无法通过普通的刷牙、漱口清除，因此提倡每年至少去专业的口腔医疗机构，进行一次口腔洁治。

戒烟、限酒、拒槟榔

吸烟时有毒物质首先会刺激口腔黏膜，吸烟人群患口腔癌的风险比不吸烟者要高 2~3 倍。酒精可导致口腔癌发生的风险增加。槟榔中的槟榔碱是世界卫生组织确定的一级致癌物，可使口腔黏膜逐渐变硬，增加患口腔癌的风险。

定期口腔检查，至少一年一次

很多口腔疾病，如龋病、牙周病、口腔癌等通常都是缓慢发展的，早期没有明显症状，出现不适症状时已经到了疾病的中晚期。不仅治疗起来很复杂，患者也会遭受更大的痛苦。因此，建议大家每年至少进行一次口腔检查，对口腔疾病早发现、早干预。

牙不好，疾病满身跑，
治疗宜早不宜迟

作者 | 北京大学口腔医院口腔颌面外科教授、主任医师　彭　歆

俗话说，牙不好，疾病满身跑。

为什么口腔疾病会影响全身健康？

治疗口腔疾病为何宜早不宜迟？

不同年龄段孩子的口腔保健措施是什么……

口腔疾病对全身健康有什么影响

口腔疾病是可能会危及全身健康的。口腔是消化道和呼吸道的入口，一旦受阻，机体的营养供应便直接受限；当牙齿缺失或因龋坏、松动而影响进食时，胃肠道负担会相应加重，吸收效率减低导致机体营养不良；口腔的外伤、肿瘤也会影响进食，甚至呼吸。此外，当口腔里出现如牙周炎、智齿冠周炎、颌骨骨髓炎、间隙感染等疾病时，常会引起全身症状。

已有文献证明，重度牙周炎患者患冠心病的风险明显增加。细菌引起龋病或者牙周感染等也可引起一过性菌血症，从而可能导致动脉粥样硬化、心肌炎、关节炎等。牙周病与糖尿病也可相互作用。

此外，当正常的咀嚼、言语等因为牙疼或者缺牙而受到影响

的时候，生活质量也会受到影响。

全身疾病在口腔有哪些表现

血液系统方面，贫血、白血病等可能会出现口腔溃疡、出血、牙龈变化等；克罗恩病、溃疡性结肠炎等也可引起口腔溃疡；免疫系统疾病，如干燥综合征则出现口干、唾液腺肿大、猖獗龋等。

为什么说"小洞不补，大洞吃苦"

有些人可能认为，牙虽然有龋齿但还能用，不需要着急去治。其实，牙齿有问题要尽早治疗。当牙洞比较小的时候，是浅龋坏，可能不会有太明显的症状，有些只有通过定期口腔检查才能发现，这时通过充填治疗就能防止坏的部分继续扩大。当牙洞逐渐扩大、侵犯到牙神经的时候，就会出现牙齿疼痛、牙洞塞牙等情况，这时候就需要把已经感染的牙神经去掉，俗称"杀神经"，也就是"根管治疗"。

如果再继续拖下去，牙齿坏的地方已经侵犯到牙根甚至引起周围骨吸收，保不住牙齿时，就只能拔掉了。而恒牙只有一副，坏了不能再长，这个时候只能通过种植牙或者假牙修复缺失牙了，费用更高也更麻烦。所以，不同阶段的坏牙也对应不一样的治疗和费用，要尽早治疗，省时、省事又省钱。

为什么孩子牙坏了要及时治疗

有些乳牙会一直到 12 岁左右才脱落，陪伴孩子很长时间，不治疗会影响孩子进食，甚至导致营养吸收和身体发育出现问题。而且，乳牙下方就是恒牙，当炎症侵及乳牙牙根周围的时候很容易对下方恒牙胚产生影响，从而导致恒牙长出来也有问题，甚至会影响颌面部发育从而影响外形。所以，一旦发现孩子牙坏了，家长要带其及时接受治疗。

治疗口腔疾病为何宜早不宜迟

只要生病就需要尽早治疗。比如，常见的牙周病就是从清洁不到位导致牙龈红肿，进而导致牙龈炎发展而来的。在牙龈炎阶段还没有牙槽骨的破坏，通过洗牙、正确刷牙、使用牙线去维护便能够阻止疾病进展。但是如果放任不管，骨头也受到牙龈炎症侵蚀，便进展到了牙周炎，即便通过牙周治疗控制炎症，但吸收的骨头和萎缩的牙龈却长不回来了，口腔内也会出现牙齿松动等情况。如果这时还继续放任不管，牙齿将慢慢脱落，就会出现"老掉牙"现象。

另外，口腔内的有些肿瘤如果及时发现、早期治疗，切掉即可。有些癌前状态可以通过药物或者激光进行治疗，避免手术，而有些患者因为一开始没有重视或者不了解而耽误了治疗，导致就医时肿瘤已经出现颌骨侵犯，甚至颈部或者全身其他部位转移，这个时候不仅手术大、花费高、后续需要放化疗，甚至也极大降低了生存率。

牙周病危害大，
更可怕的是得了都不知道

作者 | 北京大学口腔医学院牙周科　胡文杰　曹　洁　张艳玲　刘　建　张浩筠
审核 | 中国牙病防治基金会常务副秘书长　荣文笙

如果对牙周病置之不理，长此以往，牙将不在！
快照照镜子看看，你的牙周还好吗？

　　牙周病是引起成年人牙齿丧失的首要原因，也是危害人类牙齿和全身健康的主要口腔疾病。

　　世界卫生组织（WHO）针对口腔卫生问题列出的重要事实中提到：可能会导致牙齿脱落的严重牙周病影响到全球近 10% 的人口。而 2015 年全国第四次口腔健康流行病学调查显示，我国牙周病患病率高，成人各年龄组的牙周健康率均不足 10%。此外，牙周病还是糖尿病的第六大并发症。

　　本篇我们一起了解一下牙周病的特点，对口腔健康和全身的影响，以及有哪些方法可以预防。

为什么牙周病容易被人忽视

　　随着生活水平的逐渐提高，大家对口腔问题的重视程度逐步上升，但有许多人仍然没有意识到牙周病的危害，这是与牙周病的特点有关的。

牙周疾病是一种细菌感染性疾病。牙周病导致的刷牙出血、牙龈肿胀这些最初症状不明显，即使是中重度牙周病患者也不知道口腔内存在着近似于手掌面积大小的发炎溃疡面，也没有疼痛难忍的自觉症状，往往到牙周病晚期牙松动直至脱落，才来寻求牙医的帮助，而此时往往医生已经"爱莫能助，望'牙'兴叹"了。

牵一"齿"而动全身

那么会被牙周病影响到的全身情况有哪些呢？我们一起来看看以下几种与牙周病密切相关的全身疾病。

糖尿病

糖尿病是大家熟知的糖代谢障碍疾病。糖尿病患者易患牙周疾病，并且患牙周炎后其症状和程度较无糖尿病患者要严重，常常伴发牙周肿胀、溢脓。另一方面，有研究显示，有糖尿病的牙周炎患者，其血糖控制远不如无牙周炎者，而彻底有效的牙周治疗不仅使牙周病减轻，还可使糖尿病患者的糖化血红蛋白显著降低，胰岛素的用量减少。

心血管疾病

牙周病和心血管疾病密切相关。有大量科学研究表明，牙周病是心血管疾病的重要危险因素，甚至可能是独立危险因素。通俗地说，就是牙周病患者更容易患心血管疾病。

心血管疾病的原因在于动脉粥样硬化，即在动脉血管内壁形成斑块。牙周病的致病菌可以通过牙周组织的溃疡面（牙周袋内壁）进入血液，并经血液循环播散到动脉粥样硬化的部位，从而造成危害。

妊娠期龈炎、龈瘤和早产低体重儿

妊娠期女性激素水平升高会导致牙龈血管扩张，使原有的牙龈炎症加重，如牙龈出血、红肿加重，甚至出现牙龈增生，形成一个局部的牙龈肿物（妊娠期龈瘤）。出血多和肿物较大会影响孕妇进食，造成生活不便和心理紧张。

另外，孕妇未控制的牙周炎可能会引起早产（孕期 < 37 周）和低体重新生儿（< 2 500 克）。因此，建议女性备孕前要到正规的医疗机构进行牙周检查，并及时治疗，不带着牙周病怀孕。同时，女性在孕期要注意口腔卫生，保证牙周健康，降低出现早产和低体重儿的风险。

做好口腔保健，方法要正确

刷牙效果的好坏关键取决于刷牙方法。最为重要的两点是：牙刷到位和"面面俱到"。

牙刷到位指的是牙刷要放在一定的位置上。我们知道刷牙就是要去除菌斑，牙面上的牙菌斑主要位于与牙龈（牙床）接近的牙面，相当于"牙脖子"以及两个牙齿相邻接的牙面。刷牙的重点应该放在龈缘附近的牙面和挨着牙缝的牙面，刷牙时刷毛可得"瞄准"好！"面面俱到"说的是牙刷应该刷到每一颗牙齿的每个面。

知道了刷牙方法中最关键的两点，怎样才能做到把牙刷好呢？下面介绍一种目前国际上普遍推广的刷牙方法——水平颤动拂刷法（改良巴氏刷牙法）。

具体方法如下：

将刷毛放于牙颈部，毛束与牙面成 45°，毛端指向龈缘方向，轻轻加压，使刷毛末端部分进入龈沟和牙间隙。

牙刷在原位做水平颤动 7~8 次，颤动时利用牙刷毛对牙面轻柔地摩擦，将黏附于牙面颈部的菌斑"揉碎、蹭松"，最后加一个"拂"的动作，将其从牙面上去除。

刷上下前牙的舌面时，将牙刷头竖起，以刷头的前端接触牙齿，做轻微颤动。依次移动牙刷到邻近的牙齿，重复同样的动作。

刷咬合面时，刷毛垂直牙面略施压，使毛尖深入点隙沟裂，做前后方向颤动，再移至邻牙。通常刷牙要按一定的顺序刷，移动牙刷时要有重叠，不要遗漏，尤其是最后一颗牙的后面。

通过正确刷牙，我们大约能清除 70% 的牙菌斑，还有 30% 牙菌斑悄悄存留在牙齿邻面，如果不及时清除，它们所产生的酸和其他有毒物质很容易引起龋病和牙周病。这时，需要我们巧用牙线或牙缝刷进一步将这些隐藏的牙菌斑清除掉。

正确使用牙线的方法是，取一段牙线，将两端打结成环状。用双手的食指和拇指将线圈绷紧，用拉锯式动作将此段牙线轻轻压入牙间隙，紧贴一侧牙面缓慢滑入牙龈以下，然后将牙线呈"C"形状包绕邻面，由牙龈向咬合面方向移动，以"刮除"牙面上的菌斑，每个邻面重复 3~4 次。移动手指使用另一段清洁的牙线，重复上述动作，依次刮除每颗牙邻面的菌斑。正确使用牙线是不会使牙缝变大、损伤牙龈的。

牙间隙刷又叫牙缝刷，主要清洁较大牙缝的牙齿邻面及磨牙牙龈退缩后的"分叉处"，能很好地清除附着其上的菌斑。

日常生活中应根据牙缝的大小选择直径大小合适的牙间隙刷，并将牙间隙刷的刷头从牙齿外侧面伸入到牙缝或根分叉处，做内外侧摩擦，清除邻面菌斑。一般建议每天晚上刷牙后使用牙间隙刷，用完后用水冲洗干净即可。

如果已经出现了牙周病相关的症状或者口腔检查时发现已经有牙周病，这时仅靠自身口腔保健便不够了，需要寻求专业口腔医生，尤其是牙周科医生的帮助。治疗牙周病最主要的手段是洁治（洗牙）、刮治和根平。规范的牙周基础治疗能够有效控制炎症发展。

记住这三大原则，远离牙周病

防微杜渐，定期检查

大家可能会问："我每天按照医生教的方法特别认真地刷牙，同时还坚持使用牙线和冲牙器，为什么还要去看牙医呢？"这就好比大家每天都会收拾房间、擦桌子、擦地，但每个家庭依然会定期进行一次大扫除，把平时不能清扫到的边边角角打扫、擦拭干净。同理，医生通过专业的手段才能帮助大家彻底清除自身无法清除的牙菌斑。

早发现、早诊断、早治疗

牙龈炎或早期牙周炎的患者如果用心观察，会发现口腔发出的"警示信号"，诸如刷牙时牙龈出血、牙齿舌侧或者颈部有些刷不掉的牙结石、口腔异味、牙龈变得轻微红肿等。在这个阶段，牙齿表面那些软性的细菌团块已经逐渐变硬，形成无法刷掉的牙石了，需要尽早接受专业的治疗。

消除炎症，控制疾病发展

有些患者由于没有及时就诊和定期维护，导致牙周疾病发展到了中晚期。此时，大家也不要放弃，医生还有很多办法（包括牙周刮治和多种牙周手术）可以帮大家"消除炎症，控制疾病发展"，尽量保留牙齿。已有牙齿缺失的患者要及时修复缺失牙，让更多天然牙和少部分假牙（种植牙）共同发挥口腔功能。

牙周病早期症状很隐匿，但在生活中稍加留意，仍能察觉一些早期症状。

下面三方面症状，所有人都应该加以重视：

典型的早期症状是刷牙出血、咬物出血和晨起唾液中带血。

口腔异味、食物嵌塞也是存在牙周疾病的征兆之一。大多数口腔异味均来自刷牙不到位导致牙菌斑及食物残渣堆积，加之牙龈炎症出血的血腥味等的混合型异味。

出现咬物无力、牙齿松动、牙缝变大和牙齿变长等症状，则提示牙周疾病已经到了比较重的程度，应尽快到正规的医疗机构进行口腔检查和牙周治疗。

需要强调的是，即使口腔内没有任何症状，也应每半年到一年进行定期口腔和牙周检查，预防包括牙周疾病在内的口腔疾病，要做到未雨绸缪！

想与种植牙共度余生，
这些功课你做了吗

作者｜北京大学口腔医学院　胡文杰　刘云松　邱　萍　刘　建　杨　刚　王　玲
审核｜北京大学口腔医学院主任医师　彭　歆

缺牙了，有哪些方法可以把牙"补"回来？

种植牙，究竟是怎么回事？

能不能种植牙，主要看什么？

种植牙前后，需要做哪些准备？

我国第四次（2017年）全国口腔健康流行病学调查结果显示：35~44岁的青壮年人群中约有1/3存在牙齿缺失；65~74岁老年人群中80%左右的人存在缺牙，其中大约有一半人群没有进行修复。65岁以上人群中，还有5%~10%的无牙颌（全口缺牙）患者。

临床上，常听许多牙周病患者说，牙齿掉了没关系，一样可以吃东西，也因此忽视对牙周疾病的治疗。实际上，这种观点是非常错误的。

把牙齿"补"回来，有哪些方法

缺牙之后，修复方法主要有三种：可摘局部义齿、固定义齿和种植义齿（俗称种植牙）。

可摘局部义齿

可摘局部义齿是一种患者可以自己摘戴的假牙。可摘局部义齿是通过一些"钩子"将假牙卡在健康的牙上，俗称活动假牙。它的费用较低，而且磨牙相对少。但是它也有缺点：不够美观、戴着不舒服、影响发音和咀嚼效率较差等。

固定义齿

固定义齿是指固定在缺牙间隙两侧健康牙上的义齿，患者不用自己摘戴。这种修复方式很像在两个桥墩上搭个桥，所以也叫固定桥。固定义齿咀嚼效率高、美观、不影响发音。但是它也有缺点：需要把两侧的健康牙磨掉一部分，会造成牙齿硬组织的损失，在缺牙比较少时才能够应用。

种植义齿

种植义齿是把人工制造的牙根植入到缺牙部位的牙槽骨里（俗称牙床），等它和牙槽骨长牢以后，利用这个人工牙根来支持与牙齿外形类似的牙冠。目前主流的人造牙根所使用的材料是钛。与其他修复方式相比，种植牙可以独立发挥咀嚼功能而无须借助相邻自然牙作为"靠山"和"桥墩"。

另外，种植牙修复后可以减轻天然牙的咀嚼负担，有助于这些余留天然牙的牙周组织愈合、恢复健康，与种植牙共同承担口腔功能。因此，近年来越来越多的人选择通过种植牙来修复缺失牙。

想与种植牙共度余生，离不开定期检查、维护。如果余留牙的牙周状况差，种植牙也会被波及，进而出现种植体周病。一旦出现种植体周病，会导致炎症持续、种植牙脱落，治疗难度非常大。对牙周病患者而言，天然牙和种植牙可谓是"一荣俱荣，一损俱损"。

牙是怎么"种植"出来的

需要指出的是，种植牙"种"的是人造牙根，不是牙本身，也不是种一个种子等它长出牙来。

做好种植牙，需要医生根据患者的临床缺牙条件，综合考虑和设计：第一，选用合适的人造牙根和恰当的个数，植入牙槽骨；第二，等人工牙根与牙槽骨愈合好了以后再给患者咬牙印，制作合适的牙冠；第三，将牙冠稳固地连接到已植入的人工牙根上，来代替缺失的天然牙实现美观、咀嚼等功能。

种植牙前后，需要做哪些准备

要获得种植牙治疗的成功，需要做不少术前准备和术后维护工作。

口腔环境要健康

要全面检查口腔状况，分析牙列缺损情况及其上下颌咬合关系。积极控制好口腔内感染，如通过去除牙菌斑和牙石，积极控制余留天然牙齿的牙周炎症，使口腔内余留牙的牙周组织恢复健康。治疗龋齿和牙髓疾病等。

"地基"必须扎实

由于牙周病等导致牙齿丧失的缺牙区域，牙槽骨存在已有缺损或愈合过程中的牙槽骨改建等，使得缺失牙后种植治疗需要的"牙床"条件（包括硬的骨组织和表面软组织）塌陷和不足，给种植治疗带来了困难。种植牙好比建造一栋高楼，必须有扎实的地基为前提。因此，患者需要接受全面检查和评估缺牙区的牙槽骨和牙龈条件，包括临床、X线片和CT的检查，来决定种植牙治疗前是否需要先进行骨和软组织的增量手术，以创造种植牙治疗的基础条件。

修复后定期维护

以往研究表明，想要长期保持种植牙的治疗效果，不但要很好地控制口腔感染，给种植牙一个良好的口腔环境，避免其他牙周炎患牙的牙周袋内的微生物传播到种植牙，还要像天然牙一样接受定期复查，去除种植牙周围的牙菌斑，维护好种植牙的健康。

做种植牙，主要看什么

哪些人适合种植牙

如果经济条件允许，又能接受种植牙治疗所需的较长时间周期，种植牙往往是最佳选择。具体来说，有以下几种情况。

下牙全部缺失，并且下颌牙床严重吸收的患者。这类患者做普通全口活动假牙常常不太好用。

只缺失 1~2 颗牙。缺牙处旁边的牙齿健全，不愿将健康牙磨小做固定义齿的患者。

不适合戴活动假牙，容易发生口腔溃疡或是恶心、呕吐的患者。

做过头面部手术，无法做普通活动假牙的患者。

以往曾戴用固定义齿，再次修复时口内余留牙条件不够好，不能做常规固定修复的患者。

哪些人不适合种植牙

能否做种植牙不仅需要考虑口腔局部情况，还需要考虑全身情况。如果口腔局部情况或者全身情况不符合要求，做种植牙是有困难和风险的。这些情况用专业术语来表达叫禁忌证或相对禁忌证。

口腔局部禁忌证：牙槽骨量不足且无法通过手术增加骨量创造种植牙手术条件；患有未控制的牙周炎或口腔卫生太差且无法改善；张口程度过小或缺牙间隙过小；颌骨曾经接受过放射治疗；口腔黏膜病变严重的患者。有上述情况的患者做种植牙应慎之又慎。另外，局部有牙根残留、囊肿，以及炎症反应的患者应该接受治疗并控制炎症后再做种植牙；需要做正畸矫治的患者一般在正畸完成后，再做种植牙。

全身禁忌证：患者有严重的内分泌疾病（如血糖控制不良的糖尿病、重度肾上腺疾病或甲状腺疾病等）、严重的心血管疾病（如中重度高血压、不稳定性心绞痛、心肌梗死）、严重心理疾病、血液病、自身免疫性疾病；有细菌性心内膜炎病史、心脏等器官移植的患者；应用某些药物（如抗凝血制剂、双膦酸盐、化疗药物等）的患者；怀孕期或准备怀孕的妇女。有上述这些全身情况者应该慎重评估，一般不建议做种植牙。

其他：需要注意的是，嗜烟和酗酒者也不适合做种植牙。

呵护种植牙，应该怎么做

种植牙治疗过程结束以后，患者需要做点什么呢？简单地说，要记住三个原则：把种植牙刷干净、别咬过硬的东西和定期复查。

把种植牙刷干净

看似简单，做起来并不容易。有些人用一把牙刷全搞定的做法是很难做好种植牙的清洁工作的。需要根据自己的情况，配合使用牙线、牙间隙刷、种植牙专用牙线、冲牙器等工具，才能保持种植牙的清洁。

如果长时间不能保持良好的口腔卫生和种植牙的清洁，那么种植牙周围的牙龈就会发炎，进而影响"地基"（牙槽骨丧失），导致植入的人工牙根一步步走向失败、脱落。到那个时候，种植牙就无法为我们服务了。所以，思想上的重视和行动上的维护都很重要。

别咬过硬的东西

种植牙是人工牙根，没有"神经"，对压力和疼痛不敏感，也就不能把"它很累"这样的信息传递给大脑。当我们用它咬过硬的食物（比如坚果等），种植牙需要承担的力量就会很大，由于缺乏神经反馈，我们就不容易意识到它的疲劳和损伤。如果让它持续受累，那么种植的牙根就会因为长时间过度负重而"英年早逝"。所以要对勤勤恳恳工作、不会"抱怨"的种植牙更加关心、呵护，才能让这位"模范员工"在它的岗位上长时间、稳定地发挥作用。

定期复查

种植牙安装完成后，需要定期复查。在戴牙最初的时间里，可以1个月、3个月、6个月找医生复查，并向医生反馈种植牙的使用情况。医生也会通过临床检查看看种植牙的健康状况，给您提出一些指导和建议。

一般在种植牙使用了 1 年的时候，需要拍 X 线片做进一步检查。有的患者使用种植牙 1 年以上，对种植牙越来越习惯了，认为牙齿"不痛不痒，没有不舒服"，就不用复查了。其实，这种想法是不正确的。

种植牙从成功走向失败也是有一个过程的。定期复查是量变阶段对种植牙调整和挽救的唯一方法。如果长时间不复查，种植牙已经向不好的方向发展，而患者不自知，等发生了不可逆的变化再就医，医生也无力回天了。所以说，定期复查非常重要。

需要指出的是，您在使用种植牙的过程中有什么异常，比如牙龈红肿、种植牙冠松动和牙冠破损等，包括使用过程中的疑问都可以随时和医生联系，进行复查。医生会根据您的具体情况进行处理，提出专业的治疗建议。

另外，全身健康对种植牙的未来也有至关重要的影响。

不健康生活方式、全身性疾病、过大的精神压力、过度焦虑等对免疫系统、内分泌系统的影响也会表现在口腔和种植牙周围的组织上。

注重全身健康，重视口腔健康，才能与种植牙共度余生。

老年人拔牙，
应知 3 件事

作者｜首都医科大学附属北京口腔医院　朱　钊
审核｜北京大学口腔医学院主任医师　彭　歆

牙齿又发炎了，不想拔牙；牙齿松动快掉了，不想拔牙；烂牙残缺不全了，不想拔牙……

殊不知，有些牙不能留，必须要拔！

本篇，就来聊一聊老年人拔牙前，需要了解的三件事。

究竟哪些牙需要拔

老年牙病患者在抉择是否拔牙时主要存在两种现象：一类患者是只要出现疼痛或者敏感就要求立即拔除；而另一类患者即使牙齿及牙周出现严重的病变，也不愿意拔除。以上两种做法都不可取。

牙不是想拔就能拔。拔牙也有适应证和禁忌证，老年人应尤为注意。如果出现以下 4 种情况，就提示需要拔牙了：

牙体疾病。牙齿出现严重缺损且不能进行冠修复的残根和残冠，应该尽早拔除。这些残根和残冠，长期存留在口腔中会引起牙周组织的炎症，残根和残冠的锐利边缘损伤周围软组织引起长期慢性炎症，甚至形成肉芽、囊肿和肿瘤，导致牙槽骨严重的吸收。牙槽骨是以后盖高楼大厦（镶牙）的基础，每一毫米都是非常宝贵的！

牙周病。牙周病是引起成年人牙齿丧失的首要原因。它与糖尿病、心血管疾病等系统性疾病有密切联系。刷牙出血、牙根外露和牙齿松动都是牙周病的临床表现。牙周病发展到晚期，不能通过牙周洁治、刮治和牙周手术保留的患牙就需要拔除了。

劈裂牙。劈裂牙在老年患者中十分常见。经常会听到"吃了一个花生，牙就劈了"。其实，冰冻三尺非一日之寒。做完根管治疗的患牙，牙不疼了就没有考虑后续做牙冠；还有一些隐裂牙，也容易造成牙齿劈裂。那么，哪些劈裂牙需要尽快拔除呢？当劈裂纹劈到牙龈以下，不能够做牙冠的患牙应尽早拔除。

阻生智齿。许多老年患者经常会问："我都这个岁数了，怎么还长智齿呢？"这是因为老年人颌骨位置不足，许多智齿不能完全萌出，有的甚至埋在牙龈和牙槽骨内不易被发现。如果智齿周围的牙龈反复发炎、与邻牙嵌塞，甚至破坏邻牙，应该尽早拔除。

如果您牙齿的问题不在上述范围内，还需要在口腔专科医生检查后再决定是否拔牙。总之，尽量保存每一颗天然牙，如果没有办法保存的天然牙，还是要尽早拔除。

拔牙为何要上心电监护

拔牙会造成口腔的局部组织创伤，进而引起不同程度的全身反应，尤其是有系统性疾病的老年人拔牙后会出现比较严重的并发症。有些老年人全身情况复杂，可以选择在心电监护下拔牙。

拔牙前，医生会为老年患者有针对性地制订个性化诊疗方案，降低可能出现的风险。很多老年患者对拔牙心存恐惧，用心电监护辅助镇静镇痛类药物，可以帮助其缓解紧张情绪，实时监控生命指标变化的趋势，及时有效地采取预防措施，为其提供一个舒适、安全的拔牙手术环境。

在心电监护下拔牙要注意什么

如果口腔颌面外科医生确定患牙需要拔除，患者应与麻醉科医生或全科医生评估全身情况是否耐受拔牙创伤。

患者及家属应与医生充分沟通，了解拔牙术中及术后并发症等具体问题。

患者及家属需要签署拔牙及镇静镇痛药物使用知情同意书。

患者拔牙前，要连接心电监护仪，使用镇静镇痛药物，并监测血压、心率、血氧饱和度、心电图等情况。待患者各项生命体征平稳后，医生才对其进行口腔局部麻醉、拔除患牙、对拔牙创口处理等操作。

患者拔牙后应留观 30 分钟，无明显不适症状，方可离开。

患者要详细了解拔牙的注意事项及相关并发症的紧急处理方法。一旦出现不适，要尽快就诊。

两类患者可在心电监护下拔牙

心血管疾病患者　各类原因的心血管疾病患者和心功能在 II 级以下者可以在心电监护下拔牙。一般在术前评估中，有经验的医生会问患者："爬三层楼费不费劲？平时在家能不能做家务？"其实，这是在评价患者的心功能等级。此外，心绞痛要稳定在 3 个月以上或急性心梗稳定后 6 个月以上才能在心电监护下进行拔牙。如不符合这些条件，都是心血管疾病患者拔牙的禁忌证。

高血压病患者　各类原因引起的高血压病患者，血压需要稳定控制在 180/100 毫米汞柱以下，可以在心电监护下拔除患牙。

第 8 章

睡眠健康

睡不好会偷走健康！
怎样才能睡个好觉

作者｜北京大学人民医院呼吸内科主任医师　韩　芳

整理｜钟艳宇

审核｜北京大学人民医院呼吸与危急重症医学科主任医师　马艳良

别人一觉醒来精神百倍

你却一觉醒来身心疲惫

每天喊着想睡觉，可总也睡不好。不是想等等，就是想静静。哎，快节奏生活和工作之下的打工人，心里苦……

人一生中大约 1/3 的时间在睡觉。大量研究证实，睡眠的好坏与人们的健康密切相关。睡眠障碍是很多疾病的重要诱发因素，而睡眠质量高的人有更好的情绪、精神运动表现和学习成绩。

调查显示，当下我国超过 3 亿人存在睡眠障碍。究竟是什么干扰了我们的睡眠？到底怎样才能睡个好觉？

"该睡睡"，讲规律

对一些人来说，熬夜的理由有很多。不熬到凌晨 1 点以后，不会想到睡觉这码事。总是陷入"晚上不想睡，早晨不想起"的泥潭中不能自拔，舍不得结束这一天，又舍不得开启新的一天。

这其实就严重打破了睡眠的规律性！那怎样才算规律的睡眠呢？你需要记住调节睡眠时间和长度的两个过程：昼夜节律调节（过程C）和内稳态控制（过程S）。

过程C是我们的内部时钟，由大脑中一个叫做下丘脑视交叉上核（SCN）的调节中枢进行控制，是生物节律的"司令部"。这个生物钟通过光线和褪黑素的影响来调节和控制24小时的睡眠觉醒周期。在没有光线的情况下，褪黑素的产生促进睡眠，但有了光线的存在，褪黑素的产生就停止了，并向大脑发出信号：这是白天，该醒来了！

过程S是根据你醒着的时间来促进睡眠。清醒时，人的大脑会积累促进睡眠的物质，"睡眠压力"会逐渐增大，告诉你"你想睡觉了"。当

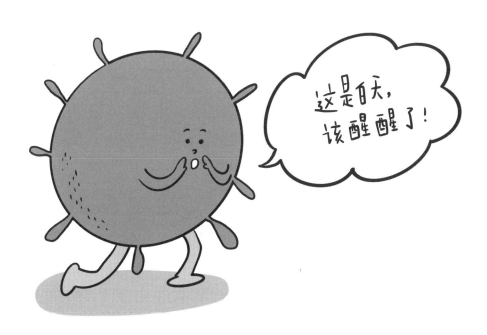

你睡足后，这些物质会被清除，让你感到神清气爽。如果你白天频繁"补觉"，减轻了"睡眠压力"，就容易导致晚上"该睡不睡"。

良好的睡眠需要两个过程之间的完美平衡，即睡眠觉醒时间与我们的内部生物钟同步。这样，你将拥有一个规律的睡眠时间表。

健康睡眠，放大招

世界睡眠协会推荐以下 10 个措施来实现健康睡眠：

相对固定的睡觉时间和起床时间。

如果你有小睡习惯，白天的睡眠时间不要超过 45 分钟。

睡前 4 小时避免过量饮酒，不要吸烟。

睡前 6 小时避免摄入咖啡因，包括咖啡、茶叶和各种苏打水，还有巧克力。

睡前吃点小吃是可以接受的，但睡前 4 小时避免吃重口味、辛辣或含糖的食物。

有规律地锻炼，但不要在睡前剧烈运动。

使用舒适的被褥。

为房间设置一个适宜睡觉的温度，保持房间通风良好。

排除所有的干扰噪声，并尽可能消除光污染。

床只用来睡觉。不要将睡觉的房间用作办公室、工作间或娱乐室。

打呼噜，不是睡得香

打呼噜不是睡得香的表现，而是一种睡眠呼吸暂停综合征，不仅影响睡眠质量，还有猝死的风险。

如果你的鼾声有下面几个特点，那就要高度警惕是睡眠呼吸暂停综合征了。一是鼾声高，高到隔壁房间都能听到；二是鼾声高低不均，会在打鼾期间突然停止，过几十秒后，又出现鼾声；三是打鼾者的家属会有这样的描述"憋得满头大汗，还伸胳膊蹬腿"，但翻个身，马上又鼾声如雷。

另外，如果睡眠期间总感觉口干舌燥，床头需要备一杯水，那是打呼噜张口呼吸造成的，也要提防呼吸暂停。

临床研究发现，睡眠呼吸暂停综合征多见于 40 岁左右的年轻人，65 岁以上这类病人反而少了。为什么呢？40 岁左右的人经常喝酒应酬，出差，晚睡早起。还有，开车多于走路，运动少，压力大，容易肥胖，都是原因。

爱做梦，是好是坏

一睡觉就做梦，睡醒比睡前更累。这样的睡眠状态，真是让人烦恼。

我们每个人每天晚上都在做梦，做梦本身是保护睡眠的机制，只是有些人醒后没印象，有些人却记得特别清楚。这样的人通常睡得不踏实。但不是说做梦影响了睡眠质量，而是你身体或精神上紧绷的原因影响了睡眠质量。

也确实有些"爱做梦"是不好的表现。临床上经常见到老年男性，描述夜里有时候折腾来折腾去，甚至掉到床下，或者把老伴打得鼻青脸肿。这种情况要特别小心，可能提示有某些严重疾病。老年神经系统疾病，如帕金森病、阿尔茨海默病等，都可能有这样的早期征象。

还有一种爱做"白日梦"的睡病。不分白天黑夜，无论什么环境，说睡就睡，叫发作性睡病。这种病必须重视，患者在惊喜、大笑、嬉闹、生气等情绪激动时，会突然出现猝倒。如果旁边没有人陪同，可能出现意外。

10条助眠小妙招，
助您一夜安睡

作者｜首都医科大学附属北京天坛医院睡眠医学中心与临床心理科
余 苹 王春雪
审核｜首都医科大学附属北京天坛医院主任医师、教授 缪中荣

"鼾声如雷"与"辗转反侧"，看似是两种截然不同的状态，实际上，它们都是身体发出的"警报"。

每到周末或是逢年过节，想必您也想给疲惫的身体放个假，但您的睡眠还好吗？

睡眠是体力和精力恢复的重要环节，也是记忆巩固和维持的重要阶段。良好的睡眠既是身心健康的重要保障，又是保持大脑活力，使认知功能与社会功能相适应的生理基础。

那么，您肯定要问了，每天睡多久才算是正常的呢？

大部分成年人需要的生理睡眠时间为每日7~9小时，老年人略短，每日需要6~8小时的睡眠来满足机体需要。

多种睡眠障碍性疾病破坏睡眠质量，剥夺睡眠时间，不仅增加人的焦虑、抑郁等负面情绪，还可以增加高血压、糖尿病、心脑血管疾病、认知障碍、痴呆等躯体疾病的发生风险，影响生活质量和生活幸福感。

这些疾病是否困扰着您

慢性失眠

表现为躺好后 30 分钟仍难以睡着，夜间易醒，醒后难以再次入睡，或者在期望的时间之前醒来，醒后感觉睡眠质量差，无清爽感。

阻塞型睡眠呼吸暂停低通气综合征

表现为夜间反复的呼吸暂停和低通气，同寝者可观察到患者夜间有呼吸暂停，两次呼吸暂停之间有打鼾，鼾声大且不规律，这些呼吸事件可导致血氧饱和度下降而进一步引起觉醒，使得睡眠结构紊乱。

其他常见睡眠疾病

表现为不规则的睡眠觉醒节律紊乱，出现夜间睡眠碎片、夜间过度觉醒、失眠、谵妄、躁动、白天过度嗜睡等。

睡觉香不香自己说了算

睡眠质量的评估手段主要包括主观睡眠质量评估和客观睡眠质量评估。

主观评估包括睡眠日记、睡眠量表，以患者的主观感受为主，为医生诊断和随访提供依据。

在客观睡眠质量评估中，多导睡眠图（PSG）是评估睡眠质量和睡眠疾病的"金标准"。这是当今睡眠医学中一项重要的新技术，可以监测睡眠中的脑电图、眼电图、肌电图、呼吸、心电图、血氧、体位、视频 / 音频等多种参数，并转换为图形、图表、数字这样客观、可视的形式，用于分析睡眠分期，反映睡眠质量，协助医生诊断睡眠疾病。

多导睡眠图数据来源准确、全面，使得睡眠疾病的诊断不仅以患者的主观感受为依据，更能兼顾客观性和科学性。

近年来，随着睡眠监测技术不断发展进步，新的监测手段如睡眠监测手环、体动记录仪等智能设备不断涌现，在监测睡眠质量方面具有一定的作用。这些设备使得睡眠监测不再局限在医院，而是可以在家庭中进行，给患者带来便利的同时，也增加了民众对睡眠的了解，更加关注睡眠健康。目前来说，多数非医疗级别的小型家庭化的可穿戴设备，虽然可以作为评估睡眠情况的参考，但还不能代替多导睡眠图，不能成为医疗级别疾病诊断的客观标准。

这些助眠方法靠谱吗

睡前喝酒可以有助入眠？

喝酒助眠的方法不正确。酒精能够暂时抑制大脑中枢神经系统活动，产生一定的镇静作用。但酒精会使快速眼动睡眠增多，导致多梦，并且增加夜间觉醒，缩短慢波睡眠。另外，酒精可能引起呼吸肌肉松弛，加重睡眠呼吸暂停，而使得夜间血氧下降、觉醒增加。

白噪声可以帮助入眠？

白噪声助眠的方法并不科学。白噪声是由人耳可听到的 20~2 000 赫兹的声音构成，功率谱密度分布是均匀的，大脑可以很快适应白噪声的存在。有研究发现，白噪声缩短了部分人的入睡潜伏期，可以解决一部分的入睡困难，但会增加夜间觉醒次数和时间，改变睡眠结构，并不能真正改善睡眠质量。短期使用可以尝试，但长期借助白噪声入睡并不可取。

看着电视睡着了，难道电视是助眠神器？

看电视助眠的方法不正确。这会导致看电视与睡眠形成错误的条件反射，破坏睡眠质量。睡前在床上或者沙发上看电视，会延长入睡时间，增加在床时间。电视屏幕发出的蓝光会抑制褪黑素的分泌，使得昼夜节律延迟，并促进神经系统兴奋，使得睡眠浅且易醒。

到底有没有助眠小技巧

在这里，为您送上 10 个助眠小妙招，希望可以助您每晚安然入睡。

睡前减少酒精、咖啡、茶、可乐等的摄入。

规律进餐，不要空腹上床，避免饮酒；饥饿可能会影响睡眠，睡前进食少量零食（尤其是碳水化合物类）能帮助入睡，但要避免过于油腻或难消化的食物。

规律锻炼，睡前 3 小时不运动。

在床上不看手机、电视、书籍等。

夜间不要频繁看表。

不要试图努力入睡，这样只能将问题变得更糟。相反，打开灯，离开卧室，并做一些放松的事情，如读书、写字、冥想、呼吸训练等。不要做兴奋性的活动，当感到困倦时再上床。

每天固定起床和上床时间，不要担心睡得不够，能保证第二天精力充沛即可。

早晨起床后，马上拉开窗帘接受阳光照射。

周末节假日不要睡懒觉。

确保您的卧室温度适宜，而且不受光线和声音的干扰，睡前关灯，尽量选用深色、遮光性强的窗帘。

晚上睡不着，白天没精神，怎么办

作者｜复旦大学附属华山医院神经内科复旦大学睡眠障碍研究中心
　　　于　欢　付　聪
审核｜复旦大学附属华山医院神经内科主任医师　董　强

白天努力工作，晚上认真熬夜。

该睡觉的时候，望着天花板数羊。

该起床的时候，关掉闹钟赖被窝。

到底是谁，偷走了我们的睡眠？

到底怎么做，才能睡个好觉？

长期失眠、睡眠不足者会有记忆力下降、情绪焦虑或低落等问题；还可引起抵抗力下降，患各种感染的概率增高；还会导致日间困倦，遭遇事故的风险增加。

而有些睡眠疾病，则预示着更为严重的神经系统疾病即将发生。因此，重视睡眠健康、提升睡眠质量，是保证身心健康的基石。

每天必须睡满 8 小时吗

因人而异，不必强求。8 小时睡眠只是一个平均值。

每个人对于睡眠的需求是有个体差异的。即使是同一个人，在不同的年龄段、不同的生理状态下，对睡眠的需要也是不同的。

通常来说，学龄前儿童需要 10~13 个小时的睡眠；6~17 岁的儿童和青少年需要 7~10 小时的睡眠；18 岁以上的成人睡 6~9 小时都属于正常；60 岁以上的人睡眠时间可能少于 6 小时。所以不能强求每个人都睡8 小时。

受不同精神状态影响，睡眠时长也会波动。例如，当处于应激状态、有压力，或者有喜事时，也可能出现睡眠时间缩短。"人逢喜事精神爽"说的就是这种情况。

另外，在一年四季中，睡眠时长也是有轻微波动的。在寒冷季节，睡眠略增多，在日照强烈、气温炎热的季节，睡眠时间会缩短。

判断自己是否拥有好的睡眠，最简单的方法是看早上起来的时候身体的感觉，只要醒后精力充沛，能够维持工作和日常生活的需要即可，千万不要背上"我需要睡几小时才够"的思想负担。

每天睡到自然醒，为何白天还是没精神

睡眠质量好不好不仅要看睡眠时间长短，还要考虑睡眠的深度、睡眠出现的时间段是否合理、睡眠期间是否有病理性事件影响睡眠连续性等问题。上述任何一个方面出现问题，都可能达不到睡眠的效果，出现日间疲惫、困倦。

睡眠问题主要体现在以下几个方面。

深度睡眠减少

正常人深度睡眠期占整夜睡眠时间的 15%~25%。如果深度睡眠比例过低就会有睡眠不解乏的感觉。深度睡眠减少常见的原因包括：使用传统镇静催眠药物，有明显且持续的精神压力和睡眠期间出现呼吸暂停，不断打断睡眠等。

睡眠时间分布不合理

老年人中常见的睡眠问题是睡眠过早。比如，晚上七八点入睡，凌晨两三点醒后等天亮，虽然也睡了 6 个多小时，因为醒太早，白天没精神，医学上称睡眠时相前移综合征。

青少年和年轻人常见的问题是睡眠过迟。凌晨两三点，甚至快天亮了才有睡意，一觉睡到中午十一二点，也是睡 6~7 小时，但白天萎靡不振，到晚上又变成"夜猫子"。医学上称为睡眠时相延迟综合征。

经常上夜班或者跨时区旅行的人也会出现睡眠节律的变化，导致日间困倦。

睡眠期间病理性事件

第一个常见原因是睡眠中的呼吸暂停或者低通气，因缺氧，大脑不断发送觉醒信号，通过打断睡眠恢复呼吸，有时患者自己对夜间的醒转并无意识。

第二个常见原因是睡眠中不自主的腿部抽动，每隔十数秒钟一次，一晚上百次，伴有脑电图上的短暂觉醒。医学上称为周期性肢体运动障碍。

这两种病理情况往往需要通过睡眠监测才能发现和诊断。因此，如果每晚睡眠时间正常，白天仍然昏昏沉沉，应该及时就诊治疗。

每晚深睡眠只有 1 个多小时，少不少

有些人戴着运动手环，监测到每晚的深睡眠只有 1 个多小时，担心自己的睡眠是不是出了问题。

以总睡眠时间 6 小时计算，一晚的深睡眠时间在 50~90 分钟都属于正常。如果用手环监测到有 1 个小时深睡眠，处于正常范围，完全不用担心。

睡眠手环是近几年比较风靡的运动监测设备。其最早是为了帮助健身

者评估运动情况而设计的。其基本原理是通过加速感应器，通过分析运动的速度、频率和幅度，判断运动强度。当运动强度降低到一定阈值，通过算法折算，判断受试者处于睡眠状态。

近年来，随着心电监测技术的发展，有些手环通过心电变异率推测睡眠情况，并对睡眠分期进行估算。其测得的睡眠分期受到多种因素的影响，往往和睡眠监测测得的实际数据有差异，只能作为参考。

老年人有睡眠问题如何治疗

老年人容易出现各种睡眠问题，如失眠、睡眠呼吸障碍、不宁腿综合征和昼夜节律紊乱等。从症状学角度来看，以失眠最为突出。

近年国内外报道老年人群中失眠症状的发生率在 18%~56%。老年人患了失眠以后如何安全治疗呢？

首先，寻找失眠的原因，去除不利于睡眠的因素。

随着年龄的增长，老年人对睡眠的需求降低，同时老年人体能下降，倾向于喜欢躺卧姿势，容易引起失眠。建议老人少躺多动。

不要在床上从事与睡眠无关的活动。

防止夜间饮酒、运动或者泡澡造成晚间中枢体温的升高。

营造舒适的睡眠环境，睡前听音乐、做放松活动等帮助入睡。

老年人因慢性疾病服用多种药物，容易引起失眠的常用药物包括：治疗慢性阻塞性肺疾病和哮喘的支气管扩张药物、降血压药、含利尿成分的药物、糖皮质激素类药物、某些有中枢兴奋作用的抗抑郁药。患者可在医生指导下调整用药，以减少对睡眠的损伤。

其次，选择副作用小的药物。

传统的苯二氮䓬类药物可能引起宿醉、肌肉无力跌倒，影响夜间呼吸道的通畅性。因此，老年人可以选择副作用较小的新型镇静催眠药。

老年人代谢率降低，药物的清除速度减慢，容易造成药物在体内蓄积。

在用药时，应参照成人建议剂量的一半起始应用。尽量使用单药，避免多种药物联合使用而增加副作用风险。

最后，给老年人一个建议，使用安眠药物治疗，需要在医生的指导下进行。

服用处方药物应定期到医院随访，合理增减药量，在病情缓解时及时停药。

失眠就需要服用安眠药吗

当然不是！一般来说，遇到压力和挑战，我们会自然出现兴奋、激动、焦虑等情绪。

随着交感神经兴奋性的增高，出现短暂失眠。症状通常持续几天，随着事件的消逝自然缓解，属于生理应激，不需要特别处理。

当压力过大，或者持续时间过长，或者有躯体和心理疾病伴随时，可能出现长时间的失眠。如果失眠的次数超过每周 3 次，持续时间超过 1 个月，应该积极应对。

不要害怕安眠药。如果上述方法还是不能解决失眠的问题，可以在医生的指导下，规范使用助眠药物。

睡眠监测到底在监测什么

睡眠监测是一种比较新的电生理诊断技术。其通过记录脑电、眼电、肌电、心电等信号，分析睡眠结构，发现睡眠疾病，并为治疗结果的评估提供客观数据。

就好比心电图是心脏科医生的常用工具；肺部 X 线和肺 CT 是呼吸科医生常用检查；消化科医生常使用胃镜和肠镜；睡眠监测是睡眠科医生必不可少的检查手段。

居家监测和医院监测有哪些不同

睡眠监测分为两种：在医院进行的标准睡眠监测和在家里进行的简易睡眠监测。

在医院进行的睡眠监测采集的数据更全，对疾病诊断更准确精细。

接受标准睡眠监测时，睡眠技师会在患者头部和身体接上不同的电生理信号采集器。主要有接在头皮上的脑电图电极、贴在两眼外眦的眼电电极和接在下颌及下肢的肌电图电极，另有采集口鼻气流信号的采集器，心电图电极及采集呼吸运动的胸腹带。

这些采集器无创地采集身体的信息，不会对身体放电，不造成任何损伤。患者佩戴这些信号采集器后，在医院睡1~2个晚上，完成检查。

居家监测只适用于少数睡眠疾病的筛查，初步指出疾病方向。居家采集器只采集个别信号，患者可以自己佩戴简易设备，在家睡觉完成睡眠信息的记录。

该拿什么拯救你?
我的睡眠

作者|哈尔滨市第一专科医院睡眠医学科主任 徐 佳

审核|哈尔滨医科大学教授 杨艳杰

"中国有超 3 亿人存在睡眠障碍。3/4 的人晚上 11 时之后才能入睡,近 1/3 的人在凌晨 1 时后才能进入梦乡。"

——《2021 年运动与睡眠白皮书》

睡得好不好怎么判断

作为一种重要的生理需求,人类生命中 1/3 的时间是在睡眠中度过的。睡眠可以促进大脑发育,巩固记忆,恢复体力,增强免疫力,避免衰老的过早发生。良好的睡眠是人体机能的"加油站"。若长期睡不好觉,我们就会产生一系列的躯体症状和精神疾患。

良好睡眠的三个评价标准:一是入睡顺利,10~15 分钟进入梦乡;二是整个睡眠过程完整,不在中途醒来;三是睡醒后感觉舒适、神清气爽。然而调查显示,全球 15%~35% 的成人觉得自己的睡眠"很糟糕"。

"睡眠质量下降"是人们最常见的主诉和抱怨,临床上称为睡眠障碍。

睡眠障碍的主要表现

入睡难　早早上了床却睡不着，辗转反侧，往往后半夜仍在折腾，直至天亮才有困意。

时间短　睡眠时间短，睡得快，醒得早，之后就再也睡不着了。

睡眠浅　时睡时醒，似睡非睡，睡得不踏实，不解乏。

晨昏颠倒　白天蒙头大睡，晚上就成了"夜猫子"。

无论是上述哪种情况，大家共同的感受都是"没睡好，不解乏"。

谁动了你的睡眠

睡眠问题的病因比较复杂，有时是独立病因，有时是多种病因混杂。

疾病原因　当身患某些疾病时，如肿瘤、痛风、三叉神经痛等，睡眠自然会受到影响。

心理问题　在所有失眠中，压力性失眠占了"半壁江山"。激烈的职场竞争、紧张的人际关系、不如意的生活现状，均会令人寝食难安。

精神因素　70%~80%的精神障碍患者会伴有失眠。

服用药物　某些抗生素、抗病毒药、抗结核药、抗凝血药、降血脂药、干扰素等，都会影响睡眠质量。

其他因素　随着年龄增长，很多老年人都会出现睡眠问题，这与内分泌失调、褪黑素分泌下降等有关。统计显示，女性失眠者是同年龄男性的1.4倍，雌激素水平、月经周期与其相关。

想睡个好觉需要一些改变

每个人都有自己的生物节律，找准自己的生物钟，才能获得高质量睡眠。到底应该几点睡觉没有统一标准，不过传统中医认为，子、午两个时辰（分别为晚上11时到凌晨1时，上午11时到下午1时）是每天温差变化最大的时间，这一段时间需要适当休息才有利于健康。

找对了睡眠的时间，还要选择适宜的睡眠环境。环境对睡眠的影响也不容小觑。卧室最好挂遮光的厚窗帘；尽量不要在卧室中放置家用电器，如电视、冰箱、电脑等；不要把手机放在枕边。同时要注意，上床后不要再看手机、听广播、看报纸，以免影响入睡。

以下几个克服睡眠障碍的方法，大家也可以试一试：

热水沐浴　睡前沐浴可以放松身体，促进入睡。在洗澡水里滴入精油，也有安神之效。

按摩足底　睡前按摩足底也可助眠，建议用拇指按压脚底中央的涌泉穴，以促进气血流通，健脑助眠。

喝杯牛奶　如果心绪不宁或焦躁难眠，可以在睡前喝一杯热牛奶，对安抚情绪有一定帮助。

使用药枕　枕头是否舒适直接影响睡眠质量。有睡眠障碍的人，可考虑选择药枕。将粗茶叶和陈茶浸泡晾干后，直接放在枕套中，加入适量的茉莉干花，对缓解失眠有帮助。

按时起床　即便没有睡好，早上还是要按时起床，最好不要赖床，白天也不要补觉，以免影响晚上的睡眠，形成恶性循环。

如果睡眠长时间难以改善，失眠者大多会寻求药物的帮助。常用的苯二氮䓬类药物具有抗焦虑、抗惊厥、镇静催眠及中枢性肌肉松弛的作用，对于失眠的治疗很有效。但需要注意的是，这类药物会有不同的副作用，用药一定要遵医嘱，切莫自行加大药量。

对于长期的顽固性失眠，患者应尽早到专科就诊，寻求医生的帮助。

第 9 章

皮肤健康

夏季，
这些皮肤病困扰你了吗

作者｜黑龙江中医药大学附属第二医院皮肤科主任医师、教授　刘拥军

整理｜衣晓峰　刘效姬

审核｜中南大学湘雅二医院皮肤科主任医师　张桂英

天气越来越热，

皮肤也爱跟着出状况。

一不注意，

湿疹、皮肤癣病、带状疱疹等皮肤病，

便纷纷找上门来，

该怎么办？

这些皮肤病　老年人夏季易"中招"

皮肤是人体最大的器官。随着年龄增长，老年人的身体各项生理结构逐渐发生退行性改变，特别是抵御外界各种不良因素的皮肤"屏障"自身也开始出现问题。下面这些皮肤病，老人非常容易"中招"。

湿疹

炎炎夏日，人体出汗增多，老年人最易罹患的皮肤病就是湿疹。湿疹是一种常见的过敏性、炎症性皮肤病，皮损形态多样，

常伴有液体渗出，且瘙痒剧烈、反复发作，易演变成慢性湿疹，病程较长，常因刺激诱发或加重，比如出汗增多。

湿疹的致病原因和诱发因素很多：食物方面，如进食海鲜、牛羊肉、韭菜、辣椒等腥膻辛辣之物；环境方面，如长时间暴露在强烈日光下，吸入花粉、尘螨、动物毛屑等；生活方面，如使用含致敏成分的化妆品、洗浴用品等；疾病方面，如感染细菌和浅表真菌，患有慢性胆囊炎、扁桃体炎、肠寄生虫病，发生血循环障碍、内分泌及代谢改变等。有些老年患者有洗热水澡或过度清洗的不良习惯，也会导致皮肤屏障的破坏，使皮肤破损面积扩大，湿疹瘙痒也会愈发严重。如果反复搔抓，还容易继发细菌或真菌感染。另外，老年人由于合并慢性疾病多，长期口服多种慢性疾病药物以及保健药，一些药物也会诱发或加重湿疹。

皮肤癣病

夏季温度升高，像体癣、股癣、足癣、花斑癣等真菌引起的皮肤癣病极易"卷土重来"。这类皮肤病具有传染性，不仅自身传染，还能够通过各种途径向周围人群传播。

皮肤癣病反复发作的原因很多：部分皮肤癣病患者因病情较轻，不积极医治，任其发展。有些患者随便购买外用药涂擦，或误用激素类药膏，致使真菌扩散。有些患有慢性疾病如糖尿病、恶性肿瘤的老年人，因为患病和长期应用糖皮质激素、免疫抑制剂、抗生素等，导致身体抵抗力下降，也会诱发皮肤癣病。部分患者在皮肤癣病治愈之后，由于预防措施不到位，未能消除感染源、切断传播途径，往往又使皮肤癣病"死灰复燃"。

带状疱疹

多数患者在儿童、青少年时期曾感染过水痘－带状疱疹病毒。该病毒喜好"休眠"于背根神经节。在人体免疫功能正常的时候，它不会引发疾病；当人们遭遇创伤、疲劳、恶性肿瘤或大病初愈等，出现免疫力下降时，它就可能被激活，产生激发性炎症反应，引发带状疱疹。带状疱疹主要表现为单侧身体部位呈带状分布的红斑基础上群集的水疱，伴有明显神经痛，尤其是老年人更加明显。

大部分老年患者水疱消除后，常遗留带状疱疹后遗神经痛。这是困扰老年患者的顽症之一。其顽固、阵发性的剧烈疼痛，会使人陷入失眠、烦躁、焦虑和抑郁中，甚至痛不欲生，不仅给患者的生活质量带来很大影响，而且还可能诱发或加重心脑血管等疾病，如短暂性脑缺血发作和卒中、心肌梗死。带状疱疹复发者还需警惕免疫缺陷性疾病或恶性肿瘤的发病风险。

要辨证施治　更要做好预防调摄

夏季湿热之邪较盛，对于湿疹、皮肤癣病、带状疱疹等皮肤病，应采取"标本兼治"的原则，以清热、利湿、解毒治标，疏肝补肾、理气健脾、化瘀通滞治本。患者可在医生指导下内服方药，还可外用药物和非药物方法进行治疗。药物外治法就是将药物直接作用于皮肤或创面上，包括熏洗、敷贴、膏药等手段；非药物外治法包括针灸、按摩、拔罐、针刀、脐疗、足疗、耳穴疗法、物理疗法等。因身体原因不能口服药物的病人，可选用外治法。

在对皮肤病辨证施治的同时，老年朋友日常更要做好以下几点：

要避免紧张、抑郁、焦虑、暴躁、愤怒等负面情绪，学会保持愉悦心情，走出家门，多交朋友。

不可过度劳累，要注意合理休息与适当锻炼，可选择散步、慢跑、打太极拳等一些舒缓的运动，并防止出汗过多。同时，要积极预防便秘，使代谢废物能及时排出体外。

养成健康的饮食习惯，以清淡、易消化、低盐少油的食物为主，多吃富含维生素的新鲜果蔬，少食用或禁食腥膻辛辣之物。

要尽量穿着柔软、宽松的棉质或其他天然纤维制成的衣服，保持患病部位干燥，并穿布鞋或者透气的凉鞋，勤换鞋袜。

居家时，要注意控制室内的温度及湿度，确保房间内空气流通；户外活动时，要做好疫情防控，佩戴口罩，减少聚集。

保护好自己的皮肤：洗澡时，以温水淋浴为佳，不可过度搓洗，以免皮肤破损；局部伤损的地方避免接触污染水、风吹或被阳光长时间照射，及时处理，防止伤口化脓感染；当患处瘙痒或疼痛难忍时，可通过轻轻拍打或涂抹药物来缓解，切不可用力抓挠或过度刺激患处。

特别要提醒的是，患有慢性疾病的老年人在治疗皮肤病时，不能随意停用慢性疾病药物，以免影响健康，乃至突发意外事件。

都说"晒晒身体好"，

为何你却"晒晒就见老"

作者｜解放军总医院第一医学中心皮肤科　张　菡
审核｜解放军总医院第一医学中心皮肤科主任　李承新

阳光是个宝，

晒晒身体好。

为何你是"晒晒就见老"？

万物生长靠太阳，人也离不开阳光。阳光与你的皮肤，到底是怎样一种关系？

阳光的本质是电磁波。它的成分非常复杂，含有不同波长的红外线、可见光、紫外线、X线、γ射线，还有二次宇宙射线。其中，不同种类的电磁波，甚至是同一种电磁波的不同波段，对皮肤的作用都不尽相同。这造就了日光与皮肤"亦敌亦友"的关系。

就与皮肤关系最大的紫外线而言，虽然都是紫外线，但波段不同，对皮肤的作用也不同。某些波段可以导致皮肤病，如皮肤晒伤、晒黑、老化、光过敏、致癌等；而另一些波段不但不致病，反而可以治病。正所谓"彼之蜜糖，汝之砒霜"。

阳光有"毒"

晒黑元凶

到了夏天，大家最担心的问题是什么？晒黑！而晒黑的"元凶"非紫外线莫属。当紫外线照射到皮肤上，肌肤就会迅速进入自我防护状态，通过激活酪氨酸酶，产生一种叫黑色素的物质，用来抵御紫外线对皮肤细胞的伤害，但同时也会加深肌肤色泽，令很多信奉"一白遮百丑"的爱美人士"闻晒色变"。并且，一些大家常见的色斑，比如雀斑、黄褐斑等，也会因日晒而促发或者加重。

变老帮凶

除了晒黑，在变老这件事上，日光辐射也起到了"助攻"的作用。紫外线会破坏皮肤的保湿能力，损伤胶原纤维。长期发展下去，皮肤就会老化、松弛、粗糙，皱纹变多。因此，从我们被阳光照射开始，皮肤就启动了"光老化"的进程。也就是说，连小婴儿都在经历"光老化"。

促炎高手

阳光还可以引发皮肤过敏，导致皮肤出现红斑、水肿等，常常伴有很强烈的瘙痒，比如多形性日光疹、慢性光化性皮炎等。可以诱发日光致病的原因有很多，包括一些具有光敏性的药物（降血糖药、四环素等）和食物（灰菜、小白菜、菠菜等），还与个人的精神状态、地区环境、季节、日时等有关。

致癌利器

紫外线还可以通过损伤细胞的 DNA 导致细胞癌变。最严重的皮肤肿瘤——黑色素瘤的发生就与阳光有一定相关性。据研究，一个人一生累积的日照强度与黑素瘤的发生概率直接相关。平均每年接受日照强度每增加10%，男性患黑素瘤的概率就增加19%，女性则增加16%。但并不是所有波段的紫外线都会导致癌症。目前发现，波长为300~400纳米的紫外线只会导致皮肤晒黑，而真正致癌的波段在200~300纳米。

阳光是"药"

力量源泉

阳光给予我们身体力量。紫外线会促进维生素 D_3 的生成，而维生素 D_3 会增强免疫系统，并且在身体很多新陈代谢的反应中起催化剂的作用，还可以预防多种疾病，包括骨质疏松症、感冒和各种炎症等。因此，波士顿大学的霍立科教授说："身体通过紫外线产生的维生素 D_3，是太阳送给人类的最大礼物。"

快乐发动机

阳光会通过我们的眼睛直接对大脑产生作用，帮助我们产生和维持昼夜节律，并通过刺激松果体来参与调节人体中各种激素的分泌。日照仅仅 1 秒钟，松果体就能马上中止生产使人发困和沮丧的激素，大脑变得清醒。在日照 10 秒钟时，肾上腺素就开始分泌，使人精力充沛。日照 1 分钟后，性激素开始分泌，赋予人们美好的感觉。日照 2 分钟后，心脏加速跳动，呼吸加快，血压上升，新陈代谢加强，身体的各个器官都开始更好地运转。日照 3 分钟后，我们的身体充满活力快乐激素，感情变得丰富，工作起来兴致盎然，你会希望拥抱整个世界。

治病良药

虽然阳光可以导致很多皮肤病，但在长期实践中，人们发现，日光也可以用来治疗皮肤病。在过去的 40 年中，光疗，也就是用人工紫外线的某一波段（窄谱中波紫外线）进行照射，已经是治疗皮肤病的重要手段之一。窄谱中波紫外线可以抑制 DNA 的合成，因此可以针对银屑病的"始作俑者"——过度增殖的表皮细胞进行治疗，诱导抑癌基因的产生，预防光致癌作用。又因为其具有免疫抑制的功能，还被广泛应用在炎症性皮肤病、过敏性皮肤病、皮肤淋巴瘤的治疗中。日光还可以调节血压，帮助心脏更好地工作；降低胆固醇和调节血脂，预防动脉粥样硬化；还是止痛良药，被用来缓解各种疾病造成的疼痛。

美丽魔法

和煦的阳光会使我们变得美丽。由于日光刺激维生素 D 的产生和钙的吸收，发根变得更强壮了，我们的头发变得更浓密、更有光泽了。日光还通过视觉神经对松果体产生一种积极作用。因此，我们的眼睛会得到一种美妙的光泽，同时视力也会增强。在日光的照耀下，新陈代谢也会得到促进，胃的供血情况会变得更好，卡路里消耗量增加，帮助我们保持身材苗条健美。皮肤的供血也会由于阳光的照射而变得更好，看上去更加健康、红润。

"亦敌亦友"如何相处

既然有那么多的皮肤问题都与日光有关，防晒对于皮肤健康美丽的重要性就不言而喻了。紫外线对皮肤的伤害是累积的。也就是说，每接受一次没有防护的日光照射，就向衰老走近了一步。所以防晒一定要尽早，小孩就应该开始防晒。防晒没有季节性，要"时时防"，让紫外线没有可乘之机。

目前较为有效的防晒方式主要是物理遮挡，比如遮阳伞、遮阳帽、长袖衣服等，以及涂抹全光谱防晒霜。防晒霜要注意选择合适的防晒系数及涂抹厚度和时间。如果长期在户外的话，每隔 2~3 小时就应补涂一次防晒霜。除了面部，颈部和手部的防晒也非常重要，因为两者都属于长期接受紫外线照射的部位，非常容易形成光老化。眼周和唇部的防晒也很重要，需要选择专用防晒霜。

晒太阳有讲究

阳光对我们的健康如此重要，我们需要晒太阳来补充能量、强健体格、疗愈自己。那么如何能有效地晒太阳，让我们既可以从中吸收"营养"，又不致被其伤害呢？主要讲究两点：时机和时间。

科学研究表明，一天中不同的时间段，阳光对人体的作用不同。

6—9时：阳光含有大量使人感到温暖的红外线，对皮肤有益，是在户外进行锻炼的好时机。

9—12时：这是日光浴的最好时机。有益的紫外线A会使皮肤很快晒成褐色，而不是黑色。

12—16时：不要晒太阳。这段时间里，对皮肤有害的紫外线B的含量最高。这时阳光的伤害远大于它的益处。

16—19时：把皮肤晒成褐色的紫外线A比例又高了。这时去晒太阳会增加体内的维生素D。

时间方面，晒太阳与吃药有剂量要求一样，也要适度。每天晒30~60分钟太阳，是身体和心灵的长生不老药。但让紫外线直接照射3小时，会使日光的积极作用转向反面。

有些"问题痣"不除，
后患无穷

作者 | 北京协和医院皮肤科　晋红中　郭　澜

皮肤上长痣，再正常不过了。但长了痣要不要去除，成为很多人纠结的问题。

人们常说的"痣"从皮肤科医师角度看，包含多种类型的皮肤病，总体来说包括两类：一类与黑素细胞增生相关，包括色素痣、蓝痣、斑痣、晕痣、太田痣等；另一类与皮肤发育异常相关，为先天性错构瘤，也就是细胞位于正常位置，但增生比例异常，包括表皮痣、皮脂腺痣、毛囊痣等。平常大家所讲的痣实际上是指色素痣。

对于痣的治疗与否，往往要综合考虑多个因素，包括美观因素、治疗意愿、皮损的恶变倾向等。其中与健康最为密切、最需要关注的就是皮损是否存在恶变倾向，或者皮损本身已经是恶性病变但尚未诊断的早期黑素瘤，这也是大家最关注的。若有恶变倾向，就需要积极、及时治疗，必须进行痣的去除，以防病变进一步发展扩散，否则会对生命造成威胁。

如何识别必须去除的痣

早期痣的恶性病变特征往往通过 ABCDE 法则来识别。

A 通常指皮损形状不对称，可以假定将皮损从中一分为二，看看两块的大小是不是不一样。

B 通常指皮损边界不规则，可表现为扇形、锯齿形等。

C 通常指皮损颜色斑驳、不均匀，也就是说单个皮损的颜色多种多样，有红色、蓝色、黑色、灰色或白色等。

D 通常指皮损直径大于或等于 6 毫米。

E 通常指原有皮损的大小、形状或颜色逐渐改变，或者出现新发皮损。

当你的痣符合 ABCDE 特征时，就要小心了！另外，当你的痣特别多时，可以观察有没有"丑小鸭"的特征。"丑小鸭"是一个比喻，是指多个痣当中是否有长得与周围其他痣外观不同的痣，这也是提示黑素瘤的重要征象。出现上述情况就需要特别关注，考虑去除了。

除此之外，当痣出现下述变化时，大家也需要警惕，及时就医并进行治疗：

痣显著而迅速地扩大，也就是在短时间内发现痣有明显的增大。

痣的颜色比以前更深、更亮了，或者痣的周围皮肤发红。

痣的表面有结痂。

痣经常容易出血。

痣发生了破溃。

痣的附近出现了淋巴结肿大，如在脖子、腋窝、大腿根部等处摸到肿物。

痣的周围有"卫星状"损害发生，也就是说原有痣的周边又出现了多个新的黑痣。

对痣是否有恶变的判断，除临床表现外，还有哪些辅助手段可以判断呢？实际上，医生可以通过多种辅助技术对痣的良恶性来进行判断，如皮肤镜、皮肤组织病理等。皮肤镜作为一种新型的、无创的辅助手段，是皮肤科医师鉴别痣有无问题的良好帮手，可以帮助医生更快地进行判断。对于可疑的痣，医生可以通过镜下特征性的表现来进一步判断，从而把必须切除的痣和良性痣区别开来。若还不能确定时，就需要去除后做组织病理了。

怎么去除有问题的痣

当痣较小时，医生会尽可能对可疑的病变进行完整切除，并借助病理活检来明确痣究竟是良性的还是恶性的。如果切除整个病灶不可行，比如说皮损较大或者皮损位于一些特殊部位，如面部、手掌、足底、耳部、指／趾远端或甲下等，可以切除部分病灶来进行活检；对于一些较大的皮损，医生也可能需要取多个活检样本以尽可能减少取样所带来的误差，更准确地判断病情。

还有一些特殊类型的痣要考虑切除，由于皮损巨大，去除也是非常困难的。巨型先天性色痣出生时就有，其中10%~30%会发生恶变，且在婴儿期或之后任何年龄都可能发生，因此一旦诊断就应当密切观察，发现问题及时处理。细胞型蓝痣是长在臀部和骶尾部的大而坚实的结节或斑块样皮损，直径在1~3厘米或更大，呈蓝色或蓝黑色，表面光滑或高低不平，界限清楚，可发生在先天性色痣上。因其较易恶变，所以应当手术切除。

儿童的"问题痣"有啥不一样

儿童黑色素瘤较为罕见且临床表现不如成人典型，儿童黑色素瘤的病变进展的情况，有可能会被误认为是儿童期良性痣的自然进展，从而影响判断。医生会根据病史、临床表现和检查等综合考虑，并会从一定程度上降低切除的门槛，更加积极地处理痣。

成人中"问题痣"的表现大多数符合前面所提到的 ABCDE 标准，相比之下，儿童中的表现与成人有一定差异。因此，皮肤科专家提出了附加标准，并与 ABCDE 法则结合起来进行判断，包括以下这些情况：

发现无颜色的痣；痣有出血、隆起的情况；颜色不均匀；不管大小，又长了新的痣；痣的颜色呈粉红色或红色；痣出现了溃疡、疼痛、瘙痒等情况。

患儿出现上述可疑表现时需及时就医，皮肤科医师将通过临床表现结合辅助检查来综合评估，从而判断是否必须切除它们。

头发油得快，
到底是哪里出了问题

作者｜扬州大学附属医院皮肤性病科主任医师　李燕华
审核｜中国医学科学院皮肤病医院主任医师、教授　杨　勇

早上刚洗头，

下午就出油，

想想这些年因为头油承受过的扎心评论，

难受啊！

　　头发很油这个问题，很多人的应对之法就是：勤洗头。坚持每天洗头一阵子之后，你可能才会痛彻地领悟到：头发油还真不是多洗洗就好，甚至可能适得其反！

头发为什么会油

　　所谓的头皮出油，那"油"这个东西是什么呢？"油"从哪里产生的呢？

　　简单来说，头皮出油大部分都来自皮脂腺这个器官。皮脂腺在真皮中，它和毛囊依附在一起，有自己独立的功能。皮脂腺的分布以面部、额头、头皮3处最为密集，其中头皮的皮脂腺数量比脸部多了近3倍。

皮脂腺可以分泌出皮脂，然后通过导管排出到皮肤表面，在皮肤表面一般会有很多角质细胞崩解产生的脂质，混合而成让你烦恼的"头皮出油"。

其实油脂这个东西并非都是"反派"，它也是皮肤最天然的保护伞，能保温，还能锁住皮肤的水分，阻挡一些外界的真菌和杂物。所以正常的油脂分泌无需管理，只要定期清洁即可。

天生"油大"的原因

先来了解一下健康头皮的生态环境，再看看怎么对付"油大"的问题。健康头皮由三大因素来维持平衡：皮脂、菌群和代谢。那么"油大"常常与下面几个因素脱不了干系。

激素水平　正如你的肌肤会在激素失调期产生过量油脂一样，你的头皮也会做同样的事情。如果你正值青春期、月经期、妊娠期，你的头发或许会有一些不同寻常的地方。激素变化会影响皮脂腺的分泌，但不用过于担心，暂时现象而已。但如果是疾病引起的激素水平变化，就不可大意了！

真菌感染　马拉色菌是日常与我们头皮互利共生的一种真菌，它的食物就是头油。当头油过剩时，马拉色菌会过度繁殖，破坏头皮的屏障系统，出现头皮潮红、瘙痒、头屑过多，并促进头油的产生，周而复始，恶性循环。

饮食作息　奶茶＋咖啡，烤串＋火锅，享尽世间美味，也要微笑面对人生之不如意事，比如头发很油；熬夜打游戏，加班到凌晨，成年人的世界没有容易二字，成年人的头发也难有飘逸可能。诸多不良生活习惯都会影响人体神经系统和内分泌系统，导致头发油。

洗护不当　频繁洗头，皮脂腺会进一步分泌油脂，导致头发越来越油。许多人习惯刚洗完头就开始吹头发，而过度使用吹风机也是导致头皮油腻的原因之一，容易使头皮油脂分泌旺盛，让头发变得更容易出油。

如何拯救大油头

天气一旦热起来，头发疯狂出油，紧贴头皮，整个人就像打了败仗一般无精打采。拯救大油头，可以按如下方法做。

洗护产品要选好

根据自己的头皮情况，选择适合的洗护产品。具体怎么选，因人而异，最重要的是适合你！既是油性发质，就躲开养护型的洗发水，选择控油效果好的。如果普通洗发水不能解决头油现象，可以在医生的指导下使用药用洗发水。

尽量用温水洗头

有的人在天冷的时候会用热水洗头，天热的时候再用冷水洗头。其实，洗头的水太热太凉都不好，温水比较适合，以 31℃ ~38℃为宜。温水洗头能够使毛孔张开，这样头发毛孔里的油脂更容易清洗掉。特别是在炎热的夏天，尽量也用温水洗头。

辛辣油腻请少吃

据说吸烟会影响头发，为什么吃东西还能跟头皮油脂分泌扯上关系呢？简单说就是，你吃下过多的高油、高糖、高热量食物，身体消化不了，留在体内就会影响激素分泌，雄激素过高会影响皮脂腺，皮脂腺分泌旺盛，头发就会越来越油……

劝你不要再熬夜

相信头发很油的人一定深有体会，当你早睡和晚睡时，头发的状态是不相同的，跟整个人的状态一样一样的。熬夜对身体影响很大，无论是头发出油还是掉发，都与熬夜不无关系。

文眉的风险竟然这么多？
6 类人赶紧避开

作者｜成都医学院第一附属医院眼整形科　付　敏
审核｜河南省人民医院皮肤科主任医师　李雪莉

文眉的风险，您了解吗？

半永久文眉变得越来越流行，许多文眉店的生意很火爆啊！不用每天早上在忙乱中挤出时间来描画，而且不用担心什么时候该补色，也不怕游泳、淋雨后可能原形毕露。只是，文眉的风险项有哪些，您知道吗？

第一风险项：文眉是有创操作

文眉的英文直译为"微型刀片文眉"，这是一种美容文饰。现在，它还有了一堆的艺名，比如"半永久定妆术""眉饰""绣眉"等。

无论说得多么艺术，文眉的真相只有一个，就是通过将颜料刺破皮肤，渗透到皮肤里，来保持眉毛形状的一种方法。

注意这两个字：刺破。

再来看文眉的工具，主要有两种：针具和刀片。其中针具又有排针、圆针等不同的设计。刀片不同于传统的刀片，其尖端是由一排极细的排针组成，有各种不同的设计规格。

操作时，先将针尖或刀片浸入染料中蘸取少许染料，然后再沿着画好的眉型多次重复刺入皮肤，让色素沉积在皮内。

所以，文眉本身是一种微创伤性的皮肤着色。这些染料附着于皮肤后，色素分子会分解为小颗粒，直径小于 1 微米，很快被胶原蛋白包围，无法被细胞吞噬，形成稳定的色块。由于表皮很薄，成半透明状，色素通过表皮层呈现出色泽，从而达到掩盖眉部瑕疵、扬长避短、修饰美化的作用。

有创的操作，事实上是破坏了皮肤屏障，必然会有一定概率出现皮肤问题，另外还会有一些潜在的其他风险。由于文眉会刺破皮肤，需要在局部皮肤上敷麻药，所以严格来说，这就是一个小型医美外科手术。

第二风险项：皮肤问题

感染

过去文眉用的工具都是经过消毒后反复使用，安全隐患极大。如今，大多数文眉工具都要求一次使用后即丢弃，要保证"一人一针，一人一份色料"。但仍有一些从业人员缺乏安全意识，操作前未对操作部位进行清洁消毒，或者消毒不彻底，甚至为了节约成本，重复利用一次性用品，最终导致求美者"很受伤"，出现病毒或细菌感染，导致局部出现红肿、疼痛、水疱等症状。

过敏

一部分人会对染料、麻醉药物或者其中的某些成分过敏，导致出现瘙痒、红肿、皮疹、蜕皮等症状。如果是染料过敏，这通常与个人体质有关，不一定是染料的质量问题。但作为一种特殊用途的化妆品，文眉染料中多少会含有重金属杂质。在比较优质的色料中，重金属和微生物含量控制得比较好，但"三无染料"就完全不能保证质量了。

异物肉芽肿

有时文绣师的操作没有失误，也没有外来感染，但人体自身的免疫系统就是不肯接纳这些外来的色素团块，派出免疫细胞想清除它们。而文眉的色素团块比免疫细胞大，干又干不死，撤退又不甘心，就包裹起来形成肉芽肿。在皮肤表面看，就是一个或多个皮内肿块，有的可以经历数年缓慢自行消退，有的则一直不退，只能切除。

第三风险项：洗眉不像洗手

开头提到的半永久文眉，你一定不陌生，意思就是文眉的颜色随着时间会慢慢淡去，如果喜欢，可以补色。如果不喜欢，还可以随时洗掉，重新文绣。

文眉真能洗掉，恢复如初吗？

过去，文眉颜料多为蓝黑色，所以一般都是永久性的皮肤着色。但随着文眉的产品和技术改进，文眉的深度逐渐变浅，文眉确实可以洗掉了。

洗眉就是在眉毛部位涂抹腐蚀性药水或通过激光的方法，将真皮层以上的皮下色素去掉。一般通过这种方法可以全部或部分去除文上去的颜色。但洗眉的过程并不像洗手、洗衣那么简单，同样存在风险。

涂抹腐蚀性药水不当很可能灼伤皮肤，破坏自身的眉毛毛囊，形成瘢痕。这种办法目前使用较少。

红外线传统激光洗眉属于一种精细微创性的清洗方法。缺点是会破皮出血，恢复期长，可能留下瘢痕。

皮秒洗眉属于一种特殊的激光，因为光速比普通激光快，接触人的时间更短，所以对皮肤的损伤更小，但颜色太深的不一定能全部洗掉，还有脱毛、留疤的可能。

颜色较丰富、文绣深度较深的眉毛，需要反复多次清洗，可能会造成局部瘢痕、肉芽组织增生。这类人群也可以采取切眉术，直接切除做坏的眉毛，还有提升眼睑的效果。但切除后可能会使自身眉毛缺失，局部瘢痕增生，术后需要通过再次文眉来掩盖瘢痕。

第四风险项：补色，风险循环

随着时间的推移，文眉褪色好像不可避免。分析一下，文眉褪色的原因有以下几个方面：

文眉操作后局部形成了一个微型的创面，创面会结痂。根据文绣师的操作深度、操作技巧、操作方式不同，损伤的大小也不同。部分求美者在伤口结痂的过程中喜欢用手去抠掉痂皮，导致色素随着痂皮一起脱落。

目前的文绣深度比以前大大变浅，表皮层内的色素会随着细胞的新陈代谢逐渐变浅脱落。

色素本身的分解代谢。如果出现文眉恢复后部分色素脱失、留色不均匀等现象，可以在一个月左右补一次，使颜色更均匀。

但是，每次补色都是又一次的文眉，前面提到的所有风险都会再来一遍！

文眉确实可以提升颜值，增强自信，提高生活质量。但每一项事物都有两面性。决定文眉前，请各位朋友了解文眉的各个风险项，更要看看自己是不是下列不适合文眉的人群：

孕妇和哺乳期的妇女。

大面积创伤的患者。手术或受伤后，通常会口服一定剂量的药物。要是在这个时候文眉，可能会有副作用。

凝血机制差或有血液系统疾患的患者。虽然文眉造成的轻微伤口不易引起出血，但这种体质的人应该小心，还是不文眉的好。

有季节性疱疹的患者，最好避开发作期。

皮肤角质层非常薄的人，更容易引起感染和炎症。

严重瘢痕体质的人，很可能文眉效果没有达到，反而留下瘢痕。

夏季难免破皮伤肉，
怎么做能不留疤

作者｜北京协和医院整形外科　张明子　龙　飞　王晓军

审核｜上海交通大学医学院附属第九人民医院整复外科主任医师　章一新

"上次踢球的外伤愈合了，结果还是留了这么大一个疤！"

"哦，那你可能是'瘢痕体质'。"

这样的对话是不是很熟悉？您有没有被戴过"瘢痕体质"的"帽子"呢？

在夏季，皮肤裸露面积和外出活动量增加，磕磕碰碰出现外伤是常有的事儿。伤口愈合后留个疤就是"瘢痕体质"吗？为什么有的伤口不会结疤，有的就结疤呢？"瘢痕体质"在医学上有没有判定标准呢？

伤口愈合时留疤是我体质不好吗？不，这是自然规律

瘢痕，也叫疤痕，通常指的就是皮肤破损愈合后所形成的比较坚韧的组织。那为什么不能够以正常皮肤的形态来愈合，而要以这种质地、颜色、高低差异巨大的形式来愈合呢？

其实我们可以这样理解，人体对外界总处于适应的过程。当人体皮肤破损时，机体会启动修复机制快速修复体表屏障，以防止更糟糕的事情发生，比如细菌入侵、失血、内部组织外露等。

这套机制的优点是快速，缺点是最终的产物瘢痕和原来皮肤相比是一种"不完美的替代"。医学科研工作者从未放弃过探究"如何使伤口内长出正常皮肤"，遗憾的是尚未从根本上解决这个问题。

一般情况下，皮肤外伤根据损伤深度的不同，可以分为表皮损伤、真皮及皮肤全层损伤。表皮损伤，例如擦伤，伤口红、肉眼可见很浅、少量出血或者没有明显出血。这种皮肤损伤有更大的可能性在恢复之后几乎不留下印记。而真皮及皮下损伤，如裂伤等，层次较深，机体往往需要启动前面提到的瘢痕愈合机制来修复伤口。通俗地讲，伤口比较深的一般都会留疤，和是不是"瘢痕体质"关系不大。

想成为"瘢痕体质"人群，还真不是那么容易

很多人因为长了一个比较明显的瘢痕，就会把"瘢痕体质"挂在嘴边，其实医学中并没有"瘢痕体质"的概念和定义。由于影响瘢痕形成的因素过多，非医学专业人士很难完全搞清楚，因此就会有人以"体质"来解释这一现象。但严格来说，"瘢痕体质"并不科学。

我们通常认为临床被诊断为"瘢痕疙瘩"的人才能被称为"瘢痕体质"。瘢痕疙瘩的主要特点是瘢痕的范围远远大于最初伤口的范围，多表现为坚硬的结节，形状各异，红色，常会有疼痛和瘙痒感；身上有单个或者多个都有可能；而且常见遗传性，爸爸或妈妈有，自己身上也有。如果有上述这些情况需要高度怀疑"瘢痕疙瘩"，但是具体诊断还需专门医疗机构给出。

盲目地给自己打一个"瘢痕体质"的标签，还不如研究下怎么减轻瘢痕

我们先来说下表皮损伤。由于这种损伤层次非常表浅，因此在正常愈合的情况下，大概率是不会遗留明显瘢痕的，充血期也比较短，可以考虑用一些外用抗瘢痕药物，3个月内注意伤口部位防晒，减少色素沉着。

伤到真皮及皮下的损伤，都需要靠瘢痕来愈合。为了减少瘢痕的形成，需要去正规医院的整形外科急诊进行及时且严格的整形清创缝合处理。一般 24 小时内的头面部皮肤外伤和 8 小时内的其他部位皮肤外伤均可以考虑进行 I 期清创缝合，即伤口清创后立即缝合；而超过以上时间的皮肤外伤，为了减少感染的可能，临床一般采取 II 期清创缝合，也就是暂不缝合，待观察创面无明显感染迹象了，才会予以缝合。

在做完清创缝合之后，也有一些需要注意的事项，比如为了减少出血和肿胀程度，当天可局部冷敷，但要注意保护敷料的干燥清洁。次日换药观察伤口，拆线后为了减少瘢痕增生，可以使用抗瘢痕的药物，同时做好防晒，减少色素沉着。要注意的是，瘢痕不是在拆线之后就停止生长了，恰恰相反，拆线才是瘢痕重塑的开始。瘢痕在拆线后第 2~3 个月会开始充血变得有些坚韧，6~12 个月逐步消退和软化，也就是说抗瘢痕是非常典型的"持久战"。

对于有瘢痕家族史的人群来说，最好的方式就是尽量避免自己遭受外伤，若出现外伤，也无需惊慌，经整形外科清创缝合处理后按要求做好术后护理，拆线后做好瘢痕管理，一般都能得到比较好的效果。

对于已经存在的瘢痕，有没有方法可以减轻或者恢复呢？在前面我们已经提到了，伤及真皮及皮下的创伤都以瘢痕的形式来愈合，这是自然规律，是无法改变和逆转的。而已经形成的瘢痕，有相当一部分仍然可以通过各种手段来获得改善。这些手段以改善功能为主，而影响外观的则以改善瘢痕的颜色、质地和平整度为目标，使之在视觉上显得不那么明显。

位于关节部位的瘢痕，由于挛缩作用，会影响患者关节的活动。这样的瘢痕会严重影响患者的生活质量，往往需要通过整形外科手术来松解瘢痕的挛缩，从而恢复关节的原本活动功能。

对于影响美观的瘢痕，面积较小的可以考虑使用非手术治疗方法，比如注射治疗、激光治疗、压力治疗、药物治疗等。保守治疗效果不佳，才会考虑手术治疗。手术的过程中医生会切除原本的瘢痕，进行精细缝合，

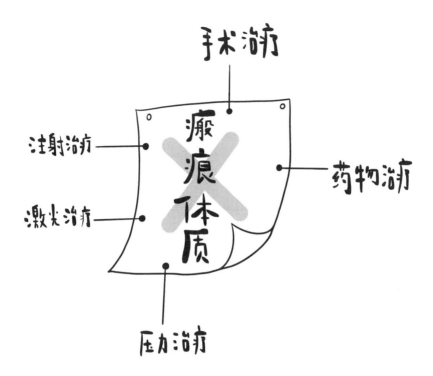

使得瘢痕变窄或者和皮肤纹路平行，也可以理解为"以小疤换大疤"。

怎么能留下最小的瘢痕？考虑下整形外科

　　对于单纯皮肤外伤的患者来说，如果有条件，应该尽量选择到整形外科进行伤口处理，尤其是头面部等对外观要求较高的部位。整形外科在伤口的缝合处理以及后续的瘢痕管理方面更专业，这就是我们常说的专业的事情交给专业的人去干。

　　最后再来说一下整形外科的瘢痕门诊。瘢痕门诊是针对瘢痕治疗的门诊，可以对创伤愈合过程中正处在生长期的瘢痕或已经形成的瘢痕进行评估，对不同状态和种类的瘢痕提供一定的诊疗建议，并可以进行门诊相关的瘢痕治疗，也可以对治疗后的瘢痕进行复诊评估和随访。

　　需要说明的是，当人体受到创伤时，生命永远应该放在第一位。皮肤外伤是需要排除生命脏器损伤后才处理的项目，而对于皮肤外伤，规范的治疗能够缩短愈合过程，也能改善最后瘢痕转归。对于已经形成的瘢痕，在进行治疗前都建议前往专业的整形外科门诊进行面诊和查体，由专业的整形外科医生来帮助患者选择最佳的治疗方案。除此之外，患者及家属也需要对瘢痕有所了解，因为这是自然规律，所有的治疗方式都是改善而不是逆转，万万不可抱有不切实际的治疗期望。

嘴唇干裂可能是病！
喝再多水也没用

作者｜南京江北人民医院皮肤科　孔玉龙
审核｜河南省人民医院皮肤科主任医师　李雪莉

别人微微一笑很倾城，

你是微微一笑很吓人。

本篇说说嘴唇干裂这件闹心事儿。

在冬春季，有些朋友口唇部的皮肤总爱惹是生非：不是处在干裂的状态，就是在干裂的路上，反反复复，无穷无尽。

干裂的嘴唇会疼、会流血，而且好像皮肤面积总是不够用似的，有牵拉感。不敢笑，不敢做夸张的嘴型。你能想象笑过之后，嘴唇流下一滴血的尴尬吗？真是怕吓着身边的人。

对比人家的粉嫩嘟嘟唇，小伙伴不禁要哭诉了：为什么我的嘴唇会这样？就算形象气质再佳，总是带着干裂的嘴唇，那样子，要多憔悴有多憔悴。

口红补救一下？就算大牌也不管用。好比在不光滑的墙面上刷漆，涂料再贵再好，也不可能刷出干净整洁美观的墙面。

哎，这嘴唇干裂的苦，怎么破？

敏感红唇缺保护

口唇部的皮肤很特殊，主要由"内部肌肉"组成。其外是正常面部皮肤，其内就是口腔黏膜了。面部皮肤和口腔黏膜之间没有明显的分界线，这个交界区域就是我们的唇红区。平时说到口唇，就是这个部位，特指唇红区。

相比身体其他部分的皮肤，唇红区的角质层更薄，而且没有毛囊、皮脂腺、汗腺等附属器官，甚至连基本保护神器——油脂都没办法分泌，所以出问题的总是它。

唇红区皮肤的特点有：

薄　这里是面部皮肤最薄嫩的地方。

红　因为皮下有丰富的血管，所以呈现红色。

敏感　因角质层薄，屏障功能弱，该部位较为敏感。

健康嘴唇什么样

从美学的角度，口唇在面部的重要性仅次于眼睛，有时甚至胜于眼睛。饱满的口唇给人年轻、积极的感觉，我国古代描述美女的红唇均以小而红为美，如"粉面上一点朱唇，神色间欲语还羞"。嘴唇的形态外观美如此重要，一干裂，毁所有。

那么，健康的口唇应该什么样？首先，颜色红润光泽，无青紫或苍白。其次，皮肤光滑湿润，无干燥、脱皮、皲裂。还有，对外界刺激无过度反应。

正是由于部位的特殊性，口唇部容易受到各种刺激及微生物的感染。比如吃饭的时候，不管多么刺激的味道，都是我们的嘴唇"身先士卒"。微生物感染多以唇炎、疱疹等形式表现出来，其中又以唇炎更为多见。

对号入座找原因

你是不是也喜欢这样做：感觉嘴唇干的时候，就会舔嘴唇或用唾液润湿嘴唇？这样做，只能让你的嘴唇皮肤状态一天不如一天。干燥的原因非常多，对照一下，看自己符合哪一条吧。

继发于其他皮肤病。比如脂溢性皮炎、特应性皮炎、银屑病、皮炎湿疹等。

不良的生活习惯。熬夜、精神过度紧张、焦虑、习惯性地舔唇、吸烟、喝酒。

物理刺激和化学刺激。长期的日光照射，唇膏、牙膏、漱口水中某些物质的刺激，唇膏中一些染料导致过敏反应。

感染。比如细菌感染、疱疹病毒感染、念珠菌感染引起唇炎。

气候干燥。秋冬季节空气干燥，口唇部会加速脱水，保湿不及时就不好了。

药物。一些外用或口服的药物，尤其是视黄酸制剂可引起口唇部明显脱皮。

自己能好？不能拖

靠多喝水就能复原的嘴唇，那都不是事！

因为真正体内缺水导致的嘴唇干裂，只占很少一部分。而且，体内缺水导致嘴唇干裂，那得是在缺水非常严重的情况下才发生，比如长时间的户外工作。相信大多数人并不会缺水到这个程度，而大量饮水并不会让更多的水进入口唇部皮肤。

如果只是感觉嘴唇发干，涂抹唇膏等日常护理是可以调理好的。但是，一旦起皮甚至皲裂，还有血滴渗出，那就是典型的唇炎了。唇炎是一种皮肤病，喝再多水也没有用。

唇炎不处理会不会自己好？这个要因人而异，但自愈的概率很低。大多数治疗和控制不及时的，会反复脱皮，反复干裂，非常痛苦。所以，有了唇炎不要寄希望于自愈，一定要到正规医疗机构接受治疗。

护唇指南请收好

拯救你的"沙漠唇",请收好下面这份护唇指南。

首先请记住,正确的预防和护理可以事半功倍!如果有诱因,请积极寻找并去除,比如药物引起的就调整用药,有原发疾病的就先治病。

不要舔。当时舔一舔感觉还行,但干裂的痛苦在后面等着你!水分蒸发会带走口唇部本就紧张的水分,何况唾液中还含有淀粉酶等,严重的可能引起感染。

不要撕。嘴唇起皮忍受不了?下意识地就撕下一大片?一定要控制住你自己!这只会雪上加霜。正确的做法是用热毛巾敷 3~5 分钟,可以用柔软干净的化妆刷轻轻刷掉死皮,然后涂上润唇膏。

保湿!保湿!润唇膏不是口红,而且要选择温和无刺激的唇膏。有唇炎的朋友,尽量选无香精香料、少防腐剂、无重金属的;不要选含有水杨酸、果酸或维生素 A 的。除了保湿成分,留意一下,如果还含有神经酰胺、维生素 E 等修复成分——就是它了!

防晒!哪怕是冬天!嘴唇也是皮肤,防晒当然不能少。现在很多润唇膏都有防晒系数。如果不习惯涂抹润唇膏,可以戴口罩。既能防病毒,还可以保护口唇和面颊。

少吃或不吃辛辣食物。刺激性食物除了让你上火,还会刺激唇部黏膜,加重干裂。

作息规律,学会自我放松。不要长期处在紧张焦虑状态。愉悦和放松是治疗一切疾病的基础。

痛！痛！痛！

嘴里那层皮"破破烂烂"，痛得要命，怎么办

作者｜上海交通大学医学院附属第九人民医院终身教授、
口腔黏膜科主任医师　周曾同

嘴里一旦得了某些口腔黏膜病，吃饭喝水，都会痛得龇牙咧嘴。

口腔黏膜"破破烂烂"的病，到底是何方神圣？

口腔黏膜的"破破"（溃疡）和"烂烂"（糜烂）又如何区分？

下面就来一起认识一下，这个黏人又磨人的"小妖精"。

口腔黏膜病是指发生在口腔黏膜及软组织上类型各异、种类众多的疾病的总称。"溃疡"和"糜烂"是口腔黏膜病患者最常见的两种症状。

溃疡还是糜烂，有何区别

虽然口腔溃疡和黏膜糜烂都是口腔黏膜病中最为常见的症状，但是与口腔溃疡相比，口腔黏膜糜烂却没有引起人们足够的重视，而它恰恰是某些严重疾病的临床表现。

口腔溃疡中最常见的一种，学名叫"复发性口腔溃疡"，又称"复发性阿弗他溃疡"，一般出现在口腔的唇、舌、颊等部位，溃疡表现为圆形或椭圆形，像黄豆或者绿豆那么大，边缘整整齐

齐，火烧火燎地痛，所以用希腊语"阿弗他（火）"来称呼它。它还会在口腔的不同部位反复发作，所以冠之"复发性"。

虽然黏膜糜烂和口腔溃疡一样，都会发生黏膜疼痛，但是两者是有区别的。

黏膜糜烂的面积大小不等，"边界"不清，往往发生在出血的基础上。其表面有一层淡黄色的膜或渗出物，用棉签擦去就会露出红红的出血面，病损长期在同一部位反复发作的话，病损底部会有硬结，这些都与溃疡不一样。

黏膜糜烂，或是疾病先兆

身体出现口腔糜烂症状时，或许是它给身体发出的预警信号，千万别不以为然。可能与以下的疾病有关。

口腔黏膜癌前病变

黏膜糜烂是某些口腔黏膜癌前病变的阶段性临床表现。例如，口腔扁平苔藓、口腔白斑、口腔红斑和盘状红斑狼疮等。

口腔扁平苔藓是最常见的黏膜斑纹类疾病，表现为口腔黏膜上条纹状或者"破渔网"状的白色条纹，有一定的癌变危险。出现糜烂是疾病加重的信号；长期反复的糜烂不愈，是走向癌变的"阶梯"。

口腔白斑是发生在口腔黏膜上"擦不掉"的白色或灰白色斑块，有较高的癌变率。一般情况下，患者会感觉粗糙、木涩，但疼痛不明显，一旦出现反复的黏膜充血糜烂疼痛，说明癌变风险增大。

口腔红斑是口腔黏膜上"天鹅绒样"的鲜红色斑片，有很高的癌变可能。如果在这样的鲜红色斑片上发生糜烂，则强烈提示会有癌变。

盘状红斑狼疮是"红斑狼疮大家庭六兄弟"中的一个。主要表现为下嘴唇出现持久性的、中央凹陷如"盘子"的红斑，如果反复糜烂出血也会发生癌变。

自身免疫病

黏膜糜烂是某些自身免疫病的口腔表现，例如天疱疮、类天疱疮、副肿瘤性天疱疮等。

天疱疮是一种严重的、迁延的自身免疫病。患者的口腔黏膜或皮肤都会变得特别"娇嫩"，轻轻一擦，就会出现一个大大的"水疱"，再轻轻一碰，水疱立即破掉，留下一个创面，如果感染就变成糜烂面。天疱疮可能缓解，但难根治。有严重继发感染的患者还有性命之虞。

类天疱疮的"大疱"虽然不像天疱疮那样容易破，但是其中有一种叫做"瘢痕性类天疱疮"的，常常发生在口腔、眼睛、鼻腔、咽喉，甚至在阴部和肛门处的黏膜上。长期破溃糜烂会发生"多窍性瘢痕粘连"，造成上下眼皮粘在一起而失明。

副肿瘤性天疱疮更是一种有潜在危险性的"大疱性"疾病，是与肿瘤相关的致死性自身免疫病。这种疾病的可怕之处不在于口腔黏膜上像天疱疮或者类天疱疮那样的糜烂，而是隐藏在身体内部（例如肺、甲状腺、肾、胃肠道、平滑肌）的肿瘤。

感染性疾病

黏膜糜烂是某些感染性疾病的口腔表现。例如，单纯疱疹、带状疱疹、手足口病、口腔念珠菌病、口腔结核、球菌性口炎、白喉等。

单纯疱疹、带状疱疹、手足口病都是由不同病毒引起的口腔黏膜疾病。都会在特定的位置发出"小水疱"，一旦水疱破溃，加之继发感染，就会发生糜烂，留下后遗症。

口腔念珠菌病、口腔结核、球菌性口炎则是由真菌、结核杆菌、金黄色葡萄球菌等不同致病菌引起的，都可以表现为黏膜糜烂。

白喉是我国传染病法规定的乙类传染病，在口腔黏膜上有可能出现假膜和继发性糜烂。发现白喉不单单是个人存在危险，必须立即采取防疫措施。

某些全身性疾病

黏膜糜烂是某些全身性疾病的口腔表现。例如，白血病、血小板减少性紫癜、移植物抗宿主病和药物过敏反应等。

白血病、血小板减少性紫癜是血液系统疾病，有时也会出现黏膜糜烂。

移植物抗宿主病是器官移植或者骨髓移植后出现的一种机体保护性的"排异"，往往发生大面积的、难治性的糜烂，严重影响患者的生活质量，甚至生命。

药物过敏反应是特定的人吃了会引起过敏的特定药物后的"超敏性"严重疾病，有"排山倒海"之势——严重者整个口腔黏膜会糜烂得"体无完肤"，惨不忍睹。不及时处理会有严重后果。

口腔溃疡会癌变吗

当然，不是说口腔溃疡不需要重视。得了溃疡还是要尽早找医生鉴别一下，因为你的溃疡是不是"恶性"的或者会不会变成"恶性"的，需要由专业医师来判断。

那些"边缘突出不规整，表面粗糙外翻如西蓝花，病损底部有硬结，长期不愈合"的溃疡可能就是口腔癌。而前面提到的"复发性阿弗他溃疡"（就是俗称的"口疮""口疳"），有"边缘规整不突出，底部柔软无硬结，疼痛难熬三四天，十天半月无踪影"的特点。

复发性口腔溃疡的绝大部分患者除了生活质量差一点，基本上都不会发生癌变。

> 总结：
> 口腔溃疡不足惧，
> 黏膜糜烂需当心。
> 溃疡糜烂分得清，
> 尽早就医防重病。

冬天洗澡很纠结？

你需要这份攻略

作者｜上海儿童医学中心皮肤科主任医师　陈　戟
审核｜河南省人民医院皮肤科主任医师　李雪莉

洗澡前，必经一番心理战！

洗完澡，又是一场心理战！

洗澡那几分钟，可能是每天最轻松惬意的时光。

有人在洗澡时放飞自我自诩歌王，有人用洗澡来冷静头脑整理思绪；有人靠洗热水澡助眠，有人用冲澡开启清爽一天。

但到了冬天，气温更低了，空气更干了，洗澡前后便多了些……难处……

不洗澡就润肤？
皮肤受不了

每年冬季，都有不少前来就诊的小朋友，皮肤上出现零星的小红点和小脓点。更夸张的是，大冬天竟然还长痱子、长疖子！原因就是经过这么多年的科普，冬季要润肤的概念已经深入人心，不分南方北方。但问题是，润肤是做到了，但如果每天不洗澡就润肤，皮肤受得了吗？

皮肤每天推陈出新，时有代谢物产生，每天洗一洗，去除身上的污垢和汗渍。皮肤上的各种细菌，包括金黄色葡萄球菌等，也冲了个干净，不好吗？特别是前一天涂的润肤乳甚至外用药，残留下来再涂上一层，感觉能好吗？

绒绒的保暖衣裤、毛毛的大衣外套，光鲜了外表，却让皮肤不时接触到化纤羊毛织物的纤维。特别是孩子们，通常都喜欢毛绒玩具，加上很多家长在室内穿着毛衣就抱孩子，也不管这些衣物纤维对孩子娇嫩的皮肤是不是有威胁。

"妈妈觉得你冷"的穿衣习惯，加上暖气空调的"神助攻"，小朋友们大多数都保暖过度，大冬天还时不时出汗。洗澡这环节，还真不能省！

专家说：代谢物、接触物、残留物……加上细菌病毒无孔不入，洗个澡更安心。不洗澡就涂润肤乳，只会雪上加霜，让你的皮肤无法呼吸。

洗澡越洗越干？
水温、时长把握好

有人会问，如果是干性皮肤、敏感皮肤，洗澡会不会越洗越干？其实，合理洗澡并不会使皮肤变干！下面这两个误区，你是不是硬闯进去了？

一是泡澡时间长。冬季天气寒冷，舒舒服服地泡在热水中，那个惬意！轻易不舍得离开啊……有些人喜欢在澡盆里玩水，还有些人一到冬天就恋上洗桑拿、泡温泉……乐此不疲。这可不是什么好习惯！

泡澡时间太长，会使皮肤表面失去油脂保护，容易产生干燥、瘙痒等症状，还会引起皮肤发皱、脱水等情况。特别是老年人长时间泡澡，除了导致皮肤瘙痒，还容易出现疲劳，诱发严重的后果。

二是洗澡水温高。为了对抗寒冷，很多人喜欢调高热水器的水温，甚至觉得越烫的水越能提高身体热度，驱除疲劳。但洗澡水温过高，会让皮肤苦不堪言，加剧皮肤干燥的程度。同时，过高的水温还会增加心脏负担。

总之，只要不是高温洗澡，不是长时间泡澡，每天洗个澡不会使皮肤变干，反而能在清洁皮肤的同时，让皮肤角质层水合状态更好。

专家说：洗澡的水温，建议以皮肤温度 37℃略有加减；洗澡的时间，以盆浴 10 分钟左右、淋浴 3~5 分钟为宜。

洗澡神器来助攻？
请温柔对待你自己

洗澡时是否要用香皂、沐浴露呢？搓澡巾、泡沫球当真一个也不能少？很简单，大家不要忘了洗澡的初衷就好。

初衷就是清洁皮肤呀，那么越脏的部位就越需要好好清洁了。比如孩子口周的口水和食物残留部位，比如所有人的颈部、腋部、躯干上方等多汗部位，比如容易接触尿、粪的隐私部位，都建议用沐浴露清洗。那种企图用一块香皂解决所有皮肤清洁问题的人注意了！下面这些知识点你需要了解。

沐浴露能将皮肤表面的油脂、污垢和微生物乳化，使其更容易清除，清洁效力比单纯清水洗更好。对比之下，仅用清水沐浴只能清除皮肤上大约 65% 的污垢。选购沐浴露产品时，尽量选择弱酸性、无刺激的，普通香皂反而容易破坏皮肤屏障。

一些地方有搓澡的传统，可能是过去冬天洗澡的机会少，难得洗回澡当然要彻底搓一搓，于是就对自己下狠手了！殊不知，这样容易破坏皮肤屏障。宝宝娇嫩的皮肤还会出现疖子、病毒瘊等。

还有人钟情泡沫丰富的洗浴用品，喜欢浑身涂满再冲洗。可是，这可能会清洗掉皮肤表面油脂，是造成皮肤干燥和瘙痒的重要原因。

专家说：请温柔对待你的皮肤！搓澡巾、泡沫球和刷子之类，能不用还是别用吧。洗完澡在身体感觉要干之前，立即涂上润肤乳，保湿效果更好。

洗澡之后，润肤这么做

润肤乳一定要管够，多洗就要多抹。

婴幼儿建议每月使用 250~500 克的润肤乳，可以预防婴幼儿湿疹的发生。

成人虽没有明确的用量建议，但建议大家在秋冬季节，使用质地较厚重的霜剂，抹得厚一些，帮助减轻皮肤干燥。

特别注意覆盖到手肘、膝盖、脚踝、屁股等皮脂腺较少、容易干燥的部位。

还抱着热水袋取暖？
当心一种伤害叫低温烫伤

作者 | 新乡医学院第一附属医院儿童重症监护室　王志远
审核 | 河南省人民医院皮肤科主任医师　李雪莉

低温还能烫伤？

温吞吞的热水袋，就有可能是"元凶"！

烫伤还不好愈合？涂酱油、抹牙膏，只会雪上加霜！

不烫却能伤人，尤其老人和小孩。

这是一种特殊类型的烫伤！

低温烫伤是指身体长时间接触高于皮肤温度的物体造成的慢性烫伤。举个例子：45℃的低热物体接触你的皮肤 30 分钟以上，就有可能出现烫伤！

这种特殊的烫伤还很容易被忽视。冬天，很多家长怕小孩冷，会在被子里放个取暖"神器"——热水袋、热宝宝，或是直接用上电热毯。一旦使用不当，这些取暖"神器"直接接触孩子的皮肤时间过长，就会造成低温烫伤。手机等电子设备发热后，长时间接触皮肤，也可能产生不良后果。

婴幼儿、老年人、瘫痪病人或醉酒者，往往因感觉反应较迟钝，成为低温烫伤的"高危人群"。

尽管这类烫伤的创面面积看上去较小，早期大多只是红肿、水疱、发白，但实际可能损伤深至皮下组织、肌肉等。严重程度主要取决于接触热源的时间，时间越长，皮肤受损程度越重。

四肢是平时使用取暖工具较多的部位，但由于四肢血液循环较差，若老年人伴有糖尿病、卒中后遗症等疾病，更容易导致创面难以愈合，形成慢性溃疡，并因此留下瘢痕。更不妙的，甚至有需要植皮治疗的情况。

画重点：冬天取暖如果一定要用热水袋，请在热水袋外面裹上毛巾，避免与皮肤直接接触。老人和小孩睡着后，要帮他们把热水袋拿开。

烫伤急救法，脱离热源迅速降温

年轻人的低温烫伤，通常发生在使用电子设备时。所以，如果发现电子设备温度异常，要立即停止应用，充电器的插头及时拔掉，避免不经意间的低温烫伤。

除了低温烫伤，刚做好的饭，刚倒的开水，熨衣服的水蒸气，同样也可能把人烫伤。此时要掌握的，就是烫伤急救大法！

烫伤主要的影响因素是接触时的最高温度和接触时间！所以记住这两点：脱离热源，迅速降温。

然后，利用现场条件迅速开启"冲、脱、泡、盖、送"五大急救步骤。

冲：脱离烫伤源头后，迅速把烫伤部位放在自来水的水龙头下或者花洒下，进行冲洗。冲洗时，需要用冷水，水压不能太大，沿烫伤部位周围进行淋洗。冲洗时间约 30 分钟，或创面无痛感即可。

脱：在冲洗过程中，要脱去烫伤部位的衣物。脱衣服时须边冲洗边脱，尽可能用剪刀把衣物剪开。不可硬拽衣物，避免皮肤大面积剥脱。

泡：泡是冷疗的一种办法。脱去衣服后将创面浸于冷水中浸泡 30 分钟。大面积烫伤的患儿和老人应注意浸泡时间，避免受凉。

盖：浸泡过后要覆盖创面。如果条件允许，就用无菌纱布覆盖。注意！不要使用掉毛的毛巾。

送：对于起水疱或者较大创面的创伤，在急救处理后要迅速送往有救治烧伤、烫伤能力的医院做进一步处理。

画重点：低温烫伤怎么处理呢？当然是要脱离热源，迅速降温！还是建议冷水冲洗伤口，之后观察创面情况。如果出现水疱，或者创面明显较深、创面皮肤发白等情况，一定要到医院做进一步处理。

烫伤后，千万别用奇葩偏方

孩子被烫伤，有的家长会给孩子涂酱油、抹牙膏。殊不知，这么做不是雪中送炭，而是雪上加霜！

伤口上涂抹牙膏、酱油

不可以！涂抹牙膏不仅无益处，还会增加创面恢复的难度。而涂抹酱油会加重创面脱水、损伤。酱油的颜色会掩盖创面情况，影响医生的判断。

烫伤后抹红药水或紫药水

不可以！红药水是含 2% 红汞和 98% 乙醇或水的酊剂，可用作杀菌剂，含重金属汞，且杀菌效果较差。紫药水会在烫伤创面结一层痂，导致创面情况被掩盖。药水的颜色同样会掩盖创面，影响医生的判断。

用冰块代替流动水冰敷

不可以！烫伤后的皮肤组织没有表皮保护，变得更加脆弱，直接冰敷更容易冻伤皮肤。

远离烫伤，信偏方还不如信自己！把预防工作做在前面。

在家庭生活中告知孩子远离厨房，尤其在热油锅的时候不要让孩子靠近。

用熨斗或挂烫机器时，注意不要让孩子单独留在机器旁。一定要告知孩子远离烧红的物品及冒蒸汽的物品。

家中不要存放强酸强碱等化学物品。

给孩子洗澡时，牢记浴盆中先放冷水再放热水调温。

第 10 章

眼健康

这些近视的"坑"
不要再踩了

作者 | 北京大学人民医院眼科　徐　琼
审核 | 北京大学人民医院眼科主任医师　赵明威

现在的"小眼镜"越来越多
戴眼镜既不方便，也不美观
多少人的盛世美颜都被眼镜封印

所以保护眼睛，非常重要！
但有些"顽固坑"大家总是会踩到

眼科医生很着急
于是，总结了大家常踩的"坑"
本篇，我们就一起演练
防掉"坑"！

近视是我国乃至全世界最高发的眼病，是一种最常见的屈光不正，世界卫生组织（WHO）已把它列入亟待解决的可致盲性眼病之一。近年来，随着各种电子产品的普及，也使得近视呈现低龄化的趋势。儿童青少年近视率的增加，让越来越多的学生家长焦虑不已。家长们有时候是干着急，却是缘木求鱼，不得其法。下列这些误区，大家要避免。

误区一　孩子上学后，才需要查视力

很多家长认为孩子上小学以后，用眼多，才需要检查视力。其实3岁以后，儿童在学习识认视力表后绝大多数都能够配合测视力，此时就可以进行初步的视力检查。3岁以上的孩子，建议每3个月到半年进行一次视力筛查，学校或家长可自购标准视力表挂墙上，在5米远处让孩子识别。

平时生活中，家长如果发现孩子斜着看、歪头看、眯眼看、揉眼看或很近看电视和书时，就要警惕，可能是视力有问题了。家长应及时带孩子到正规医疗机构，为孩子建立屈光发育档案。检查开始时间最好不晚于3岁，有助于尽早发现眼疾，屈光异常如近视、散光、高度远视、斜弱视等，及时防控近视进展，提早进行干预。

误区二　孩子还小，度数不高＝假性近视

很多家长一听到孩子近视时常常会脱口而出"是假性还是真性"？许多人相信孩子小，度数小，就是假性近视，是可逆的。其实假性近视是指近距离用眼过度，眼睛的睫状肌调节紧张所导致的暂时性视力下降，经过休息或应用睫状肌麻痹剂滴眼后，视力能恢复正常。但在常规的医院检查中，已经散瞳验光，此时检查出了近视度数，就不再是假性近视。

因此，当孩子出现视力下降，家长及时带孩子到正规医院进行散瞳验光是非常必要的。通过散瞳可以排除假性近视。对于大部分的近视儿童，选择4~6小时就可以自行恢复的快速散瞳验光足以。

误区三　眼镜看远戴，看近不戴

正常眼与戴镜（度数合适）的近视眼看近时眼睛都需要调节，通过调节改变眼睛的焦距，将光线聚焦点从远处移到我们看的近距离物体上，才能看清晰。

近视眼在不戴眼镜的情况下，眼睛的焦距就在近处，眼睛可以偷懒不用调节就能看清，但是长期偷懒眼睛的调节功能就会下降，并且还会影响到眼睛内聚的能力。正常状态下，看近时双眼会向内一定程度的对眼，这就是内聚功能。除医生有特殊交代的情况可以不戴眼镜外，其他时候建议近视的孩子看远看近均要戴眼镜。

误区四　越戴眼镜，近视加深越快

散瞳后检查出来的真性近视是不可逆的，大部分的近视眼是因为眼轴增长导致。眼轴是指进入眼球的光线通路上，角膜前表面到眼底视网膜的距离，就像眼球的身高。还在身体发育期的孩子，在没有干预的情况下，眼轴会随着身体发育持续增加，因此近视度数不但不会降低，反而会不断加深。

我们无法使发育的眼睛逆生长，就好像我们无法将一个长高的人变矮一样。所以，近视加深并不是因为配戴眼镜。而且，不戴眼镜会加重眼睛的负担，可能进一步刺激近视度数增加。因此，要配戴合适度数的眼镜矫正视力。并且随着眼轴增长，近视度数增加，要及时更换合适的眼镜，建议每半年进行一次验光检查。

误区五　激光手术，根治近视

有些家长认为近视不是什么严重的疾病，成年以后通过激光手术就可以治好。

从视觉角度来说，不管近视多少度都不容忽视，因为人 85% 以上的信息获取来自于视觉系统，中低度近视会影响视力，戴眼镜会给生活带来不便。而高度近视特别是病理性近视更要高度重视，其眼底视网膜可能会出现病变，严重的会造成视力不可恢复的损伤，部分患者甚至会因此失明。据统计，病理性近视是 50 岁以上人群失明的主要原因之一。

大众可能神化了激光近视手术的效果：首先，它并不能包治所有近视，超过一定度数的高度近视无法进行角膜激光手术，可能要考虑选择其他治疗方法，例如晶状体眼人工晶体（ICL）植入手术。其次，并不是所有度数适合的患者都能做激光近视手术，必须通过角膜、眼表等一系列术前检查才行。

更重要的是，近视手术其实治标不治本，手术只能摘掉眼镜，并不能改变眼底，表面上近视度数消失了，但高度近视眼底病变的风险不会降低，所以，近视要从娃娃抓起，家长不要怀揣侥幸心理，等孩子长大了再做近视手术。预防孩子近视，控制度数增长，更重要。

误区六　视觉训练，包治近视

眼轴增长不可逆，近视也无法治愈。但很多视觉训练机构过分夸大训练效果，号称能够彻底治愈近视，其实是通过训练孩子识别图像的能力，营造视力恢复正常的假象。

事实上，已经增长的眼轴、近视的度数和变薄的眼底视网膜都无法逆转，还可能因为过度训练加重孩子的近距离用眼强度，加速近视发展速度。

很多家长为了孩子的眼睛不放过任何机会，却可能是南辕北辙，没有采用正确的干预治疗方案，反倒耽误了孩子的眼睛。

误区七　没时间户外，全靠 OK 镜和药物

如今，国内外研究数据都证实了近视防控"三板斧"——角膜塑形镜（OK 镜）、低浓度阿托品眼药水以及每天户外活动 2 小时是确切有效的。但现在孩子学习压力大，无法保证充足的户外时间，因此家长将防控近视全部依赖于 OK 镜和低浓度阿托品眼药水。其实，OK 镜和低浓度阿托品

眼药水不是每个孩子都适用的，需要进行角膜形态、眼表状态、调节功能的检查，通过检查后才能在医生的指导下使用。

近视发生发展的机制目前尚不明晰，良好的行为习惯和充足的户外光照才是最根本的防控法门。一旦近视，便很难逆转。其实，大部分近视是可以预防的。通过良好的行为习惯，减少电子产品使用和近距离用眼，增加户外时间，是预防近视最好的方法。

眼睛是我们最宝贵的器官之一，视力也是我们感知世界最重要的通路。现代社会的行为模式转变后，近视已经步步紧逼，呈现发病年龄越来越小，发展速度越来越快的趋势。愿所有的近视防控都少走弯路，所有的孩子都有一个光明的未来！

这个杀手有点狠，
悄悄就能夺走视力

作者｜首都医科大学附属北京同仁医院青光眼科　王怀洲
审核｜首都医科大学附属北京同仁医院教授　王宁利

作为不可逆的致盲性眼病，青光眼常常在不知不觉中偷走了我们的视力。

青光眼是中老年人常见眼病，也是世界上第一位的不可逆致盲眼病，在我国 40 岁以上人群中，约有 2% 的人患有青光眼。

前房角是眼睛的一个结构。前房角闭塞，是导致眼压升高的原因之一。根据前房角是否闭塞，可将青光眼分为开角型青光眼和闭角型青光眼。其中，闭角型青光眼又可以再分为急性闭角型青光眼和慢性闭角型青光眼。

不知不觉视力已被偷走

急性闭角型青光眼患者为急性发病，症状明显且典型，表现为突发的视物不清、眼部胀痛、同侧头痛，严重者可伴有恶心呕吐。一些亚急性的闭角型青光眼患者，可以有眼部酸胀、眶周疼痛等症状，休息后可缓解，在劳累、焦虑、情绪激动、大量饮水或大量输液、暗处待的时间过久、散瞳时可以造成急性发作。

但是，多数慢性闭角型青光眼患者和开角型青光眼患者，早期可以没有任何典型症状，患者自己很难察觉。当患者出现症状而就医时，往往病变已发展到中晚期，出现了明显的视力减退、视野缩小、视神经萎缩等无法逆转的视功能损害。因此，青光眼也被称为静悄悄的视力杀手，在不知不觉中，偷走了患者的视力。

视力特好且花眼早，要小心

闭角型青光眼主要与眼球，尤其是房角的解剖结构异常有关，多见于短眼轴，也就是眼球比较小的人。这些人多数为远视眼，表现为年轻时视力特别好，但花眼很早，多数在 40 岁以前就开始表现出老花眼倾向。

这种结构发育异常有遗传性，如果父母之中有人患闭角型青光眼，而子女视力特别好，无近视表现，则应该常规去医院排除一下青光眼的可能，尤其是 40 岁以上的人。

开角型青光眼也具有遗传性和家族性，但是遗传方式还不十分清楚。青光眼家族史、高血压、糖尿病、高度近视、过于肥胖或者过于消瘦，以及全身的血管疾病都是开角型青光眼的危险因素。对于围绝经期的女性，雌激素水平降低也是青光眼的一个危险因素。

升高眼压的事情，"绕着走"

由于青光眼是不可逆性致盲眼病，一旦发生了视神经的损伤，则不可恢复。因此，预防青光眼的重点在于早发现、早治疗。对于闭角型青光眼的预防，如果有上述危险因素，应尽早到医院筛查，在临床前期或早期，通过简单的激光治疗，或许就可以完全控制病情。

对于开角型青光眼的预防，推荐以上危险人群和 40 岁以上人群，拍一张眼底视神经的照片。青光眼专科医生通过这张照片，就可以基本判断出是否具有青光眼的可能，准确率可以超过 80%。

青光眼是终身性疾病，只有少数闭角型青光眼患者在临床前期或早期通过激光治疗，可让病情彻底缓解，多数患者均需要定期复查，终生维护。一般推荐确诊青光眼的患者一年复查一到两次。青光眼的控制重点在于控制眼压，防止其异常升高，因此，引起眼压升高的事情均需要尽量避免。

杜绝"暴饮"　生活中我们应该避免短时间内大量饮水，应该少量多次饮水，一次饮水不要超过 200 毫升。当然，全天的饮水总量还是应该满足生理所需，不应被过分限制。同时要避免治疗中静脉补液过多过快，尤其是全麻手术中与身体丢失量不符合的补液措施，这可能诱导青光眼的发生或者病情发作。

适当锻炼　适当的有氧运动和锻炼，可以短暂降低眼压，促进血液循环。但不要进行举杠铃等增加胸腔、腹腔压力的运动，同时应当避免长时间吹奏乐器。

对于没有经过治疗和干预的闭角型青光眼患者，都有"前房角较窄""前房的空间狭小"的特点，日常生活中要注意以下问题：

避免长时间低头

因为重力的原因，长时间低头会导致眼前房的空间被压缩得更小，如田间劳动、伏案工作都可能诱发疾病，也曾有过长时间俯卧位的骨科手术后诱发青光眼的案例。

避免黑暗

黑暗环境下，瞳孔会扩大，虹膜堆积在周边房角，这也使房角进一步变小。长时间待在黑暗环境，天气阴霾都可能诱发闭角型青光眼。我们推荐在夜间看电视、看手机的同时应适当开灯照明。

控制情绪

闭角型青光眼的急性发作还和情绪紧张、悲伤、生气、发怒等有关，这些情感变化都会使交感神经兴奋而引起瞳孔散大，虹膜堆积，使得房水难以有效排出。

避免散瞳

闭角型青光眼患者不宜散瞳检查眼底，推荐用免散瞳的眼底照相方式检查眼底。如果必须散瞳检查，应该在监测眼压的情况下，或者散瞳后尽早使用缩瞳药物恢复瞳孔大小。

慎用药物

硝酸酯类（比如硝酸甘油）、安定类药物不宜使用，患者应在仔细阅读药物说明书后，或者在医生的指导下用药。

及时治疗白内障

青光眼患者如果发生了白内障，应该比一般人更早一些接受白内障手术，这对改变房角的结构有一定帮助。

老年白内障的经典十问

作者 | 北京大学人民医院眼科　张　钦

俗话说，眼睛是心灵的窗户，随着年龄增长，"窗户"自身也会出现老化。

有一种眼病，专挑老年人下手，它就是老年白内障。

幸好，这种病治疗起来并不困难，大部分患者可以重获光明。

围绕老年白内障的经典十问，让您一目了然。

一问：所有人都会得老年性白内障吗

科学地讲，还真是这样的。

白内障是眼内一个叫晶状体的透明结构出现混浊，导致光线无法进入眼睛，自然就无法看清了。混浊的过程往往从成年之后开始，但是只有混浊到影响视力的时候，才诊断为白内障。

晶状体老化的速度因人而异，有些人一辈子白内障也不严重；但有些人才 50 岁出头，就已经出现了较严重的白内障。所以有学者把老年性白内障命名为年龄相关性白内障。

既然这个疾病年龄大了就会出现，所以我们的祖辈会得，父母会得，我们自己也会得。这不是遗传，而是老化。

二问：如何发现老年性白内障

年龄大了，视力下降了，很多人认为老眼昏花是自然老化的过程，其实不然。所有视力下降一定有其原因，要及时就医。早期白内障可能不需要治疗，但如果是其他严重疾病，延误诊断可能会导致严重后果。

三问：老年性白内障都是双眼发病吗

手心手背都是肉，左眼右眼都是眼。老化自然是不偏不向的，但两只眼的白内障程度有时候会有差别。有时候一只眼已经需要手术治疗了，另一只眼视力还不错，只需要定期观察。

更多人就诊的时候，往往双眼都需要做手术。白内障手术可以通过一次住院解决，但若不是特殊情况，一般手术不会放在同一天进行。

四问：白内障如果不治疗一定会失明吗

如果白内障的程度足够严重，会发生失明。有些人觉得一只眼得了白内障，只要另外一只眼的视力还好，就不用治。还真不是这样！白内障发展到后期可能会引起青光眼，引起眼内严重的炎症，不但看不见，还会出现剧烈的疼痛，即使积极治疗，术后也很难恢复正常视力。所以，只要得了白内障，就要定期观察，到了一定程度就需要进行手术治疗。

五问：白内障只能手术吗？手术时机怎么选

手术治疗是目前白内障唯一的有效治疗方法。目前没有一种药物有确定的证据可以治疗白内障。

至于手术时机的选择其实很简单：只要白内障影响了视力，同时影响了生活质量，就要手术。如果视力只是轻度降低，完全不影响日常生活，甚至自己没有意识到视力下降了，就无需手术。

一定会有人说，"我特别能忍，是不是晚点做手术也可以"。对此，需要强调的是，很多研究认为，视力和听力差的人，如果不用各种方法积极矫正和治疗，时间一长就会出现认知功能的明显下降。换句话说，有时候我们觉得家里的老人反应变慢了，智力也下降了，那有可能正是由于老人没有及时矫正视力和听力障碍所致。

六问：都说白内障手术是小手术，真的"小"吗

这就要看我们怎么理解"小"了。从时间上看，一台白内障手术顺利的话，可能几分钟就做完了。从手术对患者的要求来看，基本上只要能平躺不动 10 分钟，全身没有太严重的基础病，就可以接受白内障手术，手术做完站起来就能走。一台白内障超声乳化手术的切口大小仅为 3 毫米，甚至更小。

只从手术时间和切口的大小来判断手术大小，白内障确实是个"小"手术。但是从操作步骤和操作难度来说，白内障手术可一点都不小，医生想顺利地完成手术需要经过千锤百炼。

七问：白内障手术只有一种类型吗

目前绝大多数白内障都是采用超声乳化的手术方法来完成，只有一些特殊的白内障类型或者特别严重的白内障需要采用其他手术方式。所以我们自己无需考虑手术方式，把专业问题交给医生处理吧。

八问：术后要点很多种眼药水吗

白内障术后往往需要使用 2~3 种眼药水。需要注意的细节包括，把每种药物点的次数清晰地写在胶布上，然后贴在药瓶上，避免出现错误。另外有些药水可能用一周就停了，有些可能需要用 4 周。这些同样要写在药瓶或药盒上，到了时间不要心疼里面剩下的药水，直接扔掉，避免后面出现点错药的情况。病历或者出院的指导资料里一般清清楚楚地写着每种药物怎么用。

九问：人工晶体可以用一辈子吗？白内障会复发吗

人工晶体的设计使用寿命一般是 50 年，所以对于老年人来说基本上是可以用一辈子的。白内障在手术中被彻底取出，不会再长出来。但是由于一些膜状组织保留下来，术后这些膜状组织可能会出现混浊，我们称为后发障（白内障术后又发生白内障）。由于只是一层膜混浊，往往无需再手术，只需通过激光打掉膜，就可以再次看清楚了。

十问：老年白内障能预防吗

所谓"上医治未病"，防大于治，但目前还没有办法能预防老年白内障的发生。既然是老化性疾病，可以依靠健康的生活方式、良好的心态去延缓衰老。

俗话说"家有一老，如有一宝"，这"一宝"需要特别地关照。老年人不是社会的负担和累赘，而是重要的财富。

给您的眼底拍张照，
有病没病一瞧便知

作者 | 北京大学第一医院眼科　田　甜　潘英姿
　　　北京中医医院眼科　李　钠
审核 | 北京大学人民医院眼科主任医师　赵明威

中老年人的眼底健康，需要大家重视起来。一些老年人多发的眼底病，也许还没找上您，也许已经开始给您带来困扰。此时，您需要一台"眼底照相机"。

一张"照片"让眼底病变无可遁形

眼底是全身唯一一个能用肉眼直接观察到动脉、静脉和毛细血管的部位。这些血管可以反映人体全身血液循环的状态以及健康状况。所以说，许多全身疾病都可以通过眼底反映出来。

随着年龄的增长，眼部的供血、免疫及细胞功能发生变化，从而引发视神经退行性病变、黄斑部细胞萎缩和变性。高血压、糖尿病等全身疾病也会对眼底血管结构产生重要影响，病理性的血压及血糖升高，都可以引起视网膜的出血和渗出，从而导致视力受损。

说起眼底病变，有必要先为大家介绍一下目前眼科常用的临床检查方法——眼底照相。这项技术可以通过眼底照相机采集到眼底的图像。

一张小小的眼底"照片",可以直接告诉我们视网膜神经、血管、形态的全部信息。中老年人的许多常见眼病都可以通过眼底照相发现,如青光眼、糖尿病视网膜病变、视网膜静脉阻塞、高血压视网膜病变等。通过眼底照相发现不同的眼底表现,不仅有助于眼科疾病的早期诊断和治疗,也可以对一些全身性疾病的发现及诊断提供帮助。

这些眼底病,严重威胁视力健康

现在,我们来认识几种常见的、可以通过眼底照相发现的眼部疾病。

老年性黄斑变性

老年性黄斑变性又称年龄相关性黄斑变性,是与年龄密切相关的眼底疾病。黄斑是视网膜最重要的区域,也是视觉最敏感的部位。老年性黄斑变性大多发生于 45 岁以上人群,其患病率随年龄增长而增高,是当前老年人致盲的重要疾病之一。

老年性黄斑变性的产生有多种原因,比如氧化、慢性光损害、吸烟、营养、炎症、遗传等。它们会造成黄斑部有关组织损伤及功能受损,表现为视力下降。老年性黄斑变性有两种最常见的类型:干性(又称萎缩型)和湿性(又称渗出型)。干性黄斑变性的患者视力通常缓慢下降;而湿性黄斑变性患者因眼底长出了不正常的血管,即新生血管,它的破裂往往引起大量出血,会使患者自觉视力明显下降。

糖尿病视网膜病变

糖尿病视网膜病变是糖尿病在眼部的严重并发症,它对视力有很大影响,如不及时治疗,可造成失明。一般糖尿病的病程越长,视网膜病变的发生率越高。

大量研究显示,在 1 型糖尿病患者中,若糖尿病病程达到 7 年,则50% 的患者发生视网膜病变;病程 15 年,63% 的患者发病;病程 17~25

年，高达 90% 的患者发病。在 2 型糖尿病患者中，病程小于 10 年，血糖控制稳定的患者眼底大致正常；病程 10~15 年，26% 的患者发病；病程大于 15 年，近 63% 的患者发病。无论是 1 型糖尿病还是 2 型糖尿病患者，病程 30 年时，视网膜病变发病率可达到 95% 左右。

若血糖控制不佳，则可致视网膜的微血管发生损害，引起部分视网膜缺血缺氧，继而分泌血管生长因子，导致无功能的新生血管生成。新生血管易反复破裂出血，进一步引起玻璃体出血、视网膜脱离、黄斑水肿或继发性青光眼等严重并发症，使患者视力严重受损，甚至失明，且这种视功能的损害是不可逆的。

高血压视网膜病变

高血压是一种常见的心血管系统疾病，我国群体发病率为 5.11%，病人中约 70% 有眼底改变。长期持续的高血压使视网膜的动脉血管逐渐发生变化。病程初期，眼底可见动脉血管管壁光带加宽，呈铜丝状或银丝状改变，动静脉比例异常，交叉处静脉因受硬化的动脉压迫而出现压痕。随着病程的发展，眼底相继出现出血、硬性渗出、棉绒斑等改变，严重者可发生视神经乳头水肿。

青光眼

青光眼是不可逆的致盲性眼病，主要是由眼压增高导致进行性视神经损伤和视野缩小。

在青光眼早期，很多患者只有轻微的眼胀或眼部不适，大多数患者甚至无明显症状。而随着疾病的进展，视神经损伤逐渐加重，患者会发现自己视物范围缩小，即视野损伤。此时来到医院就诊的大部分患者已为青光眼晚期，治疗效果欠佳，且视野损伤无法恢复。

定期检查，为您的眼睛保驾护航

眼底疾病虽然可以引起这么多严重的后果，但若能早发现、早治疗，还是能够有效控制病情，最大限度地保护视功能的。早期发现这些疾病的最好办法就是定期进行眼部体检筛查。在检查过程中，患者与医生良好的配合是非常重要的。

裂隙灯检查

裂隙灯是眼科常用的光学仪器。眼科医生使用裂隙灯及辅助镜头对患者眼部进行检查，不但能清楚地观察到眼部浅表的病变，而且可以利用裂隙光带，使不同层次甚至深部视网膜的微小病变也清楚地显示出来。在检查的过程中，通常只需要患者将下颌放置在托架上，前额与托架上面的横挡紧贴，双眼自然睁开，向前放松平视即可。

眼底照相

建议 40 岁以上的健康人群每年去医院眼科进行眼底照相检查，并由专业医师进行结果判读。因为眼底照片的判读需要有一定的专业知识和经验。

存在"三高"（高血压、高血脂、高血糖）的患者，更应及时到医院定期检查，通过眼底照相明确眼底病变的情况，根据检查结果决定是否需要进一步治疗，防止病情加重。在检查的过程中，跟裂隙灯检查类似，也需要您尽量睁开双眼，并盯住设备中的固视点，以获得更好的图像质量。

眼压检查

眼压检查是眼科常规的一种检查手段，是排查青光眼的一项重要指标。根据检查方法的不同，可以分为非接触式和接触式眼压测量。目前应用最多的是非接触式眼压计，常常用于青光眼的初步筛查。比较精准的测量方法为压平式眼压计，也是眼压测量的金标准。建议正常人群至少每年测量一次眼压，若测量结果高于正常值，建议您到医院眼科复查，必要时行青光眼排查。

出现这些症状，快去医院别犹豫

发生眼底病时，可能并没有眼痛、眼红等明显症状。当您有以下症状时，建议及时就医：

眼前飞影　眼前出现飘动的黑点，并会随着眼球的转动飞来飞去，好像飞蚊一般，其形状多样，有圆形、椭圆形、点状、线状、网状等。许多视网膜变性、出血、破孔或脱离、色素膜炎等患者可以有眼前飞蚊的突然出现或明显增加。

视物不清　自觉单眼或双眼视物不清。屈光不正、白内障及一些眼底疾病都可能有此症状。

视物有遮挡感和视野缩小　感觉眼前有物体遮挡，如同幕布一般。该症状常见于青光眼、视网膜脱落及一些颅内血管和占位性疾病。

视物变形　看物体变形，特别是看直线时可能变成不规则曲线，常见于黄斑病变。

链接：跟我学测眼压

如果患者到眼科就诊时说自己的眼睛有酸胀感，眼科医生就会建议测一下眼压。正常人眼压平均值为 16 毫米汞柱，一般眼压在 10~21 毫米汞柱就属于正常。

在这里，教您一个简单的眼压自测法——指测法。首先双眼尽量向下注视，两手的食指放在上眶缘下，两指交替轻轻按压眼球，根据手指的触感来判断眼球的硬度，估计眼压的高低。以自己的前额、鼻尖和嘴唇的硬度，来粗略感受高、中、低三种眼压的感觉。正常的眼压值硬度应该与我们鼻尖相似，如果与嘴唇相似可能就是眼压低了，要是与前额一样硬，可能就是眼压高了。

当我们经常感觉眼睛胀痛不适时，为了不耽搁诊断和治疗，还是尽早去医院的眼科测量一下眼压，并进行其他相关检查，请医生判断是否患青光眼等眼科疾病。

干眼，
真的躲不掉吗

作者｜山东省眼科医院角膜病科　李光伟
审核｜中山大学中山眼科中心教授　陈伟蓉

干眼究竟是如何产生的？
为什么"上班族"容易患干眼呢？

　　随着社会的进步与科技的发展，人们的生活节奏越来越快，用眼强度也越来越大，尤其是智能手机、电脑等电子产品的普及，更是加重了眼睛的负担，很多"上班族"都出现了眼睛干涩、视疲劳等干眼症状。

眼球表面有一层泪膜

　　正常情况下，我们的眼球角膜表面会覆盖一层泪膜。这层泪膜主要分为三层结构，从外向内依次为脂质层、水液层和黏蛋白层。它们共同保证泪膜在眼表的稳定性，对眼表起到湿润、保护的作用。

　　任何一层结构发生异常都会影响泪膜的稳定性。因此，当各种各样的原因导致这层泪膜无法稳定地停留在眼表时，失去泪膜保护的眼表细胞便会受到损伤，并出现眼部干涩、异物感、烧灼感、畏光、视物模糊等症状，这时便形成了干眼。

干眼的常见诱因

长时间注视屏幕

对"上班族"来说，手机、电脑等电子产品早已成为工作必备工具，每天的大部分时间都要面对电子屏幕。看手机、看电脑时注意力高度集中，往往眨眼次数减少，而且眼表暴露增多，泪液蒸发过快。长时间用眼还会导致睑板腺功能障碍，使泪膜最外层的脂质减少，进一步加速了泪液蒸发。电脑等屏幕终端发出的光会对眼部产生刺激，眼表细胞遭到损害，从而导致泪膜的稳定性进一步下降。长时间注视电子屏幕，眼部肌肉持续收缩，会导致视疲劳症状。

配戴隐形眼镜

戴框架眼镜不方便，配戴隐形眼镜成了近视人群的一大选择。此外，很多爱美的女生喜欢配戴"美瞳"，让眼睛显得更大更有神。长期不合理地戴隐形眼镜，会降低角膜敏感性，让眨眼次数减少。眨眼次数减少，会导致睑板腺脂质分泌障碍，泪液因为失去了油脂的保护而蒸发过快。质量不合格的隐形眼镜还会加重眼表机械性摩擦，损害眼表结构。

干燥的工作环境

办公室里大多会开空调，气流大，空气湿度低，这会加速眼表泪液的蒸发，加重干眼症状。

精神紧张、焦虑

由于工作压力大，很多"上班族"容易产生紧张、焦虑的情绪，短期可以调节，但长期的异常心理状态很容易导致神经功能异常，而痛阈的降低会加重眼部的不适症状。有些人即使眼表损害不重，仍然会感到强烈不适，进一步加重焦虑，出现恶性循环。

不良习惯和行为

不良的饮食习惯，缺少户外运动，长期缺乏睡眠，长时间开车，滥用眼药水等，都是"上班族"易患干眼的危险因素。

出现干眼怎么办

干眼是一种多因素导致的慢性眼表疾病，如果得了干眼，首先要尽可能纠正各种引起干眼的危险因素，其次在医生的指导下进行正规治疗。

减少手机、电脑等电子产品的使用时间。一般用眼 1 小时左右休息 15 分钟，可以闭目休息，可以练习眨眼睛，也可以向窗外远眺。使用电脑时要保持正确的姿势，建议眼与屏幕距离 50~70 厘米，显示屏位置在视线水平向下 15~20 度。避免走路时或躺着看手机。

减少隐形眼镜的使用时间，尽量配戴框架眼镜。

养成良好的生活习惯。保证充足的睡眠，避免熬夜。适当运动。保持轻松愉悦的心情。清淡饮食，少食辛辣、煎炸、刺激性的食物，少饮酒，多吃富含维生素 A 的蔬菜及水果等。

练习多眨眼。眨眼可以使泪水均匀地涂在角膜和结膜表面，保持眼睛湿润。为了利于睑板腺脂质的排出，平时可以做眨眼训练，每分钟应正常眨眼 10~20 次。

尽量改善工作环境，避免直对空调风口，增加环境湿度，合理使用加湿器。

适当热敷。热敷可以改善睑板腺功能。建议每天热敷 1~2 次，每次 10~15 分钟，温度控制在 40℃左右。

如果尝试上述方法后干眼症状仍不能缓解，不要随意使用眼药水，请及时到正规医院眼科就诊，接受专业的诊疗。

错误操作加重干眼

错误操作：滥用眼药水。

很多年轻人一出现眼部不适，便会买一些滴眼液点眼，尤其是一些"网红"眼药水。尽管这些眼药水可在短时间内起到缓解眼部干涩的作用，但如果长期滥用，无异于饮鸩止渴。因为大多数滴眼液含有防腐剂，如果长期使用会损害眼表细胞，进而影响泪膜的形成，从而加重干眼。

错误操作：不正确的热敷。

我们应该清楚热敷的主要目的是什么。热敷就是要通过热量来熔化堵塞的睑板腺脂质，改善睑板腺功能，使眼表泪膜最外层有一层健康的"油"，以减少泪液蒸发。有些患者听了医生的建议，觉得热敷有好处，无论什么情况都始终坚持。殊不知，过犹不及，有些情况是不能热敷的，比如眼部出现明显红肿、分泌物增多等急性炎症反应，一定不能热敷。此外，配戴隐形眼镜时也不宜热敷。而且，皮肤敏感、眼周皮肤损伤者，也不宜热敷。

年轻人喜欢使用的蒸汽眼罩，其缓解干眼的作用是明确的。很多人以为温度越高，持续时间越久，效果越好，甚至会戴着眼罩睡觉。这是错误的。为了避免表皮损伤，医生建议，适宜的热敷温度为 40℃，不要超过45℃，热敷时间最好不要超过 15 分钟。

第 11 章

两性健康

6个坏习惯会伤害前列腺，
快看看你有没有

作者｜四川大学华西医院泌尿外科主任医师　魏　强

前列腺，相信大家对它很熟悉。

可是你知道，前列腺怕什么，如何呵护前列腺吗？

男人想要守护自己前列腺（"生命腺"），先要了解一下它的"喜好"。

千万不要等得了前列腺疾病，方知珍惜。

前列腺疾病，了解一下

前列腺是男性特有的性腺器官，为不成对的实质性腺体，位于膀胱与尿生殖膈之间，包绕尿道根部，其形状和大小均似稍扁的栗子。目前常见的前列腺疾病主要是前列腺炎、良性前列腺增生以及前列腺癌。

前列腺炎

是指由多种复杂原因引起的，以尿道刺激症状和慢性盆腔疼痛为主要临床表现的良性疾病。前列腺炎是泌尿外科的常见病，在泌尿外科50岁以下男性患者中占首位。其发病率高达20%~40%。尽管前列腺炎的发病率很高，但其病因仍不是很清楚，尤其是非细菌性前列腺炎，因此其治疗以改善症状为主。

良性前列腺增生

是引起中老年男性排尿障碍最为常见的一种良性疾病。增生腺体位于膀胱颈，使尿路梗阻，引起尿频和排尿困难，严重影响患者的生活质量。

前列腺癌

是男性生殖系统中最常见的恶性肿瘤。2015 年，前列腺癌全国的发病率为 10.23/10 万，死亡率为 4.36/10 万。近年来，前列腺癌发病率呈现持续快速增长趋势。前列腺癌确切发病机制目前仍然不是特别清楚。

有几种高危因素，目前认为和前列腺癌的发生密切相关。

年龄。随着年龄的增加，前列腺癌的发病率逐渐增加。

遗传。如果有 1 个一级亲属（兄弟或父亲）患有前列腺癌，其本人患前列腺癌的危险性会增加 1 倍以上。

饮食。研究发现，长期摄入高动物脂肪饮食的人群，患前列腺癌的风险也是明显增加的。

炎症。有研究显示，前列腺炎与前列腺癌的发生、发展可能存在一定的关系。

前列腺癌与其他恶性肿瘤一样，也分早期、中期和晚期。对于早期的前列腺癌，如果得到规范治疗，患者 5 年生存率超过 80%，但是对于晚期的前列腺癌，患者 5 年生存率会显著降低（约 66.4%）。因此，如果前列腺癌患者能够做到早发现、早诊断、早治疗，能明显提高预后。

目前，防治前列腺癌的关键就是筛查。临床上采用最多的筛查指标是前列腺特异性抗原（PSA）。PSA 与前列腺癌疾病的进展、预后有很大关系。因此，推荐高危人群定期进行血清 PSA 筛查：一是年龄 > 50 岁的男性应每年做一次 PSA 筛查。二是有前列腺癌家族遗传史的男性，应从 45 岁起每年做 PSA 筛查。三是年龄 > 40 岁且血清 PSA > 1 纳克 / 毫升的男性也需要每年做一次 PSA 筛查。另外，血清 PSA > 4 纳克 / 毫升被视为 PSA 筛查指标的临界值，如超过这一指标，则应去医院泌尿外科做进一步检查。

前列腺害怕这 6 个坏习惯

前列腺号称是男人的"生命腺"，以下是它害怕的六个坏习惯，在日常生活中需要注意。

憋尿

憋尿最直接的危害就是让细菌有机可乘。正常情况下，男性尿道的下段存在细菌，排尿时这些细菌会被冲刷掉。经常憋尿会减弱尿液的冲刷作用，使得细菌繁殖数量增加，逆行到尿道，最后引发前列腺炎。另外，经常憋尿还会使膀胱充盈胀大，压迫前列腺，导致排尿无力，加重前列腺肥大的症状。因此，男性朋友在日常生活中尽量不要憋尿。

久坐

男性久坐会对前列腺造成直接压迫，长时间的挤压导致局部血液循环障碍，引起腺体充血，使得前列腺腺管阻塞、前列腺液的排泄受阻，从而引起慢性无菌性前列腺炎。因此，建议男性每坐 40 分钟就站起来活动。开车或坐车久了，也要注意变换一下坐姿，让前列腺得到充分放松。

吃辛辣食物

辛辣食物对前列腺和尿道有刺激作用，能引起前列腺和膀胱颈的血管扩张，造成前列腺的抵抗力降低，还可能让在前列腺寄居的菌群大量生长繁殖，诱发急性前列腺炎，或加重慢性前列腺炎的症状。因此，应该尽量少摄入辛辣食物。

长期酗酒

酒精会刺激前列腺的交感神经，促进其毛细血管扩张，造成组织充血水肿，引起会阴部不适。前列腺充血快、消退慢，临床症状持续时间长。同时，长期酗酒会让前列腺液分泌量提升，影响精子的活跃度，不仅会加重前列腺增生的发展程度，也会影响男性的生育功能。

不注意防寒保暖

寒冷会增强人交感神经的兴奋性，使前列腺发生腺体收缩、腺管和血管扩张，引起慢性充血，造成尿道内压增加，从而加重前列腺液的淤积，导致前列腺疾病发作。尤其在寒冷季节，患有良性前列腺增生的老年患者容易出现尿潴留现象。因此，天气变化时，男性要注意防寒保暖。

性生活不规律

性生活次数过多或过少都会对前列腺造成影响。次数过多会引起前列腺过度充血，诱发前列腺炎。次数过少（压抑性欲），则会使前列腺液淤积，诱发炎症。另外，射精前中断性交、体外排精，都会影响前列腺健康。因此，要保持规律的性生活。

这8类疾病，
最容易侵犯男性性健康

作者 | 北京大学第三医院男科主任医师、教授　姜　辉

南京大学医学院附属鼓楼医院男科主任医师　戴玉田

大连医科大学附属第一医院泌尿外科主任医师　姜　涛

我们的文化为男性塑造了坚强、隐忍、深沉的形象，以至于我们忽略了强者也有受伤的时候，男性同样也有性健康困扰。

性健康关系万千家庭和谐幸福。调查数据显示，40岁以上男性中52%患有不同程度的性功能障碍。但在中国，性功能障碍患者的就诊率仅为17%。

男性性功能出现问题的时候，往往会直男思维"头痛医头，脚痛医脚"。殊不知，很多疾病并不是因为生殖系统有了问题，而是另有蹊跷。来看看容易影响男性性健康的这八类疾病。

抑郁情绪导致的性欲下降

经常有年轻的男性患者说，自己"心脏有毛病"。医生仔细一问，会发现其实是这些男性精神压力太大，合并了焦虑、抑郁、躁狂、惊恐等精神疾病。心理研究表明，由于社会角色的差异，男性人群在承受过多的压力时，往往无法得到完全的宣泄，导致

各种心理疾病高发，进而引发性功能障碍。

世界卫生组织的一项有关全球疾病负担统计预示，抑郁症将成为仅次于心血管疾病的第二大疾病负担源。有研究表明，男性抑郁症可降低性欲望，造成男性性功能障碍。

血管堵住了，吃"伟哥"都没用

患者小王 30 出头，体型稍微偏胖，阴茎无法勃起 1 年多，即使服用 PDE5 抑制剂（即"伟哥"），也不能成功地过性生活。

经检查，小王是由于供应阴茎动脉血的血管狭窄，导致了勃起功能障碍。高浓度的甘油三酯随着血液输送到全身血管，给全身血管造成损伤。但由于供应阴茎血液的血管直径不超过 1 毫米，而心脏血管约 5 毫米，当阴茎血管阻塞 50% 以上、产生勃起困难、无法"啪啪啪"时，我们的心脑血管堵塞程度远远未达到 50%，所以心、脑等器官暂时没有出现症状。然而，一般在阴茎发生勃起功能障碍约 53.4 个月（大约 4 年半）后，心脏可能出现症状，如缺血性心脏病、心肌梗死，和脑血管病变、脑梗死。

此外，长期的血压升高、控制不良，可以损伤血管内皮细胞功能，导致内皮细胞功能障碍。维持阴茎正常勃起功能的血管内皮功能一旦受损，就会导致阴茎勃起血供出问题，导致阴茎勃起功能障碍。

血糖高了，性生活就不甜了

糖尿病同样可以影响男性的性功能，是勃起功能障碍的重要危险因素。研究发现，初次诊断为糖尿病的患者中，约有 1/3 患者同时伴有勃起功能障碍，病程 6 年以上的糖尿病患者中，超过一半同时患有勃起功能障碍。而糖尿病的良好控制可以延缓勃起功能障碍的发生。

对于男性患者来说，长期的血糖控制不良，可损伤与阴茎勃起有关的血管，甚至神经的正常功能，导致糖尿病性勃起功能障碍。积极的血糖控制不仅可以预防糖尿病的常见危害及并发症，亦可预防糖尿病性勃起功能障碍。

真的不行了，还是觉得不行了

一项多中心的研究发现，勃起功能障碍在 40 岁以下年轻男性中的发病率高达 30%，其中很大一部分有心理原因或合并心理原因。

勃起功能障碍的病因常被分为器质性、心理性和混合性三种，混合性即器质性 + 心理性。心理性病因指的是心理问题，如性生活时的恐惧、紧张等，导致勃起功能障碍，而非器质性问题所致。

所以，与爱人、亲朋好友、同事的和谐关系也是维持男性情绪心理稳定的重要方面。维持良好的情绪心理状态，对男性的勃起功能亦有很大帮助。

"时间短"，可能慢慢就好了

有报道称，早泄的发生率在 20~29 岁人群中为 21.3%，30~39 岁人群为 17.7%，40~45 岁人群为 25%。

早泄的定义分为三点：一是从初次性交开始，射精往往或总是在插入阴道前或插入阴道后大约 1 分钟内发生（原发性早泄），或者射精潜伏时间显著缩短，通常小于 3 分钟（继发性早泄）；二是总是或几乎总是不能控制 / 延迟射精；三是消极的身心影响，例如，苦恼、忧虑、沮丧和躲避性生活等。

从某些角度思考，早泄可能并不是一种疾病，仅是一种生理性的现状，只不过人类对性生活有时间需求，才把它理解为一种疾病。

现实生活中，很多新婚小夫妻，尤其是婚前未行性生活的夫妻，大概率在婚后初期都会存在这个问题。一方面原因是男方阴茎缺少性生活的摩擦刺激，相对敏感；另一方面，新婚初期性生活一般存在紧张等心理情绪问题，导致大脑对射精的控制受到影响，出现这一现象。

规律的性生活可以改善早泄，初期性生活时间短并不能诊断为早泄。男性朋友千万不要因此背负心理负担。

"触手可及"，自查睾丸并不难

数据统计表明，不孕不育的发病率约为 15%，男性因素占近一半。如果婚后一年，在正常性生活及性生活频率基础上，女方仍未怀孕，建议男女双方一同到医院检查。对于男方而言，初筛的检查就是精液检查。一般建议精液检查前禁欲 3~5 天为宜。根据精液的检查结果，患者可能被诊断为弱精子症、畸形精子症、无精子症等，不同的精液结果可能需要进一步的检查方案。

睾丸这个器官，我们触手可及，所以日常生活中可以经常自查睾丸。正常的睾丸质地韧，偏硬，触摸无结节。睾丸的异常，往往提示男性不育症的可能，比如睾丸体积小、质地软等。如触摸发现睾丸结节的存在，常提示睾丸肿瘤的可能，同样具有重要意义。

小心，前列腺也会"感冒"

前列腺是男性特有的器官。慢性前列腺炎是泌尿外科及男科的常见病，约占门诊患者的 1/4。尽管慢性前列腺炎的发病率很高，但其病因仍不是很清楚，绝大多数为无菌性前列腺炎。

慢性前列腺炎常表现为下腹、腹股沟或阴囊区域的疼痛或不适，可伴有肛周的不适，亦可伴有尿频、尿急、尿痛、尿费力等尿道刺激症状。

慢性前列腺炎的症状易反复，临床治疗效果往往欠佳，但这并不意味着慢性前列腺炎无法治愈。慢性前列腺炎更像感冒，日常生活中如不注意良好的生活习惯、饮食习惯等，已治愈的慢性前列腺炎亦可再次复发，反反复复。

慢性前列腺炎的发生与不良的生活习惯密切相关，其治疗需要配合良好的生活、饮食习惯。

患前列腺癌，也与性有关

作为男性特有的恶性肿瘤，近年来前列腺癌的发病率亦明显增高。前列腺癌的发生与遗传因素有关，亦与性活动、饮食习惯有关。有报道称，性生活过频、高脂肪饮食者罹患前列腺癌风险增高。

前列腺癌早期常无症状，随着肿瘤的发展可出现排尿困难、尿道刺激症状。晚期前列腺癌可侵及膀胱、精囊、血管神经束，引起血尿、血精等。前列腺癌易发生骨转移，引起骨痛或病理性骨折、截瘫。前列腺癌肿瘤性质相对温和，早期前列腺癌可行根治性治疗，预后良好。晚期前列腺癌可行内分泌、放化疗等综合治疗。

最后想提醒大家的是，男性在面对性、生育方面的问题时，妻子或家庭的帮助远比医生重要。很多疾病的诊治，也需要夫妻共同面对。

不同年龄段的男性该做哪些检查

作者 | 北京大学第三医院男科 刘德凤

审核 | 北京大学第三医院主任医师、教授 姜 辉

男性疾病不可忽视，小问题关乎大健康。定期体检有助于疾病的预防。针对不同年龄段的男性，有相应的检查清单。一起来了解一下。

研究发现，男性寿命比女性短。据世界卫生组织（WHO）发布的《2019年世界卫生统计》报告，全球范围内女性预期寿命均超过男性。

世界卫生组织有报告显示，男性疾病是继心脑血管疾病、癌症之后，威胁男性健康的第三大"杀手"。其中，一个重要原因就是和女性相比，男性群体罹患各种重大慢性疾病的风险明显增高，而男性的就诊率却特别低。但研究发现，男性疾病恰恰是一些慢性疾病的早期症状和预警信号。如果能早期识别预警信号、早体检、早诊治，可以有效提升男性的健康水平，延长寿命。

因此，在这里提醒广大男性朋友，很多疾病如果提前了解、预防或者及时治疗，不但可以提高生活质量，还能有效提升男性健康、延长生命。

男性疾病及男性健康问题实际上贯穿男性从儿童期到老年期的全生命周期。因此，以男性生命周期为主线，根据各年龄段男性疾病的特点，进行精准的预防、筛查、诊治与管理，在重点时

期为重点人群提供健康干预，可有效降低男性疾病的发生概率。

各年龄段检查，关注重点不同

儿童时期：儿童相关男性生殖系统疾病很常见，出生的性腺分化发育异常导致性别畸形，如睾丸发育不良、两性畸形、无睾综合征、隐睾等。

建议：专科查体。根据具体情况可能需要做 B 超、性激素、染色体等检查。

青少年时期：这个年龄段的男性第二性征开始发育，出现长胡子、变声、生殖器的变化和遗精等表现。家长要密切关注孩子的生理健康，注重心理和生理知识的辅导，如关于晨勃、早恋等问题，要给予孩子解释和引导，帮助孩子顺利度过这个时期。家长一旦发现孩子发育异常，如发育迟缓、生殖器异常，如常见的隐匿型阴茎、包皮过长和包茎等，需要及时带其就诊。

建议：专科查体。根据具体情况可能需要做 B 超、性激素、染色体等检查。

青年时期：这个年龄段的男性处于性成熟和性活跃期。大多数男性会在这个时期恋爱、结婚、生育，因此这个阶段要留意性传播疾病、前列腺炎、男性不育症、精索静脉曲张、性功能障碍等男性常见疾病。

建议：专科查体。根据具体情况可能需要做精液常规、尿常规、性激素、前列腺液、B 超、染色体、性病相关检查。

中年时期：这个年龄段的男性性功能异常的概率明显增加。勃起功能障碍（简称 ED）与高血压、糖尿病、高血脂等许多慢性疾病密切相关，是很多慢性疾病的早期临床表现和危险因素，或者说是预警信号，因此要格外注意。

建议：专科查体。根据具体情况可能需要做血压、血脂、血糖、性激素、勃起功能等相关检查。

老年时期：除了常规体检，注意常见的慢性疾病外，处于这个年龄段的男性还会出现前列腺增生，甚至肿瘤。由于机体功能逐渐衰退、雄激素缺乏，不少男性会出现忧愁、易疲劳、神经过敏、失眠、性能力下降等表现的一组临床症候群，临床上称为男性更年期综合征。

建议：专科查体。根据具体情况可能需要做前列腺指诊、前列腺特异性抗原（PSA）筛查、尿常规、尿流率、B超、性激素等相关检查。

男科检查，经典有道理

男科查体

包括男性发育检查，了解男性胡须、喉结、腋毛、乳腺和外生殖器情况。通过查体触诊，了解睾丸、附睾、输精管、精索等情况。

精液常规检查

精液常规检查简称精液常规，包括精液量、颜色、液化时间、酸碱度（pH值）、精子浓度、精子活动力、精子存活率和精子形态等。

前列腺直肠指检

前列腺直肠指检主要是为了解前列腺的形态、大小、硬度，表面是否光滑，有无结节与压痛，中央沟是否存在、变浅或消失，腺体是否固定，触诊有否捻发感等。同时，还可以了解肛门括约肌、直肠及精囊情况。

超声检查

超声检查对于男性疾病的诊断、治疗都有重要价值。比如，用多普勒超声检查阴茎动脉及精索静脉的血流，帮助诊断ED的原因、了解精索静脉曲张的情况。超声检查还可以确定前列腺增生病变的位置及增生的程度。

希望我们通过对儿童期到老年期不同阶段的男性健康问题进行关注、定期体检，最终提升男性整体健康，从而实现家庭幸福、社会和谐的目标，共筑健康中国。

男性最佳生育年龄

作者｜北京大学第三医院男科　张　哲

审核｜北京大学第三医院主任医师、教授　姜　辉

不少男人为自己不受年龄限制的"播种能力"感到骄傲，且认为只有女性才有最佳生育年龄。

殊不知，年龄大了，势必会影响孕育结果。

男性年龄的增长对生育有哪些影响？

男性是否有最佳生育年龄？

男性备育，需要做点什么呢？

　　随着二孩政策的全面放开，40岁的老李也加入到了备孕二孩的队伍中。夫妻俩尝试了大半年，一直也没有动静。为此，他爱人还专门去妇科做了全面的检查，各项检查结果都正常。

　　老李心里纳闷，儿子很健康，而且前几年由于政策不允许，爱人意外怀孕还人流过一次。如今，老李觉得要个二孩应该很容易，可爱人为什么"久怀不中"呢？

　　在爱人医生的建议下，老李去医院做了相关检查。没想到，问题真的出现自己身上。经过男科医生的专业讲解后，老李才认识到，原来男性也有最佳生育年龄，"高龄"男性在面对生育时会出现诸多问题。

　　繁衍生育，一直是人类千百年来亘古不变的话题。生儿育女，

不仅是种族延续和基因传递的自然法则，也是家庭幸福和社会稳定的纽带。很多人对女性的生育年龄都会有或多或少的认识，知道女性年龄太大，卵巢功能不行，就不容易怀上了，绝经以后与生育就彻底绝缘了，也都听说过"高龄产妇"这一说法。

但对于男性的生育年龄，大多男士都会"信心满满"。一些男性四五十岁甚至六七十岁也会老来得子。但从优生的角度来看，男性也有最佳生育年龄，"高龄产父"也会危机四伏。

生育各阶段都与男性相关

孕育一个生命，男性的任务绝不仅仅是使爱人怀孕就大功告成了。简单来说，"怀得上""保得住"和"生得好"这三个重要阶段都与男性的生育质量息息相关。

"怀得上"

男性比女性有更明显的生理优势。女性可用卵子只有三四百颗，一旦卵巢储备不足就再也难以自然怀孕，而男性的睾丸在一生之中都在源源不断地制造精子。有研究发现，即使到了八九十岁，男性也能有一定数量和活力的精子。但男性的精液质量会随着年龄的增长而逐渐下降，这样女性受孕的概率就会大打折扣。特别是在现代社会，环境污染、食品安全问题、工作生活压力大，以及生育年龄推迟，均会导致男性的精子数量和活力明显降低，才会出现很多像老李一样备育失败的男性。

"保得住"

有些男性朋友认为，爱人怀上后就万事大吉了，胎儿能不能"保得住"就看她的肚子争不争气了。

其实，现代医学中越来越多的证据表明，胚胎的发育质量，也就是能不能"保得住"的问题，与男性的精子质量关系非常密切。

精子数量多、活力好，只能保证受孕概率高。而精子还有一个非常重

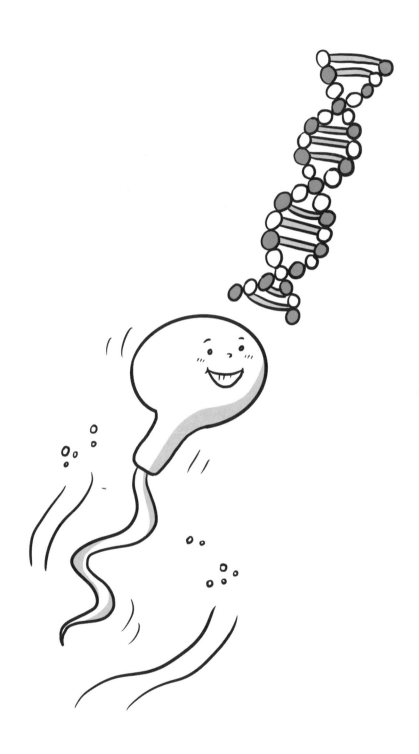

要的指标叫精子DNA碎片率。精子DNA也就是遗传物质破碎得特别严重时，胚胎停止发育、流产的发生率就会大大升高。在门诊，经常能遇到因为男性精子DNA碎片率高，而导致爱人反复胎停、流产的病例。

精子DNA碎片率除了与环境污染、吸烟等不良习惯相关外，年龄也是一个非常重要的影响因素。

一项流行病学调查研究发现，男性超过40岁，精子DNA碎片率高的风险就会明显增加。此外，能不能"保得住"还和男性的染色体、感染以及免疫状态等有着密切关系。

"生得好"

这个问题也与男性生育年龄有着很大关系。以往观点认为，"高龄"产妇会影响胎儿的健康和质量。然而最近国际期刊《英国医学杂志》指出，父亲年龄越大，新生儿早产风险越高，出生体重越低，新生儿Apgar评分（用来评估新生儿出生时状况的指标）越低。男性年龄超过45岁，新生儿早产的风险增加14%，癫痫的发生率增加18%。

既往也有多项研究发现，父亲生育年龄越大，后代的胚胎非遗传性基因突变数量越多，罹患孤独症、精神分裂症等疾病的风险也越高。

男性生育年龄偏高不仅会导致女性怀孕概率降低，还会影响胚胎发育异常、后代健康风险等各方面，因此，男性备育也要"趁早"。

男性也有最佳生育年龄

对于男性最佳生育年龄的确切数值，目前医学界尚没有统一定论。但总体来说，25~35岁男性的生育质量最佳。这并不意味着，其他年龄的男性不能生育，只是上面提到的不良事件的发生风险会高一些。

男性备育要做足准备功课

那么对于想当"老"爸的男性来说，备育前建议做一些必要的检查和准备。

必要的检查该做就要做

最重要的是精液质量检查。不仅包括常规的精液量、pH 值，精子数量和活力，精子畸形率和精子 DNA 碎片率的检查也非常重要。还可以检测一下男性生殖激素，包括泌乳素、卵泡刺激素、黄体生成素、睾酮和雌二醇等。这些激素虽然听着名字大多和女性生育相关，但其实它们在男性生殖系统健康中也发挥着至关重要的作用。

男女双方无论哪方出现生殖系统感染症状，都建议夫妻双方检查一些常见的感染因素，如支原体、衣原体、淋球菌、梅毒螺旋体和艾滋病病毒等。

如果出现过反复胎停或者流产史，夫妻双方还需要检查染色体。

养成良好的生活习惯很重要

在备育前 3 个月要培养良好的生活习惯，比如，保持规律的作息时间，多运动。适量补充富含多样化的食物也有助于精子质量的改善。同时，要避免吸烟、酗酒、熬夜等不良生活习惯，还需要注意避免会阴部长时间接触高温环境。男性睾丸在体表这种特殊的生理结构就是由于"蛋蛋"非常害怕高温所决定的。避免长时间久坐和避免穿紧身内裤也可以降低会阴部的温度。

生娃别太晚！
在合适的年纪做合适的事

作者 | 复旦大学附属妇产科医院主任医师　邹世恩

为什么说，生娃要趁早？

女性的黄金生育年龄是多大？

太晚生娃有哪些危害？

本篇就来和大家聊一聊。

　　时下，不少年轻人受生育、养育成本等诸多因素影响不愿意生娃。

　　觉得自己应该拼事业，等有一定物质基础以后再生育。

　　等到事业稳定了，经济条件允许了，却发现自己怎么也怀不上了。

　　为了要个娃，又开始到处寻医问药，甚至还要采取辅助生殖技术。

生娃，太早太晚都不好

　　我们来看看比较权威的说法，根据世界卫生组织（WHO）的分类，20~34 岁怀孕为适龄妊娠；≥ 35 岁怀孕为高龄妊娠（≥ 42 岁，绝对高龄；≥ 50 岁，极高龄）。

所以，纯粹地从医学角度来说，最佳生育年龄是 20~34 岁。这并不是说其他年龄不能生育，只是出现问题的概率会高一点。也不是说，20~34 岁生育就万无一失，但是肯定更安全一点。

很多人想当然地认为，年轻就好生养，其实不然。已经有不少研究证实，20 岁之前生育，宝宝和孕妈妈出现问题的概率会明显增高，更容易早产、合并子痫前期、子痫、贫血、产道裂伤等。因为这个阶段身体还处于发育之中，生殖系统还未成熟。她们的心理也不成熟，缺乏自我保护意识，一旦意外怀孕往往会对心理和生理产生双重折磨。

35 岁以上怀孕，称为高龄妊娠，孕妇和宝宝冒的风险更大一点。

年龄是染色体和基因天然的破坏者。高龄妊娠会增加宝宝染色体异常、基因相关疾病的发生率，还会增加先天性畸形的风险，如心脏畸形、尿道下裂、男胎生殖缺陷、颅缝早闭等。而且，孕妇年龄越大，这些风险越高。

高龄孕妇容易发生自然流产。丹麦的一项大型研究发现，< 30 岁自然流产的风险为 12%；> 35 岁为 25%；> 45 岁风险为 90%。其主要原因可能就是染色体异常。而且，高龄产妇也较容易发生早产、死胎或新生儿出生体重过轻。

与年轻女性相比，高龄孕妇更容易出现妊娠糖尿病、子痫、妊娠高血压、前置胎盘、剖宫产等问题。严重的甚至会引起高龄孕产妇死亡。

年龄大了，不是想生就能生

现实社会中，很多人为了学业、事业，拼到三十好几或者四十多岁才开始备孕。经济条件是好了，家庭环境也改善很多，但是身体素质已经不是二十多岁那时候的样子了。精子的数量和质量会下降，卵子也是如此，卵巢功能也不再年轻，甚至子宫和输卵管出问题的概率也大大增加。

不管哪个环节出了问题，都会拖慢怀孕的步伐。雪上加霜的是，由于年龄偏大，来自双方家庭的压力更容易让人陷入急躁的境地，很多不孕不育夫妻将辅助生殖技术视为"救命稻草"。急于求子的心情可以理解，但是大家也要明白：怀孕是急不得的，辅助生殖技术并非人人适合。毕竟辅助生殖技术是不得已的选择，不是高龄生育的"后悔药"！

什么年龄适合做什么事情，这是生命的自然规律。

高龄女性备孕，不打无准备之战

高龄女性备孕，建议做一些必要的孕前检查。

重要脏器的功能评估，包括心脏、肝、肾等。可以做心电图、心脏彩超及肝、胆、肾等重要脏器的 B 超，抽血查肝肾功能、血糖、血脂等。男性也可以检查一下。

与怀孕直接相关的器官功能，例如子宫、卵巢和乳腺等，可以查阴道彩超、宫颈 TCT 和 HPV、乳腺 B 超，抽血查性激素 6 项等。

如果有宫外孕病史、子宫内膜异位症，比如巧克力囊肿，比较严重的盆腔炎史等，可以考虑备孕前做一下输卵管的造影，了解输卵管通畅情况。

如果既往有多次人流刮宫史、盆腔结核病史，且有月经量明显减少者，建议备孕前，做宫腔镜检查。

男性这方面检查，主要是查精液常规。

传染病四项是指乙型肝炎、丙型肝炎、艾滋病、梅毒的检查，常规的检查包括乙型肝炎两对半、丙型肝炎抗体、艾滋病抗体、梅毒螺旋体抗体。这四种传染病均可经血液、性接触和母婴传播传染，如果出现阳性标志物时需要进一步检查。男女都建议查。

日常生活饮食也应该做一些调整。最好提前 3 个月就开始补充叶酸。有贫血的女性，还要补铁剂。多数人还需要适量补钙。

戒掉不良生活习惯，比如抽烟、喝酒、熬夜、久坐、不运动等。保持规律的中等量运动，每周运动 4~5 天，每天半个小时以上，快走、跑步、游泳、打球、跳舞都合适。

减少食用高热量食物，适当多吃蔬菜和水果，补充优质蛋白，比如鸡蛋、牛奶和海产品等。

没有哪个食物或者运动有确切的助孕作用。

保持良好的运动和饮食习惯，是健康的基石。

那些年，

你信过这些不靠谱的避孕方法吗

作者｜复旦大学附属妇产科医院主任医师　邹世恩

"今天是安全期，没事。"

"哺乳没有来月经，不会怀孕。"

你以为上面的方法能避孕，实际上不靠谱！

本篇带领大家盘点一下，看看哪些避孕方法不靠谱！

不靠谱 1　靠"安全期"避孕

网络上有许多种安全期的计算方法，相信的人颇多。

所谓"安全期"是相对于排卵期而言的。

如果月经规律，可以大致先推算出排卵期。一般在预计下次月经来潮前 14 天，前后 2~3 天属于排卵期范围，再加上精子进到女性体内之后和卵子排出后的存活时间，可以适当增加 2~3 天，再减去经期那几天，剩下的时间可以理解为"安全期"。

但是，靠"安全期"避孕很不安全！

推算排卵期的前提是月经得规律，如果月经不规律，排卵期是算不准的，更别提"安全期"了。

就算月经规律，排卵也未必发生在我们推算的排卵期里。

女性是存在意外排卵的，尤其是在突发情况下。

临床上，靠"安全期"避孕，失败的比比皆是。我接诊过一位女大学生，跟男友是异地恋。两个人好久不见之后的一次约会，情不自禁，又恰好是月经的第一天，自认为是"安全期"，什么避孕措施都没有做。结果，最不敢想的事还是发生了。她怀孕了！

因此，这种靠"安全期"避孕的方法，大家千万不要相信，更不要尝试。

不靠谱 2　哺乳期不用避孕

哺乳期女性因为体内泌乳素高，会抑制卵泡发育，影响月经状况，所以很多新妈妈月经不来或者好久才来一次。

但是一般情况下，排卵是发生在月经来潮之前半个月左右。产后如果突然恢复月经，这个具体的时间新妈妈是不知道的，无法提前预知什么时候可能排卵。

所以，如果认为哺乳期女性不来月经是安全的，而不采取科学的避孕措施，非常容易导致意外怀孕。很多哺乳期女性并没有做好马上要二孩或三孩的准备，如果刚经历了剖宫产，子宫的情况也不一定适合马上要宝宝。而且，如果这时做人工流产，对子宫、身体的伤害更大。

不靠谱 3　事后冲洗

不少女性相信通过事后冲洗阴道，或者跳一跳就能让精液流出来，能起到避孕的作用。有这种想法的人，完全低估了精子的冲刺能力。一般精子被射出来之后，就能迅速进入宫颈管。你冲洗的速度有它快吗？

而且，阴道冲洗是一个不科学的举动。冲洗液冲走精液或者白带的同时，也带走了乳酸杆菌，而且过度冲洗会造成阴道微生态破坏、pH 值失衡。久而久之，女性容易患上阴道炎，不利于生殖健康。

所以，洗洗不仅不健康，更不能避孕！

不靠谱 4　不全程使用安全套

全程使用安全套是科学避孕的一个措施。而不全程使用安全套，是达不到避孕效果的。因为，这么做很可能让精子进入女性阴道，导致怀孕。

因此，要正确使用安全套，并全程使用！

不靠谱 5　事后补救

有些人把服用紧急避孕药用于常规避孕。但事实上，紧急避孕药只推荐用于事后紧急避孕措施，比如安全套破了、脱落了，或者漏服短效避孕药等。

紧急避孕药只对吃药之前的无保护措施的性行为有一定保护作用，而且吃药时间越早越好。如果吃药之后再有无保护措施的性行为，就不再有避孕作用了。

此外，紧急避孕药用于紧急避孕，其药物剂量相对较大，对身体的影响比较大，容易导致内分泌紊乱，影响月经。

如果经常靠服用紧急避孕药避孕，对身体可能造成不可逆的损害。

避孕也要讲究科学

口服短效避孕药　吃法正确、不漏服，避孕效果高达 99%；而且有调经、祛痘等额外功效。

全程使用安全套　既能避孕又能预防传染病，还有一定的延时功效。

放置宫内节育器　没有生育计划的女性可以选择子宫内放置节育器。

手术　无生育计划的女性可以考虑剖宫产或者妇科手术时，顺带做输卵管结扎或者切除术。男性可以考虑输精管结扎，损伤更小。

皮埋避孕针　此方法也可以作为长期避孕的一个选择，不过容易出现不规则阴道流血，提前取出率较高。

"相爱相杀"多年后，
我跟大姨妈谈了谈

作者｜健康报社　王千惠　马　佳
审核｜武汉市妇幼保健院妇产科主任医师　宋晓晖

经历漫长的等待后，
大姨妈终于大驾光临，
那一刻我激动万分。
但很快，持续不断的疼痛，
折磨得我死去活来。
是时候跟大姨妈谈谈了！

终于大驾光临
大姨妈，您怎么才来

拖着只剩下半条命的身体，我哆嗦着将一杯热水摆到大姨妈面前。

"最近是不是挺忙啊？"我翻着日历，挨个数着日子："10天前就该来了。"

大姨妈凑过来看我圈出的日期："哎呀，你算错了。从上次的第一天到这次的第一天，才是一个月经周期。"

"哦！"我恍然大悟："那就是33天，您还是来晚了啊……”

“别胡说！”大姨妈端起杯子，喝了口热水，“月经周期一般在21~35天，平均28天，我可没晚。”

“可我记得上上个月，您才刚走几天又来了，那是怎么回事呢？”

“这是因为你体内雌激素水平下降，子宫内膜缺少雌激素的支持，所以家里就会掉点儿‘墙皮’，出现阴道出血。这种情况一般发生在月经结束后的一周，持续3~4天，也叫排卵期出血。”

看我松了一口气，大姨妈话锋一转：“先别高兴太早。如果月经总是不规律，刚走又来或者一个月来好几次，还可能是异常子宫出血。具体表现有月经周期不规律，月经量大，经期延长等。对了，你最近有没有‘啪啪’？”

啊——这——

“育龄女性如果出现非经期出血，还要考虑是否为异常妊娠。比如流产、异位妊娠等，这些情况都可能发生阴道出血。所以，保险起见，你还是去医院看看吧！”

痛！痛！痛！
痛经到底是谁惹的祸

不知道你们是怎么跟大姨妈相处的，反正我家这位经常虐我。

她来的第二天，我疼得面无血色，正准备把两粒止疼药倒进嘴里，大姨妈忽然悄无声息地靠近我。

“等等。”

“嗯？”

“你知道自己为什么痛经吗？每次就知道吃药凑合。”

我满脸问号：痛经多正常啊！不吃止疼药还能怎么办？

大姨妈很嫌弃地看我一眼：“长点儿心好吗！痛经可以分为原发性

痛经和继发性痛经。如果是原发性痛经，说明你的生殖系统没有器质性病变。"

我不禁怀疑人生："没有器质性病变为什么这么疼？"

大姨妈举例说："原发性痛经可能和体内激素含量变化有关，比如前列腺素含量高会导致子宫平滑肌收缩、痉挛。你想想，子宫缺血、缺氧直'抽抽'，能不疼吗？"

"还有的原发性痛经，是因为'墙皮'噼里啪啦往下掉——子宫内膜大片脱落，堆积在狭小的宫颈口，排出成了问题。血流不畅引起子宫收缩，进而出现痛经。我看你这段时间压力特别大，总是焦虑，这些因素也可能导致原发性痛经。"

说到这里，大姨妈冷哼一声："当然了，也不排除你非要'作死'，在我来的前几天喝冰水、吃冰激凌什么的。"

我揉了揉中了一箭的膝盖，问："那继发性痛经是怎么回事呢？"

"继发性痛经，是生殖系统出现器质性病变而导致的痛经。子宫内膜异位症你听过吧？它就属于继发性痛经，还有子宫肌瘤、子宫腺肌症、盆腔炎……"

看我越听越慌，大姨妈语重心长道："明白了吧，止疼药虽然能让你不疼，但只能救急。你必须先搞清楚自己到底为什么痛经。"

大姨妈虐我千百遍
如何待她如"初恋"

据我多年观察，我家的大姨妈好像挺怕冷的。比如此时此刻，她就裹着小被子。

"这次您打算什么时候走？"

"跟往常一样，待3~7天吧。"大姨妈搓了搓手，说："还是老规矩，注意休息，别把自己搞得太累。我住的房间最好暖和点儿，你贴个暖宝宝、热水袋都可以。像咖啡、茶这种含咖啡因的饮品最近就别喝了，不许偷吃冰棍，也别吃过辣的食物，不然咱俩都难受！"

我认真记下大姨妈的嘱咐。她盯着我看了一会儿："嘿，你长痘了。"

我直叹气："别提了，烦着呢。"

"愁什么！"大姨妈拍拍我的肩，说："长痘痘、情绪低落、浑身疲惫之类的表现都是体内激素水平变化引起的。等我过几天走了，你就好了。"

道理虽然都懂，但说实话，这种控制不住的糟糕心情是很难立刻变好的。我拆开两大包家庭装薯片递给大姨妈："吃不？经期怎么吃都不会胖。"

"谁说的！"大姨妈立刻反驳："月经期间，体内雌激素和孕激素发生了改变，会造成水钠潴留，导致水肿，你会觉得自己好像发胖了。等经期结束后，水肿消失，体重也会慢慢回落，并不是你真的变瘦了。"

见我若有所思，大姨妈继续吐槽道："还有，你们总说'经期不能碰水'，实在是太不靠谱了。澡该洗还得洗，可以洗淋浴但不要用盆浴，不然容易引起感染。当然，也不能洗冷水浴。别怪我没提醒你，我可是很爱干净的！除了洗澡，还要每天更换内裤，按时更换卫生巾。"

跟大姨妈好好谈过后，

我们的关系有所改善。

毕竟要相处几十年呢，

赶快停止"相爱相杀"，

一起愉快玩耍吧！